新医科智慧医学系列教材

智慧医学语言基础

主　编　赵文龙　贺向前　马云峰
副主编　陈　鹏　熊　欣　曾红武　贾媛媛
编　委（按姓氏汉语拼音排序）

陈　鹏	重庆医科大学	杜井龙	重庆医科大学
韩宝如	重庆医科大学	何慧敏	广西医科大学
贺向前	重庆医科大学	胡光桃	重庆医科大学
贾媛媛	重庆医科大学	金　晶	重庆医科大学
赖　清	重庆医科大学	刘　峰	重庆医科大学
马云峰	重庆医科大学	苏　静	广西医科大学
王浩林	重庆医科大学	王瑜婧	重庆医科大学
吴　迪	重庆医科大学	熊　欣	重庆医科大学
袁冬莉	重庆医科大学	曾红武	重庆医科大学
赵文龙	重庆医科大学	周丽华	重庆医科大学

科学出版社
北京

内 容 简 介

本教材共分 6 章，第 1 章介绍智慧医学概述，主要包括计算机基础、医学大数据及其应用、人工智能及智慧医学应用；第 2 章介绍智慧医学语言 Python 基础，主要包括 Python 语言及开发环境搭建、Python 语言基础概述及数据类型、Python 语言程序控制结构、函数；第 3 章介绍医学数据的获取与分析，主要包括医学数据的获取与存储、医学数据的常用计算模块、医学数据的描述性分析、医学数据文件的读取与写入、医学数据的归一化转换与常见预处理方法；第 4 章介绍医学数据的可视化，主要包括 matplotlib 包、seaborn 包、pyecharts 包可视化医学数据；第 5 章介绍医学图像处理，主要包括医学影像相关技术、医学图像处理基础、医学图像增强、医学图像分割与形态学处理等；第 6 章介绍机器学习及医学应用，主要包括机器学习介绍、线性回归分析、逻辑回归、朴素贝叶斯分类、支持向量机、k 均值（k-means）聚类、深度学习算法。围绕医学案例由浅入深进行论述，特点是医工融合，注重入门运用与举一反三，强化医学案例驱动的自主学习，重视医学及相关专业学生的学习能力培养，强调医学实践和计算机理论的医工融合。

本教材可以作为医学相关专业本科、专科、研究生的教材或参考书；本教材医学案例丰富，也可以作为医务工作者的参考书。

图书在版编目（CIP）数据

智慧医学语言基础/赵文龙，贺向前，马云峰主编 . —北京：科学出版社，2023.8

新医科智慧医学系列教材

ISBN 978-7-03-074485-2

Ⅰ. ①智… Ⅱ. ①赵… ②贺… ③马… Ⅲ. ①计算机应用–医学–医学院校–教材 Ⅳ. ① R319

中国版本图书馆 CIP 数据核字（2022）第 252485 号

责任编辑：王　颖/责任校对：宁辉彩
责任印制：赵　博/封面设计：陈　敬

科学出版社 出版

北京东黄城根北街 16 号
邮政编码：100717
http://www.sciencep.com

保定市中画美凯印刷有限公司印刷
科学出版社发行　各地新华书店经销

*

2023 年 8 月第 一 版　开本：787×1092　1/16
2024 年 12 月第四次印刷　印张：21 1/2
字数：537 0000

定价：98.00 元
（如有印装质量问题，我社负责调换）

前　言

本教材以党的二十大精神为指导，以立德树人为根本任务，全面加强医学及相关专业学生的数字化素养和智慧医学素养的培养，包括加强对学生计算机操作基础技能、智慧医学相关概念与知识、人机交互语言编程能力、健康医疗数据分析处理与利用的能力和医学影像智能识别的能力等培养，从而适应医学教育数字化转型的需要。

智慧医学是以现代医学为基础，融合人工智能、大数据、云计算、深度学习等相关工程技术，探索人体生命奥秘与疾病发生机制，提升医疗与疾病防控水平的新兴学科。由于中国人口基数大和电子病历的普及化程度比较高，我国的医疗产业已经积累了海量的医疗大数据，随着数字化、网络化、智能化的方案逐步渗透到各级医疗系统中，未来数据量还将持续增加，医疗领域对数据分析、数据可视化、医学图像的处理以及机器学习的需求将持续增长，同时算力平台的性能在不断增强而价格逐渐降低，在未来不久，将真正实现基于智慧医学的健康管理、辅助诊疗、医学研究、医院管理、基因检测与测序、医药研发等应用。可以简单地用"智慧医学=健康医疗大数据+算力+算法"描述智慧医学的概念，其基础是需要掌握人机交互的计算机语言。近年来，用于大数据和人工智能的 Python 语言发展迅速，该语言以其易学、易用、面向生态、简洁实用的设计理念成为全球最为热门的编程语言。在医学领域中，使用 Python 语言开发具有广泛的应用，如海量电子病历的自然语言识别、医学影像及病理切片的自动识别、检验检查的数据分析与统计等。本教材旨在加强医学及相关专业学生 Python 语言编程能力的培养，提高学生对医学数据统计分析、医学大数据、医学影像智能处理、智能医疗辅助诊断研发等智慧医学方面的处理能力。

作者在编写本教材之前，在医学院校中进行了计算机基础教学改革探索，坚持立德树人，以学生为中心的教育教学理念，围绕"高阶性、创新性和挑战度"的原则，总结原来医学院校中计算机基础教学经验，学习其他优秀教材的特点，重新设计了专门针对医学院校相关专业学生的计算机基础课程，组织编写了本教材，以便医学院校相关专业学生掌握计算机操作基础技能、智慧医学相关概念与知识、人机交互语言编程能力、健康医疗数据分析处理与利用的能力和医学影像智能识别的能力等。根据医学及相关专业的特点，本教材主要用 Python 语言进行医学数据分析、医学影像处理、机器学习及人工智能算法在医学中的应用，Python 语言的智慧医学应用作为教材的主要内容，其特点是医工融合，大量采用 Python 语言实现医学案例，以医学案例驱动学生自主学习，提高医学相关专业学生在临床诊疗、药物不良反应、护理康养、预防保健等健康领域的 Python 语言人机交互能力与医学工程实践能力。

本教材在编写方法上强调医学案例驱动 Python 语言的学习，对于编程语言本身和计算机科学理论的学习，强调网络资源的利用，引导读者自学，培养其学习能力，重在智慧医学应用。教材的主要内容包括 Python 的语言基础、医学数据的获取与分析、医学数据的可视化、基本医学数据库操作的 Python 语言实现、医学图像处理技术的 Python 语言实现及机器学习算法等人工智能相关技术在医学上的应用实现等。案例源于开源数据集及部分实际的医学疾病数据，涉及隐私信息的数据均经过脱敏处理。

　　本教材可以作为医学相关专业本科、专科、研究生的教材或参考书；本教材的内容论述由浅入深、医学案例丰富，也可以作为医务工作者的参考书。

　　编写本教材的作者来自重庆医科大学和广西医科大学，由周丽华、何慧敏、吴迪、马云峰、袁冬莉、胡光桃、曾红武、刘峰、赵文龙、陈鹏、王瑜婧、熊欣、金晶、贺向前、贾媛媛、韩宝如、杜井龙、王浩林、赖清、苏静等编写。

　　本教材的编写获得了重庆市一流专业建设项目的支持，也获得了重庆医科大学医学信息学院、教务处、医学数据研究院、附属第一医院信息科以及广西医科大学的支持和帮助，正是这些原因激发了作者的编写热情，坚定了作者的编写信念，从而有了本教材的诞生，在此表示感谢！

　　由于信息技术的发展日新月异，本教材难免存在不足之处，希望读者多提宝贵意见，后期将根据读者的反馈意见，对本教材的内容进行修订。

编　者

2022 年 12 月 25 日

目　　录

第1章　智慧医学概述

智慧医学是一门新兴学科，是医学和人工智能的交叉学科，主要研究计算机、大数据、物联网和人工智能等信息技术在医学领域的应用。随着计算机技术发展尤其是计算机算力的大幅度提升，使得人工智能、大数据、云计算、物联网、机器学习、区块链等技术得以发展，人机协同发掘疾病现象和本质规律得以进一步推进，在健康医疗大数据分析处理与利用、药物筛选、基因分析、图像处理、精准医疗、疾病预测、医疗机器人等领域具有广泛性应用，智慧医学走向开启时代。

1.1　计算机基础

计算机及其应用已渗透到社会生活的各个领域，有力推动了信息化社会的发展。21世纪，掌握以计算机为核心的信息技术基础知识，具备使用计算机的应用能力，是当代大学生应该具备的基本素质。

1.1.1　计算机的发展与分类

电子计算机（electronic computer）简称计算机，是一种处理信息的电子机器，是一种能够按照事先存储的程序，自动、高速、精确地对信息进行输入、处理、输出和存储的系统。

1. 计算机的产生

第二次世界大战期间，英国科学家艾伦·图灵（Alan Mathison Turing，1912～1954）为了能彻底破译德国的军事密电，设计并完成了真空管机器，多次成功地破译了德国作战密码，为反法西斯战争的胜利做出了卓越的贡献。他在计算机科学方面的贡献主要有两个：一是建立图灵机（Turing machine，TM）模型，为计算理论奠定了基础；二是提出图灵测试，阐述了机器智能的概念。为纪念图灵对计算机的贡献，美国计算机学会（ACM）于1966年创立了"图灵奖"，该奖项每年颁发给在计算机科学领域有突出贡献的研究人员，号称计算机界的诺贝尔奖。

美籍匈牙利数学家冯·诺依曼（von Neumann，1903～1957）和他的同事们研制了电子计算机EDVAC，提出了"存储程序"的计算机设计思想，以此为基础的各类计算机统称为冯·诺依曼机。虽然现代计算机系统从性能指标、运算速度、工作方式、应用领域等方面与当时的计算机有很大差别，但基本结构没有变，仍然属于冯·诺依曼计算机。

目前，业界公认的第一台电子计算机是1946年研制的电子数字积分计算机（electronic numerical integrator and calculator，ENIAC），它是由美国宾夕法尼亚大学的物理学家约翰·莫克利（John Mauchly）和工程师普雷斯伯·埃克特（Presper Eckert）领导研制，在第二次世界大战用于弹道问题的计算。ENIAC具有划时代的意义，它宣告了电子计算机时代的到来。

2.计算机的发展

自从 1946 年第一台计算机问世以来，计算机科学与技术已成为 21 世纪发展最快的一门学科，尤其是微型计算机的出现和计算机网络的应用，使计算机的应用渗透到社会的各个领域，但是计算机的结构和工作原理并没有改变，只是电子器件的发展促使了计算机的不断发展，根据计算机采用的物理器件，一般将计算机的发展分为四个阶段。

1）第一代（1946～1957 年）

第一代电子计算机是电子管计算机。其基本特征是采用电子管作为计算机的逻辑元件；数据表示主要是定点数；用机器语言或汇编语言编写程序。第一代电子计算机体积庞大，造价很高，主要用于军事和科学研究工作。其代表机型有 IBM650、IBM709 等。

2）第二代（1958～1964 年）

第二代电子计算机是晶体管电子计算机。其基本特征是逻辑部件逐步由电子管改为晶体管，内存所使用的器件大多使用铁淦氧磁性材料制成的磁芯存储器。外存储器有了磁盘、磁带，外围设备种类也有所增加。与此同时，计算机软件也有了较大的发展，出现了FORTRAN、COBOL、ALGOL 等高级语言。与第一代计算机相比，晶体管电子计算机体积小，成本低，功能强，可靠性大大提高。除了科学计算外，还用于数据处理和事务处理。其代表机型有 IBM7090、CDC1640 等。

3）第三代（1965～1971 年）

第三代电子计算机是集成电路计算机。随着固体物理技术的发展，集成电路工艺可在几平方毫米的单晶硅片上集成由十几个甚至上百个电子元件组成的逻辑电路。其基本特征是逻辑元件采用小规模集成电路（small scale integrated circuit，SSI）和中规模集成电路（medium scale integrated circuit，MSI）。第三代电子计算机的运算速度每秒可达几十万次到几百万次。存储器进一步发展，体积越来越小，价格越来越低，而软件越来越完善。这一时期，计算机同时向标准化、多样化、通用化、机种系列化发展。高级程序设计语言在这个时期有了很大发展，操作系统引入了并行处理、虚拟存储系统等，并开发出大量的应用程序，计算机开始广泛应用在各个领域。其代表机型有 IBM360、IBM370、PDP-X 系列及我国制造的 DJS-100 系列等。

4）第四代（1972 年至今）

第四代电子计算机称为大规模集成电路电子计算机。进入 20 世纪 70 年代以来，计算机逻辑器件采用大规模集成电路（large scale integrated circuit，LSI）和超大规模集成电路（very large scale integrated circuit，VLSI）技术，在硅半导体上集成了大量的电子元器件。集成度很高的半导体存储器代替了服役达 20 年之久的磁芯存储器。目前，计算机的运算速度最高可以达到每秒几十万亿次浮点，并研发出了并行处理、多机系统、分布式计算机系统和计算机网络系统。随着操作系统不断完善，还推出了数据库系统、分布式操作系统及软件工程标准等，使应用软件成为现代工业的一部分。

3.计算机的发展趋势

随着计算机技术的发展以及信息社会对计算机不同层次的需求，当前计算机正在向巨型化、微型化、网络化和智能化方向发展。

1）巨型化

巨型化是指计算机向高速运算、大存储量、高精度的方向发展。其运算能力一般在每秒百亿次以上。巨型计算机主要用于尖端科学技术的研究开发，如模拟核试验、破解人类基因密码等。巨型计算机的发展集中体现了当前计算机科学技术发展的最高水平，推动了计算机系统结构、硬件理论与技术、软件理论与技术、计算数学以及计算机应用等多个学科分支的发展。巨型计算机的研制水平标志着一个国家的科技水平和综合国力。

2）微型化

微型化是指计算机向使用方便、体积小、成本低和功能齐全的方向发展。由于大规模和超大规模集成电路的飞速发展，微处理器芯片连续更新换代，微型计算机成本不断下降，加上软件和外围设备（即外设）的功能更加强大且更易于操作，使微型计算机得到更广泛应用，其中，笔记本电脑、平板电脑及智能手机以更优的性能价格比受到人们的青睐。

3）网络化

网络化是指利用通信技术和计算机技术，把分布在不同地点的计算机互联起来，按照网络协议相互通信，以达到所有用户均可共享软件、硬件和数据资源的目的，方便快捷地实现信息交流。随着互联网及物联网的迅猛发展和广泛应用，无线移动通信技术的成熟以及计算机处理能力的不断提高，面向全球化应用的各类新型计算机和信息终端已成为主要产品。特别是移动计算机网络、云计算等已成为产业发展的重要方向。

4）智能化

智能化是要求计算机具有人工智能，能模拟人的感觉，具有类似人的思维能力，集"说、听、想、看、做"为一体，即让计算机能够进行研究、探索、联想、图像识别、定理证明和理解人的语言等功能，这也是第五代计算机要实现的目标。

总之，未来的计算机将是微电子技术、光学技术、超导技术和电子仿生技术等相结合的产物，目前智能计算机、超导计算机、纳米计算机、光计算机、生物计算机、量子计算机等正在研制之中，可以预测 21 世纪的计算机技术将给我们的世界再次带来巨大的变化。

4. 计算机的分类

国际电气与电子工程师协会（IEEE）于 1989 年提出的分类方法，将计算机分为个人计算机（personal computer，PC）、工作站（work station，WS）、小型计算机（minicomputer）、主机（mainframe）、小巨型计算机（mini-supercomputer）、巨型计算机（supercomputer）6 种，随着计算机技术发展和应用的深入，计算机的类型越来越多样化，各种新技术层出不穷，计算机性能不断提高，应用范围渗透到各行各业，因此，很难对计算机进行一个精确的类型划分。综合考虑计算机的性能、应用和市场分布情况，大致可以将计算机分类为大型计算机、微型计算机、嵌入式计算机等。

1）大型计算机

大型计算机是指速度最快、处理能力最强、存储容量最大的计算机，包括超级计算机、大型集群计算机和大型服务器，广泛应用于科学计算、军事、通信、金融、气候气象、海洋环境、天体物理、生命科学、工业设计、装备制造、密码破译、数字地球、智慧城市、新能源、新材料等领域。

2）微型计算机

微型计算机又称个人计算机。自美国 IBM 公司 1981 年采用 Intel 的微处理器推出 IBM PC 以来，微型计算机因其小巧轻便、价格便宜等优点得到迅速的发展，成为计算机的主流。今天，微型计算机的应用已经遍及社会的各个领域，从工厂的生产控制到政府的办公自动化，从商店的数据处理到家庭的信息管理，几乎无所不在。

微型计算机的种类很多，主要分为：台式机（desktop computer）、PC 服务器、笔记本电脑、平板电脑和智能手机等。

3）嵌入式计算机

嵌入式计算机是将微机或某个微机核心部件安装在某个专用设备之内，对这个设备进行控制和管理，使设备具有智能化操作的特点。例如，在手机中嵌入中央处理器（central processing unit，CPU）、存储器、图像或音频处理芯片、操作系统等，就使手机具有上网、摄影、播放等功能。嵌入式计算机系统在我们的生活中应用最广泛，如工业控制 PC 机、单片机、POS 机（电子收款机）、ATM 机（自动柜员机）、全自动洗衣机、数字电视机、数码相机等。嵌入式计算机与通用计算机最大的区别是运行固化的软件，用户很难改变。

1.1.2 计算机系统的组成

完整的计算机系统是由硬件系统和软件系统两部分组成。硬件系统是指计算机系统中由各种电子的、机械的、磁性的、光的器件或装置组成的看得见、摸得着的物理实体部分，是组成计算机系统的各种物理设备的总称，是计算机系统的物质基础，也称为计算机硬件。硬件系统又称为裸机，裸机只能识别由 0 和 1 组成的机器代码。没有软件系统的计算机是无法正常工作的，软件系统是指控制、管理和指挥计算机工作从而解决各类应用问题的所有程序和技术资料的总和。实际上，用户所面对的是经过若干软件"包装"的计算机，计算机的功能不仅仅取决于硬件系统，而更大程度上是由所安装的软件系统所决定。

1. 冯·诺依曼计算机

冯·诺依曼提出了"存储程序"原理，奠定了计算机的基本结构、基本工作原理，开创了程序设计的新时代。其结构如图 1-1 所示，基本内容为：

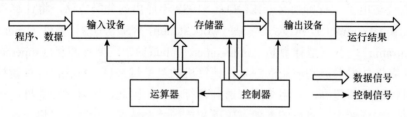

图 1-1　冯·诺依曼计算机结构

（1）用二进制形式表示数据与指令。

（2）指令与数据都存放在存储器中，计算机工作时能够自动高速地从存储器中取出指令加以执行。程序中的指令通常是按一定顺序一条条地存放，在计算机工作时，只要知道程序中第一条指令放在什么地方，就能依次取出每一条指令，然后按指令执行相应的操作。

（3）计算机系统由运算器、存储器、控制器、输入设备、输出设备五大基本部件组成，并规定了这五大部件的功能。

迄今为止，所有计算机都属于冯·诺依曼计算机。

2. 微型计算机系统的发展历程与组成

微型计算机也称 PC 机或微机，1981 年美国 IBM 公司推出了第一台面向个人用户的微型计算机 IBM PC，在当时是一种性能好、功能强、价格便宜的新型计算机，并且其许多技术甚至核心技术都对外开放，致使其他公司的微型计算机产品纷纷与之兼容，即所谓的 PC 兼容机。由于全球各大计算机公司的微型计算机产品的兼容化趋势，使微型计算机的应用得以迅速推广普及，微型计算机软件得到空前发展。

微型计算机系统仍然由硬件系统、软件系统组成。

1.1.3　微型计算机硬件系统

微型计算机硬件系统为了节省空间，实现微型化要求，在硬件结构上采用总线（bus）结构，将 CPU、存储器、输入设备、输出设备等硬件连接起来，如图 1-2 所示。

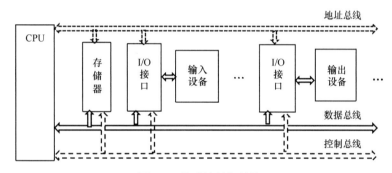

图 1-2　微型计算机结构

总线是指计算机系统中能够为多个部件共享的一组公共信息传输线路。主板上的系统总线是传输数据的通道，就物理特性而言就是一些并行的印刷电路导线，通常根据传送信号的不同将它们分别称为地址总线（address bus）、数据总线（data bus）和控制总线（control bus）三大总线。

微型计算机硬件系统从外部形态看，常见硬件包括主板、中央处理器、内部存储器、外部存储器、输入设备、输出设备、电源、风扇等散热装置等。其中主板、中央处理器、内部存储器（包含内存条）、硬盘（外部存储器）、电源、风扇等硬件被安装在主机箱内封装起来，外观上只见主机箱。下面针对常见硬件分别进行描述：

1. 主板

主板（mainboard）又称系统板（systemboard）或母板（motherboard），是装在主机箱中的一块最大的多层印刷电路板，任务是维系中央处理器与外部设备之间的协同工作，上面分布着构成微机主系统电路的各种元器件和接插件。尽管它的面积不同，但基本布局和安装孔位都有严格的标准，使其能够方便地安装在任何标准机箱中。主板的性能不断提高而面积并不增大，主要原因是采用了集成度极高的专用外围芯片组和非常精细的布线工艺。

主板是微机的核心部件，其性能和质量基本决定了整机的性能和质量。主板上装有多种集成电路，如中央处理器、专用外围芯片组（chipset 或 chips）、只读存储器-基本输入/输出系统（read only memory-basic input/output system，ROM-BIOS）、随机存储器（random access memory，RAM）等，还有若干个不同标准的系统输入/输出总线的扩展插槽和各种标准接口等。

2. 中央处理器

中央处理器（CPU）又称微处理器（microprocessor），是利用大规模集成电路技术，把整个运算器、控制器集成在一块芯片上的集成电路。CPU 内部可分为控制单元、逻辑单元和存储单元三大部分。这三大部分相互协调，完成分析、判断、运算并控制计算机各部分协调工作，是整个微机系统的核心。

1）运算器

运算器是计算机进行算术运算和逻辑运算的基本部件。算术运算包括加、减、乘、除等，逻辑运算包括比较、位移、与、或、非、异或等。在控制器的控制下，运算器从存储器中取出数据进行运算，然后将运算结果送到内存中保存。

2）控制器

控制器控制程序和数据的输入、输出以及各部件之间的协调运行。控制器由程序计数器、指令寄存器、指令译码器和其他控制单元组成。控制器工作时，将根据程序计数器中的地址，从存储器中取出指令送至指令寄存器，然后分析指令，由控制器发出相应的动作，完成指令所规定的操作。

衡量 CPU 性能的主要技术参数有主频、字长、外频、一级高级缓存（L1 cache）、二级高级缓存（L2 cache）等。

3. 内部存储器

内部存储器简称内存，用于存放控制器要处理的数据和指令，程序与数据只有调入内存后才能被执行，是计算机中信息交流的中心，因此，内存的存取速度直接影响计算机的运算速度。用户通过输入设备输入的程序和数据都将先送入内存，控制器执行的指令和运算器处理的数据均从内存中取出；内存是计算机运行时的主体，并且与计算机的各个部件交换信息。

微型计算机的内存用于存储 CPU 正在运行的程序和操作数据，主机配备内存的存储容量大小应根据系统运行的操作系统和应用程序的需要而定，如果要求运行复杂的操作系统和同时运行多个应用程序，就需较大的内存。内存的重要指标有：内存容量、内存速度、内存芯片种类等。

内存速度包括内存芯片的存取速度和内存总线的速度。内存芯片的存取速度即读、写内存单元数据的时间，单位是纳秒（ns），常用内存芯片的速度为几个至几十个纳秒。内存总线的速度由总线工作时钟决定，根据总线的频率选择相匹配的内存芯片。

内存芯片分为只读存储器（read-only memory，ROM）和随机存储器（RAM）两大类。ROM 又分为可编程的 ROM（PROM）、可用紫外线擦除可编程的 ROM（EPROM）和可用电擦除可编程的 ROM（EEPROM）等。RAM 又分为动态 RAM（DRAM）、静态 RAM（SRAM）、CMOS RAM 和视频的 RAM（VRAM）等。

4. 外部存储器

外部存储器设置在主机外部,简称外存或辅(助)存储器,主要用于长期存放程序或数据信息。通常外存不和计算机的其他部件直接交换数据,只和内存交换数据,而且是成批地进行数据交换。

外存上存储的信息不会因为断电而丢失,可以长期保存;与内存相比,同样容量外存的造价会低很多,故外存的容量一般都较大;内存工作速度比外存工作速度高。由于外存安装在主机外部,所以也可以归属为外部设备。常用的外部存储器有软盘驱动器和软盘、硬盘、移动硬盘、光存储器、闪存盘等。

5. 输入设备

输入设备是将外部世界的信息传输到计算机中,并将其变为机器能识别的形式。微型计算机的输入设备主要包括键盘、鼠标、扫描仪、数字化仪、条形码阅读器、数字摄像机、数码相机、麦克风、触摸屏等。

6. 输出设备

输出设备是将计算机内的处理结果变成人们认识的形式。最常见的有显示器、打印机、绘图仪等。外部存储器可以用来存放计算机处理的结果,也可以看成是输出设备。

1.1.4 数制与信息的编码

计算机是处理信息的机器,信息处理的前提是信息的表示和存储。计算机内信息的表示形式是二进制数字编码,也就是各种类型的信息(数值、文字、声音、图像等)都必须转换为二进制数制编码的形式,计算机才能进行存储和处理。

1. 数制

1)计算机采用二进制的原因

计算机中的指令和数据都是以 0 和 1 的二进制编码进行表示与存储,采用二进制的原因有如下几种。

(1)物理实现容易,可靠性强。电子元器件一般均具有两种稳定状态:门电路的高电平与低电平、晶体管的导通与截止、电容的充电与放电等。这两种状态正好与二进制的 0 和 1 相对应。

(2)运算规则简单。如二进制的乘法运算只有 3 种:$0 \times 0 = 0$、$1 \times 0 = 0 \times 1 = 0$、$1 \times 1 = 10$,而十进制的乘法运算则有 55 种。

(3)二进制的 0 和 1 可以与逻辑代数中的"真"和"假"对应,便于应用逻辑代数理论研究计算机理论。

2)进位计数制

按进位的原则进行计数称为进位计数制,简称"数制"。人们习惯的数制是十进制,除了十进制计数外,还有许多非十进制的计数方式,而计算机中采用的是二进制数,由于二进制数的数位比较多,容易出错,所以在计算机中引用了八进制数和十六进制数。

3）数制的特点

无论哪种进位计数制都有两个共同点，即按基数来进位或借位，按位权值来计算。

（1）逢基数进一：在采用进位计数的数字系统中，如果用 r 个基本符号（如 0, 1, 2, 3, 4, ⋯, $r-1$）表示数值，则称其为 r 进制数（radix-r number system），r 称为该进制数的基数，故：

$r=10$ 为十进制，可使用的基本符号是 0，1，2，3，4，5，⋯，8，9。

$r=2$ 为二进制，可使用的基本符号是 0，1。

$r=8$ 为八进制，可使用的基本符号是 0，1，2，⋯，6，7。

$r=16$ 为十六进制，可使用的基本符号是 0，1，2，⋯，8，9，A，B，C，D，E，F。

所谓按基数进位或借位，就是在运算加法或减法时，要遵守"逢 r 进一，借一当 r"的规则。如十进制运算规则为"逢十进一，借一当十"，二进制运算规则为"逢二进一，借一当二"。

（2）位权表示法：在任何一种数制中，一个数的每一个固定位置对应的单位值称为"权"，处于不同位置的数所代表的值不同，与其所在位置的"权"值有关。按"位权值计算"的原则，即每个位置上的数符所表示的数值等于该数符乘以该位置上的位权值。例如，十进制 752.65 可以表示为：

$$752.65=7\times10^2+5\times10^1+2\times10^0+6\times10^{-1}+5\times10^{-2}=7\times100+5\times10+2\times1+6\times0.1+5\times0.01$$

因此，对任意 r 进制数，可以用以下的展开式表示：

$$a_n\cdots a_1a_0a_{-1}\cdots a_{-m}=a_n\times r^n+\cdots+a_1\times r^1+a_0\times r^0+a_{-1}\times r^{-1}+\cdots+a_{-m}\times r^{-m}$$

其中，a_i 为数码，r 为基数，r^i 为权，整数为 $n+1$ 位，小数为 m 位。

2. 不同进位计数制的转换

计算机中不同数制之间的转换是指十进制、二进制、八进制和十六进制数之间的相互转换。表 1-1 是计算机中常用的几种进位计数制。

表 1-1　计算机中常用的几种进位计数制

进位制	二进制	八进制	十进制	十六进制
规则	逢二进一	逢八进一	逢十进一	逢十六进一
基数	2	8	10	16
基本符号	0, 1	0, 1, 2, ⋯, 6, 7	0, 1, ⋯, 8, 9	0, 1, ⋯, 9, A, ⋯, F
权	2^i	8^i	10^i	16^i
角标表示	B（binary）	O（octal）	D（decimal）	H（hexadecimal）

1）二进制、八进制、十六进制数转换为十进制数

对任何一个二进制、八进制或十六进制数，均可以按照"位权值计算"的方法转换为十进制数。

【例 1-1】 分别将二进制、八进制、十六进制转换为十进制数示例。

$(1100110.011)_B=1\times2^6+1\times2^5+1\times2^2+1\times2^1+1\times2^{-2}+1\times2^{-3}=64+32+4+2+0.25+0.125=102.375$

$(235.64)_O=2\times8^2+3\times8^1+5\times8^0+6\times8^{-1}+4\times8^{-2}=128+24+5+0.75+0.0625=157.8125$

$(BC91.FA)_H = B \times 16^3 + C \times 16^2 + 9 \times 16^1 + 1 \times 16^0 + F \times 16^{-1} + A \times 16^{-2}$

$= 11 \times 16^3 + 12 \times 16^2 + 9 \times 16^1 + 1 \times 16^0 + 15 \times 16^{-1} + 10 \times 16^{-2}$

$= 45056 + 3072 + 144 + 1 + 0.9375 + 0.0390625$

$= 48273.9765625$

2）十进制数转换为二进制、八进制和十六进制整数

十进制数转换为 r 进制数是将该数分成整数和小数两部分分别转换，然后再组合起来。

（1）整数部分转换规则。十进制整数转换为 r 进制的整数部分转换规则为：除 r 取余数，直到商为 0，并且先得的余数为低位，后得的余数为高位。

（2）小数部分转换规则。将十进制小数转换为 r 进制的小数部分转换规则为：乘 r 取整数，直到余数为 0 或者达到所要求的精度为止，并且先得的整数为高位，后得的整数为低位。

【例 1-2】 将十进制 18.6875 转换为二进制数的转换过程示例。

整数部分：用"除 2 取余法"求出整数 18 对应的二进制，数转换过程如图 1-3 所示。

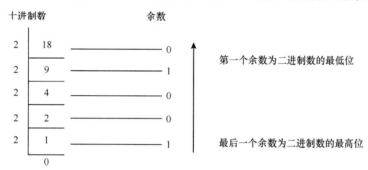

图 1-3　十进制整数部分转换为二进制整数的转换过程示例

所以十进制数 18 对应的二进制数为 10010。

小数部分：用"乘 2 取整法"求出小数 0.6875 对应的二进制数，转换过程如图 1-4 所示。

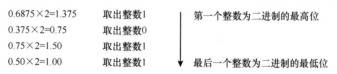

图 1-4　十进制小数部分转换为二进制小数的转换过程示例

由于转换的小数部分为 0，所以十进制数 0.6875 对应的二进制数为 0.1011。

整数部分与小数部分组合起来，结果为：$(18.6875)_D = (10010.1011)_B$。

> **注意：**
>
> 1. 十进制转换为八进制或者十六进制时，整数部分可采用"除 8 取余法"或者"除 16 取余法"进行转换；小数部分可采用"乘 8 取整法"或者"乘 16 取整法"进行转换。
>
> 2. 小数部分转换时可能不精确，即小数部分不能为 0，要保留多少位小数，主要取决于用户应用的要求。

3）二进制与八进制、十六进制数的相互转换

由于二进制、八进制和十六进制之间存在特殊关系：$8^1=2^3$，$16^1=2^4$，即一位八进制数相当于三位二进制数（表 1-2），一位十六进制数相当于四位二进制数（表 1-3）。

表 1-2　二进制与八进制的关系

十进制	二进制	八进制
0	000	0
1	001	1
2	010	2
3	011	3
4	100	4
5	101	5
6	110	6
7	111	7
8	1000	10

表 1-3　二进制与十六进制之间的关系

十进制	二进制	十六进制	十进制	二进制	十六进制
0	0000	0	9	1001	9
1	0001	1	10	1010	A
2	0010	2	11	1011	B
3	0011	3	12	1100	C
4	0100	4	13	1101	D
5	0101	5	14	1110	E
6	0110	6	15	1111	F
7	0111	7	16	10000	10
8	1000	8			

根据这种对应关系，二进制数转换为八进制数时，按"3 位并 1 位"的方法进行，即以小数点为中心，向左右两边分组，每 3 位为一组，两头不足 3 位补 0 即可。同样，二进制数转换为十六进制数时，按"4 位并 1 位"的方法进行，即按 4 位为一组进行分组即可。

反之，将八进制数转换为二进制数时则按"1 位拆 3 位"的原则。二进制数与十六进制数之间的转换可用"4 位并 1 位"的方法处理。

【例 1-3】 将二进制数 $(11101.001011)_B$ 转换为八进制和十六进制数。

解：转换为八进制数：

$(011\ 101.001\ 011)_B=(35.13)_O$（整数高位补零）

　3　5　1　3

转换为十六进制数：

$(0001\ 1101.0010\ 1100)_B=(1D.2C)_H$（整数高位和小数低位补零）

　1　D　2　C

【例1-4】 将 $(2F38)_H$ 和 $(71.64)_O$ 转换为二进制数。

解：十六进制数转换为二进制数：

$(2F38)_H=(0010\ 1111\ 0011\ 1000)_B=(10111100111000)_B$

　　　　　 2　　F　　3　　8

八进制数转换为二进制数：

$(71.64)_O=(111\ 001.110\ 100)_B=(111001.1101)_B$

　　　　　 7　 1　6　 4

> **注意：** 八进制和十六进制转换为二进制的结果中整数部分的高位 0 和小数部分的低位 0 可以取消。

3. 数据的存储

1）数据的存储单位

（1）位（bit）：计算机中的一个二进制位称为 bit。

（2）字节（byte）：8 个二进制位称为 byte，简称 B。

2）存储容量与内存地址

（1）容量（volume）：存储器的容量是指存储器能保存的二进制位（bit）的数量，通常用字节来表示。随着存储器容量的不断增加，目前微型计算机中常用的容量单位有 KB、MB、GB、TB，它们之间的进率是 $2^{10}=1024$，即换算关系如下：

$1KB=2^{10}B=1024B$

$1MB=2^{20}B=1024KB$

$1GB=2^{30}B=1024MB$

$1TB=2^{40}B=1024GB$

（2）内存地址

地址（address）：计算机的存储器被划分为存储单元来进行管理，微型计算机一般是一个字节为一个存储单元，每个单元有一个唯一的编号，这个编号就叫存储单元的地址。计算机能通过这个地址方便进行数据的存储与访问。

不同的数据类型占用的字节数不同，一般一个西文字符占用 1 个字节，一个中文字符或者汉字占用 2 个字节，整数占用 4 个字节等。

4. 信息编码

各种信息（包括数值、文字、声音、图形、图像和视频等）在计算机中均用 0 和 1 的二进制形式进行存储与处理，这就需要对其进行编码。计算机中的数据分为数值型数据和非数值型数据两大类。数值型数据指数学中的代数值，具有量的含义，可以进行加、减等算术运算，如 234.12、–33.21、3/4、6688.22 等；非数值数据是不能进行算术运算的数据，没有量的含义，如字母（如 A）、符号（如+、%、$、>、?）、数字（如 7）、汉字、图形图像、声音、视频等多媒体数据。任何数据都必须转换为二进制形式存储，然后被计算机处理，同样，计算机内的数据也要进行逆向转换然后输出。

1）8421BCD 码

8421BCD 码就是一种常用的数值编码，具体方法是：将一位十进制数字用 4 位二进制数编码来表示，以 4 位二进制数为一个整体来描述十进制的 10 个不同符号 0～9，仍然采用"逢十进一"的原则。这样的二进制编码中，每 4 位二进制数为一组，组内每个位置上的位权从左至右分别为 8、4、2、1，因此也称为 8421BCD 码。

2）ASCII

目前广泛使用的西文字符的编码是美国国家标准协会（American National Standard Institute，ANSI）制定的美国标准信息交换代码（American Standard Code for Information Interchange，ASCII），如表 1-4 所示。

表 1-4　7 位 ASCII 表

$d_3d_2d_1d_0$ 位	$d_6d_5d_4$ 位							
	000	001	010	011	100	101	110	111
0000	NUL	DLE	SP	0	@	P	'	p
0001	SOH	DC1	!	1	A	Q	a	q
0010	STX	DC2	"	2	B	R	b	r
0011	ETX	DC3	#	3	C	S	c	s
0100	EOT	DC4	$	4	D	T	d	t
0101	ENQ	NAK	%	5	E	U	e	u
0110	ACK	SYN	&	6	F	V	f	v
0111	BEL	ETB	'	7	G	W	g	w
1000	BS	CAN	(	8	H	X	h	x
1001	HT	EM	)	9	I	Y	i	y
1010	LF	SUB	*	:	J	Z	j	z
1011	VT	ESC	+	;	K	[	k	{
1100	FF	FS	,	<	L	\	l	|
1101	CR	GS	–	=	M	]	m	}
1110	SO	RS	.	>	N	^	n	~
1111	SI	US	/	?	O	_	o	DEL

ASCII 有两个版本，标准 ASCII 与扩展 ASCII。

（1）标准 ASCII：标准 ASCII 是一个用 7 位二进制数来编码，用 8 位二进制数来表示的编码方式，其最高位为 0，右边 7 位二进制位总共可以编出 2^7=128 个码。每个码表示一个符号，一共可以表示 128 个字符。

第 0～32 号及第 127 号（共 34 个）是控制字符或通信专用字符，如控制字符：LF（换行）、CR（回车）、FF（换页）、DEL（删除）、BEL（振铃）等；通信专用字符：SOH（文头）、EOT（文尾）、ACK（确认）等。

（2）扩展 ASCII：扩展 ASCII 是一个用 8 位二进制数来表示的编码方式，8 位二进制位总共可以编出 2^8=256 个码。每个码表示一个字符，一共可以表示 256 个字符。除了 128

个标准 ASCII 码中的符号外，另外 128 个表示一些花纹、图案符号。主要在大型计算机中使用。

3）Unicode 字符集编码

Unicode 是国际组织制定的可以容纳世界上所有文字和符号的、可伸缩的字符编码方案，Unicode 制订了三套编码方案，分别为 UTF-8（unicode transformation format-8bit）、UTF-16 和 UTF-32。UTF-8 是用一个或者多个字节来表示一个字符，其好处是把 ASCII 字符的编码作为它的一部分；UTF-16 和 UTF-32 分别是 Unicode 的 16 位和 32 位编码方案。

4）汉字字符的编码

要在计算机中处理汉字，必须解决汉字的输入、汉字在计算机内的表示和存储以及将处理结果在外部设备上输出等问题。对应于汉字处理过程中的输入、内部存储处理、输出这 3 个环节，每个汉字的编码都包括输入码、机内码和字形码。

（1）输入码：利用计算机系统中现成的西文键盘，输入汉字时对汉字的编码叫汉字的输入码。目前常用的输入码归纳为音码、形码和数字码。

音码：音码是一类按照汉字的读音（汉语拼音）进行编码的方法。常用的音码有标准拼音（全拼）、全拼双音、双拼双音等。

形码：形码是以汉字的字形结构为基础的输入编码。常用的形码有五笔字型、郑码、表形码等。目前被广大用户接受的字形码是五笔字型输入码。

数字码：数字码是用等长的数字串为汉字逐一编码，以这个编号作为汉字的输入码，如电报码、区位码等都属于数字码。

（2）机内码

国标码：国标码是中国国家信息产业部 1981 年颁布的国家标准《信息交换用汉字编码字符集·基本集》（代号 GB2312-80），简称为 GB 码，是中文信息处理的国家标准。GB 码是双字节编码，即用两个字节为一个汉字或汉字符号编码，每个字节的最高位为 “0”，只使用其余 7 位，如 “大” 字的国标码为：0011 0100 0111 0011。

GB2312-80 总共包含 6763 个常用汉字（其中一级汉字 3755 个，二级汉字 3008 个），以及 682 个西文字符、图符，总计 7445 个字符。

汉字机内码：汉字机内码是指计算机内部存储、处理加工和传输汉字时所用的由 0 和 1 组成的代码，又称机内码。

由于国标码的每个字节的最高位为 0，与 ASCII 无法区分，因此将国标码两个字节的最高位设置为 1，用于计算机内部汉字的编码，即构成计算机的机内码，如 “大” 字的机内码为：1011 0100 1111 0011。

（3）汉字字形码：汉字字形码又称汉字字模，是表示汉字字形信息（结构、形状、笔画等）的编码，以实现计算机对汉字的输出（显示、打印），字形码最常用的表示方式是点阵形式和矢量形式。

点阵汉字字形码：用点阵表示汉字字形时，字形码就是这个汉字字形的点阵代码。根据显示或打印质量的要求，汉字字形编码有 16×16、24×24、32×32、48×48 等不同密度的点阵编码。点数越多，显示或打印的字体就越美观，但编码占用的存储空间也越大。图 1-5 给出了一个 16×16 的汉字点阵字形和字形编码，该汉字字形编码需占用 16×2=32 个字节。如果是 32×32 的字形编码则占用 32×4=128 个字节。

	0	1	2	3	4	5	6	7	8	9	10	11	12	13	14	15	十六进制码			
0							●	●									0	3	0	0
1							●	●									0	3	0	0
2							●	●									0	3	0	0
3							●	●						●			0	3	0	4
4	●	●	●	●	●	●	●	●	●	●	●	●	●	●	●		F	F	F	E
5							●	●									0	3	0	0
6							●	●									0	3	0	0
7							●	●									0	3	0	0
8							●	●									0	3	0	0
9							●	●	●								0	3	8	0
10						●	●			●							0	6	4	0
11					●	●					●	●					0	C	2	0
12				●								●	●				1	8	3	0
13				●									●	●			1	0	1	8
14			●											●	●		2	0	0	C
15	●	●												●	●	●	C	0	0	7

图 1-5 汉字字形点阵及编码

当一个汉字需要显示或打印时，需要将汉字的机内码转换成字形编码，它们也是一一对应的。汉字的字形点阵要占用大量的存储空间，通常将所有汉字字形编码集中存放在计算机的外存中，称为字库，不同字体（如宋体、黑体等）对应不同的字库。需要时才到字库中检索汉字并输出，为避免大量占用宝贵的内存空间，又要提高汉字的处理速度，通常将汉字字库分为一级和二级，一级字库在内存，二级字库在外存。

矢量汉字字形：矢量表示汉字字形时，存储的是描述汉字字形的轮廓特征，需要输出汉字时，经过计算机计算，再将汉字字形描述信息生成所需大小和形状的汉字点阵。矢量化字形描述与最终文字显示的大小、分辨率无关，故可以产生高质量的输出汉字。

点阵方式和矢量方式的区别在于点阵方式的编码和存储简单，无须再转换就直接输出，但字形放大后会走形；矢量方式存储和编码较复杂，需要转换才能输出，但输出不同大小的文字效果相同。

5）GBK 编码

GBK 是一种汉字编码标准，全称《汉字内码扩展规范》（*Chinese Internal Code Specification*），是在 GB2312-80 标准基础上的内码扩展规范，使用了双字节编码方案，共收录 21003 个汉字，完全兼容 GB2312-80 标准，支持国际标准 ISO/IEC10646-1 和国家标准 GB13000.1 中的全部中、日、韩汉字，并包含了 BIG5 编码中的所有汉字。GBK 编码方案于 1995 年 12 月正式发布。

> **注意：**
> 　1. GBK 的文字编码无论中英文均使用双字节表示，而 UTF-8 采用的是多字节编码方式，英文字符使用一个字节，中文使用 3 个字节编码。
> 　2. UTF-8 包括全世界的所有国家需要用到的字符，是国际编码，通用性强，而 GBK 是中国国家标准，通用性比 UTF-8 差，但是 GBK 占用的存储空间比 UTF-8 少。

1.1.5 微型计算机软件系统

软件包括计算机运行时所需要的各种程序及其有关资料，是在计算机上运行的程序及其使用和维护文档的总和。软件可以扩充计算机功能和提高计算机的运行效率，是计算机系统的重要组成部分。根据所起的作用不同，计算机软件可分为系统软件和应用软件两大类。

1. 系统软件

系统软件是在计算机系统中直接服务于计算机系统的软件，由计算机厂商或专业软件开发商提供，包括操作系统、程序语言处理系统、数据库及数据库管理系统。系统软件处于硬件和应用软件之间，具有计算机各种应用所需的通用功能，是支持应用软件的平台。

1）操作系统

操作系统（operating system）是最基础的系统软件，是管理和控制计算机中所有软件、硬件资源的一组程序。操作系统直接运行在裸机之上，是对计算机硬件系统的第一次扩充，在操作系统的支持下，计算机才能运行其他软件。从用户的角度看，硬件系统加上操作系统构成了一台虚拟机，为用户提供了一个方便、友好的使用平台，因此，可以说操作系统是计算机硬件系统与其他软件的接口，也是计算机和用户的接口。

不同操作系统的结构和内容存在很大差别，一般都具有进程和处理机管理、作业管理、存储管理、设备管理和文件管理五大管理功能。

常见的计算机操作系统有 MS-DOS、Windows、macOS、Linux、Unix 以及国产操作系统 deepin、麒麟；手机操作系统有安卓、鸿蒙和苹果的 iOS 等。

2）语言处理程序

计算机语言一般分为机器语言、汇编语言和高级语言三类。由于计算机只能认识机器语言（0 和 1），用汇编语言和高级语言编写的程序必须被翻译成机器语言，能完成这个翻译（编译、解释和汇编）工作的程序叫语言处理程序。

（1）机器语言（machine language）：机器语言是二进制指令代码的集合，是计算机唯一能直接识别和执行的语言。用机器语言编写的程序运行效率高，占用内存少，缺点是可读性差、编程难、维护难，由于面向机器，不同机器的机器指令不同，因此程序的可移植性差，所编写的程序只能在相同的硬件环境下使用，大大限制了计算机的应用。

（2）汇编语言（assembly language）：为了便于记忆，人们将机器指令所代表的操作类型用符号来表示，这些符号称为助记符。汇编语言就是用助记符来表示指令的符号语言。汇编语言可直接对计算机硬件设备进行操作。利用汇编语言编写的源程序，需执行汇编程序将其转换为可执行的机器语言程序，然后运行可执行的机器语言程序，最后输出结果，如图 1-6 所示。

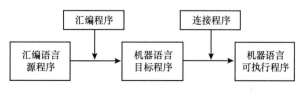

图 1-6 汇编方式的执行过程

汇编语言的可读性比机器语言好，与机器语言相同，仍然面向机器，通用性差，需要编程者对计算机硬件有深入的了解，汇编语言主要用于编写一些底层的控制软件。

（3）高级语言（high-level language）：针对汇编语言的缺点，通过对汇编语言进一步抽象，产生了高级语言（也称为通用程序设计语言）。高级语言的表达方式更接近人类自然语言的表示习惯，是一种接近于人们的自然语言与数学语言的程序设计语言，高级语言的一条语句通常对应于多条机器指令，用高级语言编程简单、方便、直观、易读，由于高级语言不像机器语言和汇编语言那样直接针对计算机硬件编程，因此不依赖于计算机的具体型号，具有良好的可移植性，各种机型上均可运行。

常见高级语言种有 Python、JAVA、C、C++、FORTRAN、BASIC、ALGOL、PASCAL、LISP、PROLOG、VBScript、JAVAScript 等。

用高级语言编写的源程序和用汇编语言编写的源程序一样，不能被计算机直接识别和执行的，必须将它转换成二进制代码才能被执行。每种高级语言都有自己的转换程序，互相不能代替，其转换方式为解释方式和编译方式。

解释方式：由"解释程序"来完成，解释程序对源程序逐条解释为机器指令并立即执行，不产生目标程序。程序执行时，解释程序与源程序一起参加运行，如图 1-7 所示。

编译方式：由"编译程序"来完成。编译程序对源程序进行编译处理后，产生一个与源程序等价的"目标程序"，因为在目标程序中还可能要用到计算机内部现有的程序（内部函数或内部过程）或其他现有的程序（外部函授或外部过程）等，所有这些程序还没有连接成一个整体，因此这时产生的目标程序还无法运行，需要使用"连接程序"将目标程序和其他程序段组装在一起，才能形成一个完整的"可执行程序"。产生的可执行程序可以脱离编译程序和源程序独立存在并可反复执行，如图 1-8 所示。

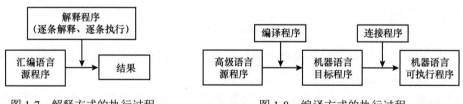

图 1-7　解释方式的执行过程　　　　图 1-8　编译方式的执行过程

有些语言同时提供了解释和编译功能，这样就可以在编写和调试程序时使用解释方式，以便及时发现程序中的错误并加以修改，而在程序调试通过后，可使用编译方式将这个程序编译连接成可执行文件，便于反复执行。当然，如果修改了源程序，则需要重新进行编译和连接工作。

3）数据库及数据库管理系统

由于各种管理工作中的信息流动和处理都要涉及大量的信息存储、共享、流动和处理，要使管理工作现代化，就必须要有一种工具来管理大量的信息，因此，在 20 世纪 60 年代末数据库技术应运而生。数据库技术的目标就是克服文件系统的弊病，解决数据冗余和数据独立性的问题，并且用一个软件系统来集中管理所有的文件，从而实现数据共享，确保数据的安全、保密、正确和可靠。

数据库系统中，数据库是一种高级的文件存储形式。用一个专门的软件即数据库管理系统（database management system，DBMS）来操作。数据库系统一般由用户、数据库管理系统和数据库组成。目前比较常用的数据库管理系统有 SQL Server、MySQL、Oracle 等。

2. 应用软件

应用软件是用户为解决实际问题开发的专门程序，通常分为两类：

第一类是针对某个应用领域的具体问题开发的程序，它具有很强的实用性、专业性。这些软件可以是计算机专业公司开发，也可能是企业人员自己开发，正是这些专业软件的应用，使得计算机日益渗透到社会的各行各业。但是，这类软件使用范围小，通用性差，开发成本较高，软件的升级和维护有一定局限性。

第二类是一些大型专业软件公司开发的通用型应用软件。如办公自动化软件、图形图像软件、动画制作软件、网页制作软件、多媒体创作软件、压缩软件、媒体播放软件、防毒杀毒软件、图片浏览软件、网页浏览软件、即时通信软件等。这类软件功能强大，适用性非常好，应用广泛。

1）办公自动化软件

办公自动化就是利用计算机和其他电子设备、机械设备等辅助办公工作的进行，以提高办公室工作的效率与质量，办公自动化软件包括通用软件以及专用软件，常用的办公自动化软件有 Microsoft Office 和 WPS Office。

Microsoft Office 是由 Microsoft（微软）公司开发的一套办公软件，适用于 Microsoft Windows 和 macOS 操作系统，其常用组件有文字处理软件 Word、表格处理软件 Excel、演示文稿软件 PowerPoint、个人信息管理程序和电子邮件通信软件 Outlook、数据库管理系统 Access 等。

WPS Office 是由北京金山办公软件股份有限公司自主研发的一款办公软件，包含 WPS 文字、WPS 表格、WPS 演示及 PDF 阅读等，可以实现办公软件最常用的文字、表格、演示、PDF 阅读等多种功能。具有内存占用少、运行速度快、云功能多、强大插件平台支持、免费提供海量在线存储空间及文档模板，并能无障碍兼容 docx、xlsx、pptx、pdf 等文件格式。从信息安全的角度考虑，许多政府部门、事业单位和国有企业正在用具有自主知识产权 WPS Office 替代 Microsoft Office。研制具有自主知识产权的软件系统不仅是国家信息安全的需要，也是建设科技强国的需要。

2）信息检索系统

随着互联网（Internet）的飞速发展，全世界的计算机通过 Internet 互联在一起，传播和分享各种各样的信息资源，这些资源数量巨大、种类繁多、内容广泛、语言多样、更新频繁，要在其中查找所需要的信息，可以通过搜索引擎进行查询。搜索引擎是某些网站提供的用于信息查询的程序，是一种专门用于定位和访问网页信息，获取用户希望得到资源的导航工具。搜索引擎可通过关键字查询或者分类查询的方式获取特定的信息，然后点击所需超链接，就可转到用户所需的网页上，找到所需信息。常用的搜索引擎有百度、Google、网易、雅虎、搜狗、必应、北大天网搜索等。

科技文献的检索与查询是开展科学研究的先导，在进行任何一项科研工作前必须要对其研究状况有一个全面深入的了解，可以借鉴前人的研究成果，确定研究内容与研究目标。科技文献的检索可以通过电子图书馆中的各种数据库进行查询，常用的有中国知网、维普、超星、万方、中国生物医学文献服务系统。国外有许多专用的科技文献搜索系统，如 Web of Science、Oxford Medicine Online、Elsevier Science Direct、Acland Anatomy、DLALOG、MEDLARS、ESA-IRS 等。常用的信息检索软件有 PubNote、EasyPubMed 插件、多可知识管理系统、文献检索浏览器等。

3）电子邮件与即时通信软件

电子邮件（E-mail）是一种利用计算机网络交换电子信件的通信方法，是互联网常用、受欢迎的服务之一，电子邮件服务可以将用户邮件发送到收信人的邮箱中，收信人可以随时进行读取，电子邮件可以传送文字、图像、声音和视频等多媒体信息。

典型的 E-mail 包括发送者和接收者的 E-mail 地址、主题、附件、邮件内容。E-mail 地址为"用户名 @ 域名"，如 zhoulihua123@163.com；主题为一行的文本，接收邮件时显示在主题行中；附件可以将文档、多媒体信息等文件进行传送，其文件名将显示在附件行上；邮件内容一般提供发送者的辅助信息，包括姓名、地址和联系电话等。

发送与接收电子邮件一般可采用网页方式和邮件发送软件进行传送。当用户用网页方式收发邮件时，用户应先登录邮箱，然后进行邮件收发；如果采用邮件发送软件，则邮件收发程序将自动登录邮箱，下载邮件到本地计算机中，常用的邮件收发软件有 Outlook Express、Netscape communicator Messenger、Eudora 以及国产邮件软件 Foxmail、网易邮箱大师、YoMail 等。

即时通信服务也称为"聊天服务"，可以在互联网上进行即时的文字信息、语音信息、视频信息、电子白板等交流，并可以传输各种文件。在个人和企业用户网络服务中，即时通信起到了越来越重要的作用，即时通信软件分为服务器软件和客户端软件，用户只需安装客户端软件即可。常用的即时通信客户端有 WhatsApp、Facebook Messenger、微信（海外版为 Wechat）、QQ、Skype、Viber、Line、Kakao Talk、MSN、钉钉等。

4）线上学习资源及软件

随着互联网的快速发展，促进了在线教育逐渐兴起，基于网络发展的新型教育形态正在风靡全球，其快速发展也获得了互联网巨头和资本市场的青睐。

线上教育是利用网络信息平台和互联网技术打破时间和空间界限进行教学内容传播和快速学习的形式，丰富了教育教学的模式，是我国高等教育发展的重要方向和目标。线上学习的方式常用的有：

（1）直播授课：教师定时（课表时间）在线直播讲课，学生在线实时观看学习，进行线上实时答疑等活动。常用的平台有 QQ 直播课堂、天翼云会议、钉钉直播课堂等。

（2）录播授课：教师提前录制授课视频，上传至本校网络教学平台，学生在课前自行观看学习，课中（课表时间）教师进行线上答疑等活动。高校常用的有超星尔雅、学堂云、智慧树、优慕课以及自主开发的网络教学平台等。

（3）利用优质资源授课：教师可选择现有的优质资源平台让学生在课前进行学习，课中（课表时间）教师进行线上答疑等活动，课后学生完成教师布置的作业。常用的优质资源平台有中国大学 MOOC 平台、学堂在线、超星尔雅、学银在线、智慧树、网易公开课等。

（4）在线教育 APP：为了满足对碎片化、多样化的学习需求，开发了各种在线教育 APP，为人们利用手机随时随地进行学习提供了便利的条件，既不会耽误平时的工作生活，又不会浪费零星时间。

在授课平台的选择上，遵循线上平台使用的便利性、互动方式的多样性等原则，学校结合实际需求和各平台的特点，选用多平台结合的方式进行教学，以提高教学质量。

有理由相信，随着 5G 技术、人工智能、远程教育等新技术、新业态快速发展，以科技创新和数字化变革将催生新的发展动能，将推动以学习者为中心的全新教育生态构建，为实现线上教育和线下教育深度融合提供强大的技术支撑，将会给各种层次的教育带来深刻变化。

5）文件系统

文件是保存在外部存储器上的一组相关信息的集合，管理文件的方法是"按名存取"。

（1）文件命名：中文 Windows 允许使用长文件名，即文件名或文件夹名最多可使用 255 个字符；这些字符可以是字母、空格、数字、汉字或一些特定符号；英文字母不区分大小写；但不能出现下列符号：

"　|　\　＜　＞　*　/　：　?

（2）文件类型：为便于管理和识别文件的类型，在对文件命名时，以扩展名来区分文件的类型，文件的命名格式为："主文件名.扩展名"，如"简历.docx"。

计算机可以根据文件的扩展名，判定文件的种类，从而知道其格式和用途。

常见的文件类型与扩展名有可执行文件（exe、com），系统文件（sys、int、dll），文档文件（txt、doc、docx、xls、xlsx、ppt、pptx、wps、cas），图形文件（bmp、jpg、pic、png），声音文件（wav、mp3、ram、wma），视频文件（avi、rm），临时文件（tmp），汇编与高级语言编写的源程序（c、py、c、asm、bas、java），批处理文件（bat、cmd），压缩文件（zip、rar）等。本课程在后面的章节中会用到 py，代表 Python 的源程序格式，而 csv、xlsx、pdf、txt、png 是 Python 可能会用到的数据文件或者图形文件格式。

> **思考：** 为什么文件的扩展名一般不要修改？

（3）文件的属性：文件除了具有文件的大小、占用空间、所有者信息等属性外，还具有以下重要属性。

只读：设置为只读属性的文件只能读，不能修改或删除。

隐藏：具有隐藏属性的文件通常不显示出来。如果设置了显示隐藏文件，则隐藏的文件和文件夹呈浅色。

存档：任何一个新创建或修改的文件都有存档属性。当用"附件"下的"系统工具"中的"备份"程序备份之后，归档属性消失。

（4）文件夹：磁盘是存储信息的设备，一个磁盘上通常存储了大量的文件。为了便于管理，将相关文件分类后存放在不同的目录中。这些目录在 Windows 中称为文件夹。Windows 采用的是树形目录结构，如图 1-9 所示。

（5）文件路径：在 Windows 文件系统中，不仅需要文件名，还需要目录路径，目录路径分为绝对路径和

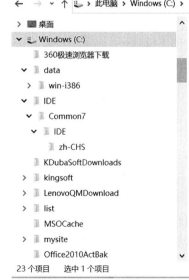

图 1-9　树形目录结构

相对路径。

绝对路径：是由盘符、文件名以及从盘符到文件名之间的各级文件夹组成的字符串，各级文件夹由"\"分隔。例如，位于驱动器 C 上写字板程序的绝对路径为：

C:\Program Files\Windows NT\Accessories\wordpad.exe

相对路径：是从当前目录开始，依序到某个文件之前的各级目录组成的字符串。例如，访问当前目录的下一级目录 zh-CHS 中的 tmp.txt 文件的相对路径为：

zh-CHS\tmp.txt

1.1.6　软件工程

随着计算机技术的飞速发展，当今社会已进入以计算机为核心的信息社会。计算机软件是信息化社会不可缺少的非常重要的组成部分。计算机软件已形成一个独立的产业，在全球经济中占据越来越重要的地位，同时也是国际竞争最为激烈的领域。然而，软件的规模越大、功能越复杂、开发与维护的难度就越大，以至于软件开发不能按时完成、成本失控、软件质量等得不到保证，从而导致"软件危机"（software crisis）。为了消除和避免软件危机，提出了软件工程的概念。

1. 软件工程的概念

软件工程（software engineering）是在 1968 年北大西洋公约组织在德国召开讨论软件可靠性的国际会议上首次提出的。IEEE 给软件工程的定义为将系统性的、规范化的、可定量的方法应用于软件的开发、运行和维护过程中，即将工程化方法应用到软件开发上，以及对上述方法的研究。

2. 软件开发过程

软件工程中的软件开发过程称为软件生存周期（life cycle），其分为计划制订、需求分析、软件设计、编码、测试、运行与维护 6 个阶段。

1）计划制订

（1）软件的开发要明确计算机需要解决的问题，确定一个明确的工程目标和工程规模，给出工程目标、功能、性能、接口等书面报告，并提交给用户审查和认可。

（2）系统分析员寻找一种或者几种技术、经济和法律的各方面可行性解决方案，对系统的可行性进行论证，如果可行，则制订开发进度、人员安排、经费筹措的实施计划；如果不可行，则提出终止项目，最后报上级管理部门审批。

该阶段的主要参与人员有管理人员和技术人员，以管理人员为主。

2）需求分析

需求分析（requirement analysis）阶段是对计划制订阶段中提出的要求进行业务调查分析并做出明确定义，系统分析师要与用户密切配合、交流，充分理解用户的业务流程，收集相关信息，可采用结构化分析方法，分析用户要求的功能与性能，明确软件系统必须具备的功能，编写软件需求说明书，该阶段由系统分析师负责完成。

3）软件设计

根据需求分析，设计具体的计算机软件方案，主要包括设计软件的总体结构和设计软件具体模块的实现算法。软件设计可分为总体设计和详细设计,为系统编码提供基础。

(1)总体设计:也称为概要设计或者软件结构设计,根据需求说明书设计软件的体系结构,即确定系统由哪些模块组成以及模块间的关系。

(2)详细设计:也称为模块设计,对软件体系结构中的各个模块的算法、数据结构、接口和界面进行详细设计。

该阶段需提交软件设计说明书,由软件工程师负责完成。

4)编码

编码(codding)阶段是根据目标系统的性质和实际环境,选取适当的程序设计语言,把详细设计的结果转换为选用语言的程序代码,提交源程序代码清单及相应的注释,由程序员负责完成。

5)测试

软件测试(testing)是保证软件质量的重要手段之一,测试时需要编制测试用例,通过测试用例来检查软件的正确性。其测试过程分为 4 个步骤。

(1)单元测试:对每个模块做单元测试,单元测试用来检查程序模块的准确性。

(2)组装测试:将单元测试的模块进行集成并做组装测试,经组装测试的软件称为集成软件,组装测试用来检查与设计方案的一致性。

(3)确认测试:对集成软件用需求分析的要求做确认测试,经确认检查的软件称为确认软件,确认测试用来检查与需求分析的一致性。

(4)系统测试:将确认软件部署到实际运行环境中,并与其他系统成分组合在一起进行测试,从而完成最终测试。

测试一般由测试人员负责完成。为了确保大型项目的软件测试能高效实施,测试工作通常由专门的部门和人员进行,提交测试报告,测试报告包括测试计划、测试用例、测试结果和调试记录等。

6)运行与维护

经过测试后的软件系统即可进行正常运行。在运行过程中通常有 4 种维护活动。

(1)改正性维护:诊断和改正使用过程中发现的软件错误。

(2)适应性维护:修改软件以适应运行环境的变化。

(3)完善性维护:根据用户要求进行功能性的添加与删改等。

(4)预防性维护:修改软件为将来的维护活动预先做准备。

3. 结构化方法

结构化方法(structured method)总的指导思想是自顶向下、逐步求精,是一种面向数据流的方法,基本原则是功能的分解与抽象,特别适于数据处理领域的应用。结构化方法由结构化分析、结构化设计和结构化程序设计构成。

1)结构化分析

根据分解与抽象和自顶向下逐步的原则,按照系统中数据处理的流程,用数据流图建立系统的功能模块,从而完成需求分析。

2）结构化设计

根据模块独立性准则、软件结构准则，将数据流图转换为软件的体系结构，用软件结构图建立系统的物理模型，实现系统的总体设计。

3）结构化程序设计

根据结构程序设计原理，将每个模块的功能用相应标准的控制结构表示出来，从而实现详细设计。

详细设计并不是具体的编写程序，而是将总体设计结构进行细化，不仅在逻辑上实现每个模块的功能，还应使设计出的处理过程清新易读，这就需要采用结构化程序设计方法来实现。

（1）自顶向下、逐步求精的程序设计方法：在详细设计中，对某个较为复杂的模块，需要采用逐步求精的方法将其分解为若干个模块来实现，降低处理细节的复杂度，如图 1-10 所示。

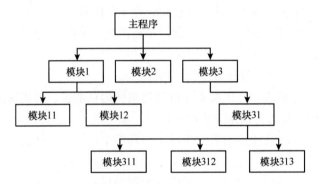

图 1-10　逐步求精结构模块设计

（2）基本控制结构：任何程序都可以采用 3 种基本控制结构，即顺序结构、选择结构和循环结构进行构造，为自顶向下、逐步求精的设计方法提供了具体的实施手段（图 1-11 ～图 1-13）。

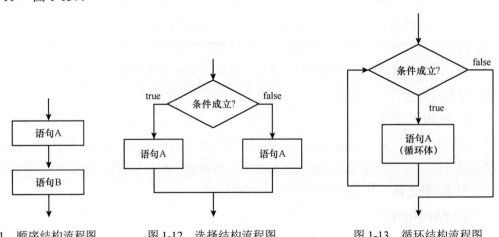

图 1-11　顺序结构流程图　　图 1-12　选择结构流程图　　图 1-13　循环结构流程图

顺序结构：计算机按照语句 A 和语句 B 出现的先后次序执行。

选择结构：如果条件成立（true），选择执行语句 A；否则选择执行语句 B。

循环结构：首先判断条件，如果条件成立（true），则执行循环体（语句 A），然后返回再次判断条件，如果条件成立，继续执行循环体（语句 A），否则为条件不成立（false），结束循环，转去执行循环结构后面的语句。

结构化程序的结构简单、可读性好、模块化强，描述方式符合人们解决问题的普遍规律，可提高软件开发的效率，在程序开发中发挥其重要作用。

4. 面向对象的开发方法

面向对象方法是一种运用对象、类、继承、封装、消息传递、多态性等概念来构造系统的软件开发方法，其基本出发点是尽可能按照人类认识世界的方法和思维方式来分析和解决问题。客观世界的具体事物、事件、概念和规律均可视为对象，并以对象作为最基本的元素，对象也是分析问题、解决问题的核心。面向对象方法符合人类的认识规律，计算机与真实世界的对象存在对应关系，不必做任何转换，更利于人们理解、接受和掌握。

面向对象的开发方法包括面向对象分析、面向对象设计和面向对象实现。

1）面向对象软件对软件发展的积极影响

由于面向对象的开发方法，开发出来的软件系统的稳定性、可重用性和可维护性都比较好，所以越来越受到人们的重视，同时对软件的发展带来如下积极影响。

（1）符合人们的习惯思维方式，便于分析复杂而多变的问题。

（2）易于软件的维护和功能增减。

（3）可重用性好，能用继承的方式缩短程序开发的时间。

（4）可与可视化结合，改善程序的运行界面。

另外，面向对象的开发方法并不是抛弃结构化程序设计方法，当所要解决的问题被分解到底层次的功能模块时，仍需结构化的方法和技巧，但是，面向对象的方法分解复杂问题的思路与结构化方法不同。

2）结构化方法与面向对象方法的比较

（1）从概念方面看，结构化方法是功能的集合，通过模块以及模块之间的分层调用关系的实现；面向对象方法是事务对象的集合，通过对象以及对象之间的通信联系实现。

（2）从构成方面看，结构化软件是过程和数据的集合，以过程为中心；面向对象软件是数据和相应操作的封装，以对象为中心。

（3）从运行控制方面看，结构化软件采用顺序处理方式，由过程驱动控制；面向对象软件采用交互式、并行处理方式，由消息驱动控制。

（4）从开发方面看，结构化方法的重点是设计；面向对象方法的重点是分析。

（5）从应用方面看，结构化方法更适合数据类型比较简单的数值计算和数据统计管理软件的开发；面向对象方法更适合大型复杂的人机交互软件的开发。

5. 算法设计

在详细设计中，一个非常重要的任务是进行算法设计，算法设计完成后，再根据算法选择程序设计语言编写程序进入编码阶段，完成计算机软件开发。

1）算法的概念

算法（algorithm）是对问题求解过程的操作步骤的描述，是为解决一个或一类问题给出的一个确定的、有限的操作序列。算法是描述计算机解决给定问题的有明确意见的操作步骤的有限集合。

计算机算法一般分为数值计算与非数值计算，数值计算就是对给定的问题求数值解，如求函数的极限、求方程的根等；非数值计算主要指对数据的处理，如排序、分类、查找、文字处理、图像处理等。随着计算机技术的发展和应用的普及，非数值算法的涉及面更广，研究任务更多更重，计算机算法是计算机研究的热点之一。

2）算法的性质

在进行算法设计时，应考虑算法须具有以下几个性质：

（1）有穷性：算法是一个有穷步骤序列，即一个算法必须在执行有穷步骤后结束。换言之，任何算法必须在有限的时间（合理的时间）内完成。

（2）确定性：算法中的每一步骤必须有明确的定义，不能有二义性和不确定性。

（3）可执行性：算法中每一步骤是可实现的，即在现有计算机上是可执行的。

（4）0个或多个输入：算法执行过程中可以有0个或若干个输入数据，即算法处理的数据可以不输入（内部生成），也可从外部输入。少量数据适合内部生成，大量数据一般需从外部输入，所以多数算法中要有输入数据的步骤。

（5）1个或多个输出：算法在执行过程中必须有1个以上输出操作，即算法中必须有输出数据的步骤。一个没有输出数据步骤的算法是毫无意义的。

3）算法设计的一般步骤

（1）分析问题、建立模型：根据总体设计的功能模块要求，明确要解决问题的目标，找出运算和变化规律，建立抽象模型，确定问题的输入和输出。建立模型是计算机解决问题的难点，也是计算机解决问题成败的关键。

（2）设计算法：在分析问题、建立模型之后，根据数据结构，建立确定求解步骤的算法。算法是求解问题的方法和步骤描述，一般包括输入、处理和输出部分。对于在子模块中较为复杂的问题，需要分解为若干较简单的子问题，每个子问题可作为程序设计的功能模块，而算法是这些功能模块的实现方法与步骤。

（3）算法的表示：目前算法的表示有许多方式和工具，常用的有自然语言、传统流程图、N-S图、伪代码和PAD图等，其中最常用的是传统流程图和N-S图。

用流程图来表示算法，就是采用规定意义的图形来表示不同的操作，通过组合这些图形符号表示算法。由美国国家标准、行业标准规定的常用流程图符号如图1-14所示。

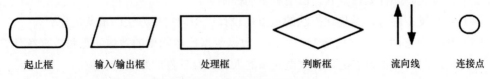

起止框　　　　输入/输出框　　　　处理框　　　　判断框　　　　流向线　　　连接点

图1-14　常用的流程图符号

起止框：表示算法的开始或结束。

输入/输出框：表示算法的输入或输出操作。

处理框：表示算法的各种处理操作，框中给出处理说明或一组操作。

判断框：表示算法的条件判断操作。

流向线：表示算法执行方向。

连接点：表示将不同地点的流向线连接起来。

【例 1-5】 画糖尿病患者的血糖波动情况统计流程图。输入患者 15 天的空腹血糖值，计算其平均值并统计超出正负平均值 40% 的天数。

（1）案例分析。

输入部分：输入为 15 天的空腹血糖值。

处理部分：计算这 15 个数的平均值；统计超出正负平均值 40% 的天数；用循环结构和选择结构来实现。

输出部分：输出为超出正负平均值 40% 的天数。

（2）程序流程图见图 1-15。

（3）程序流程图说明：存放数据用列表类型，名称为 listdata，平均值用 average 表示，count1、count2 是计算器，分别为总数和超出范围计算，其初始值为 0。

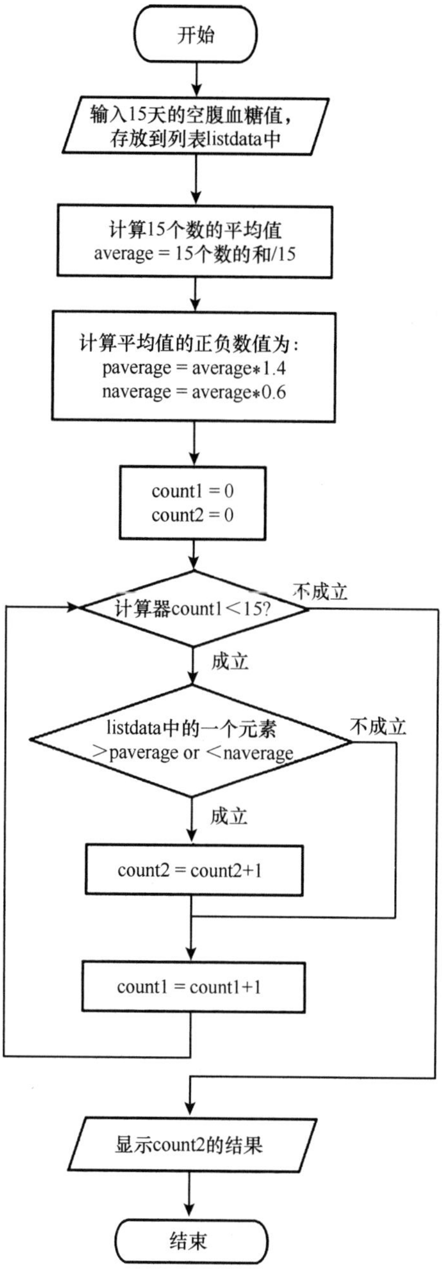

1.1.7　计算机信息系统安全基础

计算机技术的不断发展，尤其是互联网在社会各领域的广泛应用，促进了社会的进步和繁荣。但是，随着计算机在社会各领域的广泛使用，大量机密数据资料已从保密柜转移到计算机系统的数据库中，流通在各种通信线路上。在普及计算机知识和应用的今天，如何安全地使用计算机、预防和打击计算机犯罪已成为十分紧迫的任务。在当前信息化、网络化的知识经济时代，与传统的计算机安全主要着眼于单个计算机，主要强调计算机病毒对于计算机运行和信息安全的危害不同，计算机安全也需要研究网络安全方面的相关技术。

1. 计算机信息系统安全的范畴

计算机信息系统安全保护的定义是：计算机信息系统的安全保护，应当保障计算机及其相关的配套和设备、设施（含网络）的安全，运行环境的安全，保障信息的安全，保障计算机功能的正常发挥，以维护计算机信息系统的安全运行。

计算机信息系统安全应包括实体安全、运行安全、信息安全和网络安全。

1）实体安全

在计算机信息系统中，计算机及其相关的设备、设施（含网络）统称为计算机信息系统的实体。实体安全是整个计算机信息系统安全的前提，主要包括环境安全、设备安全和

图 1-15　程序流程图

媒体安全三个方面。

（1）环境安全指计算机信息系统的相关设施所放置的机房的地理位置、气候条件、污染状况及电磁干扰等对实体的影响。

（2）设备安全指计算机信息系统的设备及相关设施的防盗、防毁及抗电磁干扰、静电保护、电源保护等方面。

（3）媒体安全指对存储有数据的媒体进行安全保护。媒体主要有：纸介质，磁介质（硬盘、磁带），半导体介质的存储器及光盘。媒体是信息与数据的载体，媒体损坏、被盗或丢失，最大的损失不是媒体本身，而是其中存储的数据。

2）运行安全

计算机信息系统的运行安全包括系统风险分析、审计跟踪、备份恢复、应急四个方面。运行安全是计算机信息系统安全的重要环节，是为保障系统功能的安全实现，并提供一套安全措施来保护信息处理过程的安全，其目标是保证系统连续正常地运行，避免因为系统的崩溃和损坏而对系统存储、处理和传输的信息造成破坏和损失。

系统风险分析是指为了使计算机信息系统安全地运行，应了解影响计算机信息系统安全运行的诸多因素和存在的风险，以便进行风险分析，找出克服这些风险的方法。审计跟踪是利用计算机信息系统所提供的审计跟踪工具，对计算机信息系统的工作过程进行详尽的跟踪记录，同时保存好审计记录和审计日志，并从中发现问题，及时解决问题，保障计算机信息系统安全可靠地运行。备份恢复与应急是指根据信息系统的功能特点和灾难特点制订包括应急反应、备份操作、恢复措施三个方面的应急计划，一旦灾难发生，可按计划方案以较快的速度最大限度地恢复系统的正常运行。

影响运行安全的因素主要有：工作人员的误操作、硬件故障、软件故障、计算机病毒、黑客攻击和恶意破坏等。

3）信息安全

信息作为一种资源，它的普遍性、共享性、增值性、可处理性和多效用性，对于人类具有特别重要的意义。信息安全的实质就是要保护信息系统或信息网络中的信息资源免受各种类型的威胁、干扰和破坏，即保证信息的安全性。根据国际标准化组织的定义，信息安全性的含义主要是指信息的可用性、保密性、完整性。可用性（availability）是指信息和系统资源可被授权实体访问并按需求使用的特性，即无论何时，信息与系统资源都是可用的，能够保障合法用户有效地访问。保密性（confidentiality）指信息不泄露给非授权的用户、实体或过程，或供其利用的特性，即防止信息泄露给非授权用户或实体，只有授权用户才能访问保密或限制性信息的特性。完整性（integrity）指信息未经授权不能进行改变的特性，即信息在存储或传输过程中保持不被偶然或恶意地删除、修改、伪造等破坏或丢失的特点。

信息安全本身包括的范围很大，其中包括如何防范商业企业机密泄露、防范青少年对不良信息的浏览、个人信息的泄露等。网络环境下的信息安全体系是保证信息安全的关键，包括计算机安全操作系统，各种安全协议，安全机制（数字签名、消息认证、数据加密）等。信息安全是任何国家、政府、部门、行业都必须十分重视的问题，是一个不容忽视的国家安全战略。

4）网络安全

以互联网为代表的现代网络技术是从 20 世纪 60 年代美国国防部的 **ARPAnet** 演变发展而成的，它的大发展始于 20 世纪 80 年代末 90 年代初。从全球范围看，计算机网络的发展几乎是在无组织的自由状态下进行的，到目前，全世界还没有一部完善的法律和管理体系对网络的发展加以规范和引导，网络自然成了一些犯罪分子"大显身手"的理想空间。

以互联网为例，它自身的结构和它方便信息交流的构建初衷，也决定了其必然具有脆弱的一面。当初构建计算机网络的目的，是要实现将信息通过网络从一台计算机传到另一台计算机上，而信息在传输过程中可能要通过多个网络设备，从这些网络设备上都能不同程度地截获信息的内容。这样，网络本身的松散结构就加大了对它进行有效管理的难度，从而给了黑客可乘之机。

从计算机技术的角度来看，网络是一个软件与硬件的结合体，而从目前的网络应用情况来看，每个网络上都或多或少地有一些自行开发的应用软件在运行，这些软件由于自身不完备或是开发工具不成熟，在运行中很有可能导致网络服务不正常或瘫痪。网络还拥有较为复杂的设备和协议，保证复杂的系统没有缺陷和漏洞是不可能的。同时，网络的地域分布使安全管理难于顾及网络连接的各个角落，因此没有人能证明网络是安全的。

网络安全是指保护网络的硬件、软件及其系统中的数据，不因偶然或恶意的攻击而遭到破坏、更改、泄露，保障系统连续可靠正常地运行，网络服务不中断。从广义来说，凡是涉及网络信息的保密性、完整性、可用性、抗抵赖性、可控性等相关的技术和理论者是网络安全所要研究的领域。计算机网络面临诸如窃听、非法访问、篡改、删除、行为否认、拒绝服务、病毒等多方面的威胁，因此如何有效地保护重要的信息数据，提高计算机网络的安全性已经成为网络应用必须考虑和解决的一个重要问题。

2. 计算机病毒与防范

1985 年世界上首次出现了以软盘传播为主的计算机病毒，1989 年起计算机病毒开始在我国出现并广泛传播。由于计算机系统自身的脆弱性，无论是硬件系统还是软件系统，关键部位稍受损伤就会使得整台计算机瘫痪。因此计算机病毒为何物、从何而来、有何危害、怎样防治等，已成为每个计算机用户所必须了解和掌握的基本知识。防治病毒的传播、消除病毒、保护计算机系统的安全可靠是每个用户长期面临的共同问题。

1）计算机病毒的定义及特点

计算机病毒指的是具有破坏作用的程序或一组计算机指令。在《中华人民共和国计算机信息系统安全保护条例》中的定义是：计算机病毒，是指编制或者在计算机程序中插入的破坏计算机功能或者毁坏数据，影响计算机使用，并且能够自我复制的一组计算机指令或者程序代码。计算机病毒虽然也是一种计算机程序，但它与普通程序相比，具有以下几个主要的特点。

（1）传染性：计算机病毒是一段人为编制的计算机程序代码，这段代码一旦进入计算机并得以执行，它会搜寻其他符合其传染条件的程序或存储介质，确定目标后再将自身代码插入其中，达到自我复制的目的。可以说，计算机病毒是通过自身复制来感染正常文件，达到破坏电脑正常运行的目的，但是它的感染是有条件的，也就是病毒程序必须被执行之后才具有传染性，才能感染其他文件。它通过各种可能的渠道，如 U 盘、移动硬盘、计算机网络去传染其他的计算机。是否具有传染性是判别一个程序是否为计算机病毒的最重要条件。

（2）破坏性：任何计算机病毒侵入计算机后，都会或大或小地对计算机的正常使用造成一定的影响，轻者降低计算机的性能，占用系统资源，重者破坏数据导致系统崩溃，甚至损坏硬件。根据破坏性的程度不同可分良性病毒和恶性病毒。

（3）潜伏性：一般计算机病毒在感染文件后并不是立即发作，而是隐藏在系统中，只有在满足特定条件时才会启动其破坏模块而激活。如著名的"黑色星期五"病毒只有到 13 日为星期五时才会发作，而 CIH 病毒也只是在 4 月 26 日才会发作。计算机病毒一般都不易被人察觉，它们将自身附加在其他可执行的程序体内，或者隐藏在磁盘中隐蔽处，有些病毒还会将自己改名为系统文件名，不通过专门的查杀毒软件一般很难发现它们。

（4）可触发性：计算机病毒如果没有被激活，它就像其他没执行的程序一样，不起任何作用，没传染性也不具有杀伤力，但是一旦遇到某个特定的文件，它就会被触发，具有传染性和破坏力，对系统产生破坏作用。这些特定的触发条件一般都是病毒制造者设定的，它可能是时间、日期、文件类型或某些特定数据等。

2）计算机病毒的清除

当发现计算机出现异常现象，应尽快确认计算机系统是否感染了病毒，如有病毒应将其彻底清除。一般有以下几种清除病毒的方法。

（1）使用杀毒软件：使用杀毒软件来检测和清除病毒，用户只需按照提示来操作即可完成，简单方便。常用的杀毒软件有：金山毒霸、卡巴斯基反病毒软件、360 安全卫士、腾讯电脑管家等。

这些杀毒软件一般都具有实时监控功能，能够监控所有打开的磁盘文件、从网络上下载的文件以及收发的邮件等，当检测到计算机病毒，就能立即给出警报。对于压缩文件无须解压缩即可查杀病毒；对于已经驻留在内存中的病毒也可以清除。由于病毒的防治技术总是滞后于病毒的制作，所以并不是所有病毒都能得以马上清除。如果杀毒软件暂时还不能清除该病毒，也会将该病毒隔离起来，以后升级病毒库时将提醒用户是否继续该病毒的清除。

（2）手动清除病毒：这种清除病毒的方法要求操作者对计算机的操作相当熟练，具有一定的计算机专业知识，利用一些工具软件找到感染病毒的文件，手动清除病毒代码。此方法一般用户不适合采用。

3）计算机病毒的预防

计算机病毒预防是指在病毒尚未入侵或刚刚入侵时，就拦截、阻击病毒的入侵或立即报警。主要有以下几个预防措施：

（1）不要随意使用外来的存储设备，必须使用时务必先用杀毒软件扫描，确信无毒后方可使用。

（2）安装实时监控的杀毒软件或防毒卡，定期更新病毒库。

（3）经常安装操作系统的补丁程序。

（4）安装防火墙工具，设置相应的访问规则，过滤不安全的站点访问。

（5）不要到网上随意下载程序或资料，不要随意打开来历不明的电子邮件及附件。

（6）不要随意安装来历不明的插件程序。

（7）不要随意打开陌生人传来的页面链接，谨防恶意网页中隐藏的木马病毒。

（8）对重要的数据和程序应做独立备份，以防万一。

1.2　医学大数据及其应用

随着互联网计算机技术的快速发展，传统的医疗模式发生了改变，基于医学大数据的人工智能技术对疾病的诊断已达到精准诊疗的水平，"医学大数据+人工智能"模式的医学临床应用研究正在逐步深入，这将进一步促进医学和计算机领域的合作和发展，达到人工智能与医学行业之间的深度融合，推动人工智能与医学大数据的临床应用。

1.2.1　医学大数据的概念和特征

医学大数据广泛涉及各个方面，如健康管理、诊断治疗、临床研发、疾病防控等。医学大数据蕴涵着巨大的价值，在健康管理监测、临床辅助决策、预测疾病发展、药物研发等领域发挥着巨大的作用。

1. 医学大数据概念

医学大数据是患者在接受健康医护全路径服务时所产生的并被存储、处理、整合起来的数据的集合。

《关于促进和规范健康医疗大数据应用发展的指导意见》中提出：规范和推动"互联网+健康医疗"服务，发展智慧健康医疗便民惠民服务，发挥优质医疗资源的引领作用，鼓励社会力量参与，整合线上线下资源，规范医疗物联网和健康医疗应用程序管理，大力推进互联网健康咨询、网上预约分诊、移动支付和检查检验结果查询、随访跟踪等应用，优化形成规范、共享、互信的诊疗流程。这将极大地推动互联网与医疗服务的融合，使健康医疗服务模式得以改进，从而提高医疗服务水平，为老百姓提供更加高质量的医疗服务，为医疗健康事业开展新征程。

2. 大数据的特征

大数据具有"5V"特征，即容量大（volume）、多样性（variety）、高速性（velocity）、真实性（veracity）、价值性（value）。

1）容量大

大数据所需要的存储容量大或者数据数量庞大，当前常见大数据所需的存储容量度量单位已经从 TB 增长到 PB，未来甚至增长到 EB 和 ZB，包括结构化数据、非结构化数据和半结构化数据。

2）多样性

大数据多样性主要指大数据的类型多和维度多，包含所有类型的所有维度。常见数据类型有三种形式，如数值型、文本型和图像型，这些类型的数据中可能又包含了人口信息、时间信息、检验检查结果等多个维度信息。数值型数据如生化检验结果数值，呼吸、心率等生命体征数据，心电、脑电等波形数据，大多是比较规范的结构化数据；文本数据如电子病历、既往史、医嘱、手术记录、随访记录等，对疾病描述具有主观性和带有医生个人诊疗思维推理逻辑，对疾病描述的本意很难被标准化；图像型数据如 X 射线、计算机体层成像（computed tomography，CT）、磁共振成像（magnetic resonance imaging，MRI）、正电子发射体层仪（positron emission tomography，PET）等影像资料，目前部分智能医学图像识别技术能够自动提取病灶及其特征，可以间接转化为结构数据。

3）高速性

一方面指大数据的增长速度快，如患者持续实时心电监测数据和养老家庭视频监控流数据增长速度非常快；另一方面是指大数据的处理速度快，医生可以利用大数据平台快速检索类似病例。

4）真实性

真实性是指大数据记录了真实世界产生的原始数据，数据具有高的准确性和可信赖度。

5）价值性

通过对数据自身和数据间的存在关系进行研究、分析和挖掘，我们可以发现医疗大数据背后更多、更深奥的秘密，并获得前所未有的医疗信息。例如，医疗大数据的分析可以帮助我们更深入地了解与其数据相关疾病的特点；对病历进行数据分析可以帮助我们得出相应的治疗路径，为医疗人员提供有效参考。医疗大数据的潜在价值正逐步被医疗单位、医疗企业、医药研发工作者重视起来，其有助于提高医疗服务质量、优化资源配置等。

健康医疗大数据除了上述大数据具有的"5V"特征之外，还具有健康医疗独有的一些特征，其中，隐私性是高度关注的一个特征。健康医疗大数据可能包含患者身份、姓名、地址、疾病既往史、睡眠、心率等个人敏感信息，以及患者的大数据分析结果的个人隐私数据，一旦发生泄露，可能对患者造成不良影响，因此国内外具有相关的立法或者文件标准规范对健康医疗大数据的隐私保护与安全进行限定，健康医疗大数据相关从业人员需要对大数据进行保密，采取必要的安全措施。

1.2.2　医学大数据的获取

随着强大的数据存储、移动互联网的发展以及医院信息化建设不断完善加强，医学各领域信息化与数字医疗服务模式快速发展，医疗行业面临海量的、非结构化的数据的挑战。当前，我国将医学大数据应用与发展作为国家重要的基础战略之一，相继发布了多个国家级发展规划、指导意见等文件，各地方政府也陆续出台了医学大数据相关规划，这极大地促进了医学大数据信息化发展。那么海量医学数据都有哪些？要如何获取呢？

数据的来源纷繁复杂，可能来自不同的地区，不同的医疗机构，不同的软件和应用。不可否认的是，一旦理顺了多格式、多源头、呈爆炸性增长的医疗大数据，将在提高医疗质量、强化患者安全、降低风险、降低医疗成本等方面发挥巨大作用。

1. 医学大数据的来源

近年来，随着生物医疗技术的迅速发展，人们对疾病的认识也在不断加深，大量的临床研究和诊疗方案不断涌现。同时，飞速发展的信息技术也推动着医疗信息化的发展。各种医学健康数据如疾病知识、患者检查信息及治疗方案等，呈现指数式增长，产生了体量巨大、内容繁杂的医疗数据。针对医学数据类型和医学大数据分布所涉及的人类健康领域的不同，可将其细分为多种不同的数据源。

1）医学数据类型

根据医学数据类型不同，可将其分为医学文献数据源、医学事实数据源和医学网络数据源。三种数据源的概述和特点如下：

（1）医学文献数据源：以文献线索和文本信息为主，包括期刊、论文、会议、报告、标准、档案、索引、文摘、全文、文献数据库等。其数量大，便于保存、积累，数据比较系统，但数据更新相对滞后。

（2）医学事实数据源：以健康档案、临床数据、基础实验或生物信息数据为主，内容包括医疗记录、临床病例、检查报告、治疗方案、影像数据、药品、仪器设备参数、实验数据、图表、图谱等信息数据。其信息量大，研究价值大，可采集的类别及方式多，但数据类型多，相对封闭，较离散，多为异构数据，整合困难。

（3）医学网络数据源：以网络信息为主，内容包括医学政策、新闻、知识、专题以及网站等。其内容丰富，时间较新，采集方便，但质量良莠不齐，分散无序。

2）医学大数据应用领域

根据医学大数据分布所涉及的人类健康的领域可将其分为：临床医疗数据、人类遗传学与组学数据、医药研发数据、公共卫生（监测）数据、医疗市场费用数据、可穿戴设备数据、健康网络与社交媒体数据、社会人口学与环境数据。

（1）临床医疗数据：作为医学大数据的重要组成部分，临床医疗数据是指与患者健康、诊疗相关的数据，涵盖对患者进行的所有定量和定性的临床检查，包括病史、患者信息、医学检验信息、临床诊断、影像报告等。数字化的临床医疗信息主要记载在电子病历、健康档案上，存储于医疗机构临床信息系统和区域卫生服务平台中。电子病历的应用有赖于医院信息化的发展，它提供了临床医疗的基本数据，而对临床医疗数据的再利用，反过来又促进了医疗信息化的进步。

（2）人类遗传学与组学数据：生命科学领域由于高通量测序、高性能质谱等组学技术的迅速发展，产生了大量有价值的生物大数据，这些组学数据直接关系到临床的个体化诊疗及精准医疗。

（3）医药研发数据：医学研究、药物研发、医学设备研发同样累积了大量医学数据。中小型企业在进行药物研发时，至少产生有百亿字节以上的医学数据。卫生相关部门基于大量人群的医学研究和疾病监测大数据，如前瞻性队列研究、大型临床试验、各种全国性抽样调查等均产生有大量医学数据。

（4）公共卫生（监测）数据：就是公民养成良好的卫生习惯和文明的生活方式，辅以社会多方力量共同努力，改善环境卫生条件，对传染病和其他流行性疾病进行预防和控制，最终促进居民身体健康网（如疫苗接种、健康宣教、卫生监督、疾病的预防和控制、各类流行病学手段等）的数据。

（5）医疗市场费用数据：包括医疗服务费用、医疗设备销售记录、药店销售记录数据、医疗保险数据等。医疗保险数据指医保业务过程中获得的数据，包括医疗机构、个人、门诊以及基金等类型数据，此外，我国医改的各项制度的执行也积累了大量的数据。

（6）可穿戴设备数据：由于移动物联网技术而发展起来的新型医学数据，包含血压、血糖、心跳、呼吸、睡眠、体育锻炼等个人身体体征和活动信息。自我量化数据是一类主动行为的数据，能提供关于潜在风险因素的更丰富和更详细的数据（生物学、物理、行为或环境），普遍并且方便长期追踪。

（7）健康网络与社交媒体数据：是基于互联网的与疾病、健康等相关的各种搜索数据，以及由于访问、健康服务产生的文本、图片、音频数据以及健康网站的网络挂号、网售药品器材等医学相关数据。这类数据可以及时得知患者当前所关心的问题或正在讨论的问题，是患者主动行为产生的数据，这类行为具有强烈的个人色彩，与患者的精神健康与饮食偏好等密切相关，具有高度预测性。

（8）社会人口学与环境数据：环境数据包括环境、气象、地理数据等，可以是来自全球定位系统（GPS）、地理信息系统（GIS）或其他开放源码映射和可视化项目的信息。

2. 医学大数据的采集

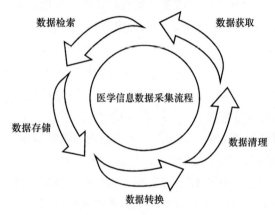

图 1-16　医学信息数据采集流程

数据采集（DAQ）又称数据获取，通过射频数据、传感器数据、社交网络数据、移动互联网数据等方式获得各种类型的结构化、半结构化及非结构化的海量数据。

医学大数据的采集是计算机信息科学与医学的交叉应用，是利用计算机软硬件技术，包括电子、计算机、通信、医疗仪器等对定制的目标数据源，实时进行医学信息资源采集、抽取、挖掘、处理，从而为医学信息服务系统及研究活动提供数据输入的整个过程，如图 1-16 所示。

1）医学信息采集的意义

在实际的医学科研及信息化建设过程中，医学信息采集主要有以下几方面意义：

（1）医学信息采集是运用医学信息的前提和基础，医学信息采集的内容、数量、深度、广度以及采集的方法及效率，直接影响临床诊疗的效率、医学科研活动的质量和医疗工作的顺利开展。

（2）医学信息采集是进行卫生决策和评价的信息保障，科学的决策源于对信息资料的充分获取，从国家医药卫生政策的制定到各类医学活动的综合评价、分析，都必须以大量的事实数据为基础。

（3）医学信息采集贯穿数据处理、整合、分析的整个过程，是医学信息数据采集的基础。

（4）医学信息采集是进行医学科研活动的重要支撑，医学科研项目的创新、选题、立项、研究、研发、成果鉴定等活动都离不开信息采集。

随着医学信息研究领域的不断延伸，医学信息采集的类型不断增多，产生的周期不断缩短，数据量呈爆炸性增长，医学信息采集的手段也由传统的人工采集向更为先进的自动化采集过渡。传统的人工采集，主要获取未形成文献资料的医学信息内容，利用传统的目录、索引、访谈、调查问卷等采集与科研活动有关的信息，适用于分散的、难以统一或具有主观性的信息采集；自动化采集则是利用计算机软硬件技术、体征监测器、传感器、医疗设备等对医学信息进行实时或连续的获取，适用于大量客观数据的连续采集。而在实际的科研活动中，则需要两种采集方式的综合运用。

2）医学大数据采集常用方法

目前，较常用的数据采集工具包括网络爬虫技术、射频识别技术（RFID）、传感器收取、移动互联网技术、条形码技术、日志文件、社交网络交互技术以及数据检索分类工具如百度等搜索引擎。在各医疗卫生机构中有医院信息系统（HIS）、电子病历系统（EMR）、检验信息系统（LIS）、放射学信息系统（RIS）等后台核心信息系统，对外提供各种接口服务，以此进行医学数据的采集。

在众多的医学信息源中，电子信息源以其内容丰富、数据量级大、开放易获取等特点，逐步成为信息采集的首选。以常见的电子医学信息资源为采集对象，介绍医学信息采集中的实践方法。根据检索范围和要求的不同，常规的医学信息检索方法主要有以下几种方式：搜索引擎检索是使用百度、Google、维基百科等学术搜索引擎，广泛获取医学信息；医学文献数据库检索是利用免费医学信息数据库、文献数据库、文摘、全文、会议、专题等，进行文献或数据检索；专题医学网站站内检索是利用专业的医学网站进行专项信息检索、数据记录查询等；站点内部检索是在特定的网站内精确到字段、动态信息查询等。

其他数据格式的医学信息获取除了常规的医学信息文本数据，还可对其他医学类的多媒体数据进行采集，如表格、图片、动画、音频、视频、脚本文件、网络文档及多格式文档等内容批量获取。

高级的医学信息获取技术由于特殊条件的限制及研究需要，须利用一些较为高级的信息获取技术，包括文件夹解密、软件逆向工程、网络数据监测、数据转换与解析、多站点采集技术、网络爬虫技术等。此类技术研究应遵循开放知识获取的准则，以开放知识为采集对象，在获得信息提供者的许可和不损害他人利益的情况下开展。

3）医学大数据采集流程

基于上述的采集策略和技术方法，可以对医学信息的采集工作过程进行归纳。医学信息采集大致分为以下 5 步（图 1-17）：

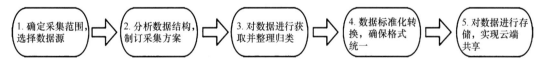

图 1-17　医学大数据采集流程

（1）确定医学信息的采集范围，利用搜索引擎和数据库确定相关内容，从中选择利于研究工作开展的数据源。

（2）分析医学信息采集对象的数据结构，制订合理的采集方案，选择合适的采集策略和方法。

（3）对研究数据进行开放获取，确保数据的完整性，并对数据进行整理、归类。

（4）对不同形式或格式的数据进行标准化转换，确保数据格式的统一，进行数据清理工作。

（5）对数据进行存储，建设对应的数据库，便于数据的积累和长期利用，实现云端的数据共享。

随着医学信息的快速增长，数据量从 GB 级发展成 TB 级，数据的膨胀使得数据库难以支撑庞大的查询需求，于是就有了数据仓库的诞生。数据采集是挖掘数据价值的第一步，当数据量越来越大时，可提取出来的有用数据必然也就更多。只要善于利用数据化处理渠道，就能够确保数据剖析结果的有效性，助力医疗机构实现数据驱动。而谈到数据处理就不得不谈谈 ETL——大数据清洗、转换工具。

ETL 是英文 extract-transform-load 的缩写，用来描述将数据从来源端经过抽取（extract）、转换（transform）、加载（load）至目的端的过程。ETL 过程本质上是数据流动的过程，从不同的数据源流向不同的目标数据。ETL 负责将分布的、异构数据源中的数据如关系数据、平面数据文件等抽取到临时中间层后进行清洗、转换、集成，最后加载到数据仓库或数据集市中，成为联机分析处理、数据挖掘的基础。大数据时代，各种 ETL 工具涌现，目前主流 ETL 产品主要包括：IBM 公司的 Datastage、Informatica 公司的 Powercenter、免费 ETL 工具 Kettle 等。

3. 医学大数据的传输

近年来，随着社会服务信息化的高速发展，在互联网、物联网、金融、物流、电磁等各方面数据都呈现指数级的增长。大数据的传输是大数据处理基本流程的重要一环，高性能的数据传输可以为后续数据分析特别是实时分析提供保障。

1）医学大数据传输方法

2003 年起，谷歌公司相继发表了 Google FS、MapReduce、BigTable 等 3 个系统（框架）的论文，说明了这 3 个产品的详细设计方法，为后来全球的大数据发展奠定了基础。由于数据量和效率的问题，传统的单机存储与计算已经不适应时代的发展，多节点的分布式存储逐渐取而代之，这种方法可以在多个廉价的节点上同时存储和并行计算，并且提供了很好的容错能力。随着大数据技术的不断发展，更多高性能的处理框架走上了历史舞台，形成了大数据生态系统。例如，分布式存储有 HDFS、Hbase、Hive 等，分布式计算有 MapReduce、Spark、Storm 等，而作为该生态系统的重要组成部分，数据传输模块必不可少，现在比较流行的有 Kafka、Logstash、Sqoop 等。

2）医学大数据传输原理

随着各行业数据量的持续增长，各种数据传输工具广泛应用于医疗卫生行业，数据传输技术正帮助研究人员更加高效地分享研究结果，更加迅速地建立共有的知识体系，从而发现趋势和新疗法。那么医学大数据是如何传输的呢？下文将对当今比较流行的 Kafka、Logstash、Sqoop 数据传输工具进行介绍。

（1）Kafka：是由 Apache 软件基金会开发的一个开源流处理平台，由 Scala 和 Java 编写。Kafka 是一种高吞吐量的分布式发布订阅消息系统，它可以处理消费者在网站中的所有动作流数据。这种动作（网页浏览、搜索和其他用户的行动）是在现代网络上的许多社会功能的一个关键因素。这些数据通常是由于吞吐量的要求而通过处理日志和日志聚合来解决。对于像 Hadoop 一样的日志数据和离线分析系统，但又要求实时处理的限制，这是一个可行的解决方案。Kafka 的目的是通过 Hadoop 的并行加载机制来统一线上和离线的消息处理，也是为了通过集群来提供实时的消息。

Kafka 的特性：

高吞吐量、低延迟：Kafka 每秒可以处理几十万条消息，它的延迟最低只有几毫秒，每个 topic 可以分多个 partition、consumer group 对 partition 进行 consume 操作。

可扩展性：Kafka 集群支持热扩展。

持久性、可靠性：消息被持久化到本地磁盘，并且支持数据备份防止数据丢失。

容错性：允许集群中节点失败（若副本数量为 n，则允许 $n-1$ 个节点失败）。

高并发：支持数千个客户端同时读写。

支持实时在线处理和离线处理：可以使用 Storm 这种实时流处理系统对消息进行实时处理，同时还可以使用 Hadoop 这种批处理系统进行离线处理。

（2）Logstash：是免费且开放的服务器端数据处理管道，能够从多个来源采集数据，与此同时这根管道还可以让用户根据自己的需求在中间加上滤网转换过滤数据，然后将数据发送到指定的数据库中。

Logstash 将数据流中每一条数据称为一个 event，处理流水线有三个主要角色完成：inputs -> filters -> outputs，原始数据进入 Logstash 后在内部流转并不是以原始数据的形式流转，在 input 处被转换为 event，在 output event 处被转换为目标格式的数据。

当有一个输入数据时，input 会从文件中取出数据，然后通过 json codec 将数据转换成 Logstash event。这条 event 会通过 queue 流入某一条 pipline 处理线程中，首先会存放在 batcher 中。当 batcher 达到处理数据的条件（如一定时间或 event 一定规模）后，batcher 会把数据发送到 filter 中，filter 对 event 数据进行处理后转到 output，output 就把数据输出到指定的输出位置。输出后还会返回 ACK 给 queue，包含已经处理的 event，queue 会将已处理的 event 进行标记。

假如 Logstash 节点发生故障，Logstash 会通过持久化队列来保证至少将运行中的事件送达一次。那些未被正常处理的消息会被送往死信队列（dead letter queue）以便做进一步处理。由于具备了这种吸收吞吐量的能力，无需采用额外的队列层，Logstash 就能平稳度过高峰期。此外，还能确保采集管道的安全性。Logstash 的结构如图 1-18 所示。

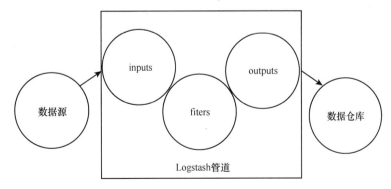

图 1-18　Logstash 结构

（3）Sqoop：是一款开源的工具，主要用于在 Hadoop(Hive) 与传统的数据库（MySQL、PostgreSQL）间进行数据的传递，可以将一个关系型数据库（如 MySQL、Oracle 等）中的数据导进到 Hadoop 的 HDFS 中，也可以将 HDFS 的数据导入关系型数据库。

Sqoop 项目开始于 2009 年，最早是作为 Hadoop 的一个第三方模块存在，后来为了让使用者能够快速部署，也为了让开发人员能够更快速地迭代开发，Sqoop 独立成为一个 Apache 项目。

Sqoop 也为某些 NoSQL 数据库提供了连接器。Sqoop 类似于其他 ETL 工具，使用元数据模型来判断数据类型并在数据从数据源转移到 Hadoop 时确保类型安全的数据处理。Sqoop 专为大数据批量传输设计，能够分割数据集并创建 Map task 任务来处理每个区块。

3）医学大数据传输机制遵循的原则

（1）安全性。大数据计算一般是由几十个甚至上百个节点组成的，在获取数据的时候，节点与数据源之间，节点与节点之间，都会有占有较大的 I/O 使用率，数据传输之间必须满足必要的安全性。对于保密要求较高的数据，更要建立全面的数据保护措施，以防数据泄露。

（2）传输可靠性。随着计算存储设备和数据传输通道的不断升级，数据的传输速度和效率逐渐提高。在获取数据源的时候，数据管道必须提供一个可靠的传输，以达到至少交付一次的保证。

（3）网络自适应性。用户和分析设备可以根据自身的需求，适应数据传输的服务，最大化对接数据格式，达到良好的对接效果。

4. 医学大数据预处理

随着医疗信息化进程的快速推进，医疗卫生体系的各类智能化系统及平台在运行的过程中，无时无刻不在产生数量庞大的医疗数据，这些数据需要进行剥离、整理、归类、建模、分析等操作，经过这些动作后，建立数据分析的维度，通过对不同的维度数据进行分析，最终才能得到想要的数据和信息。

虽然采集端本身有很多数据库，但是如果要对这些海量数据进行有效的分析，还是应该将数据导入到一个集中的大型分布式数据库或者分布式存储集群当中，同时，在导入的基础上完成数据清洗和预处理工作。现实世界中数据大体上都是不完整、不一致的"脏"数据，无法直接进行数据挖掘，或挖掘结果差强人意，为了提高数据挖掘的质量，产生了数据预处理技术。

数据预处理包括数据清理、数据集成、数据转换以及数据归约。

1）数据清理

数据清理主要是达到数据格式标准化、异常数据清除、数据错误纠正、重复数据的清除等目标。

数据清理时发现并纠正数据文件中可识别的错误的最后一道程序，包括对数据一致性的检查，对无效值和缺失值的处理。数据清理的原理是利用有关技术如数据挖掘或预定义的清理规则将"脏"数据转化为满足数据质量要求的数据。

数据清理的方法包括以下几种方法：

（1）填充缺失值：大部分情况下，缺失的值必须用手工来进行清理。当然，某些缺失值可以从它本身数据源或其他数据源中推导出来，可以用平均值、最大值或更为复杂的概率估计代替缺失的值，从而达到清理的目的。

（2）修改错误值：用统计分析的方法识别错误值或异常值，如数据偏差、识别不遵守分布的值，也可以用简单规则库检查数据值，或使用不同属性间的约束来检测和清理数据。

（3）消除重复记录：数据库中属性值相同的情况被认定为重复记录。通过判断记录间属性值是否相等来检测记录是否相等，相等的记录合并为一条记录。

（4）数据的不一致性：从多数据源集成的数据语义不一样，可供定义完整性约束用于检查不一致性，也可通过对数据进行分析来发现它们之间的联系，从而保持数据的一致性。

2）数据集成

数据集成是将不同应用系统、不同数据形式，在原应用系统不做任何改变的条件下，进行数据采集、转换、储存、数据整合等过程，其主要目的是在解决多重数据储存或合并时所产生的数据不一致、数据重复或冗余的问题，以提高后续数据分析的精确度和速度。

3）数据转换

数据转换是通过平滑聚集、数据概化、规范化等方式将数据转换成适用于数据挖掘的形式。数据转换是采用线性或非线性的数学变换方法将多维数据压缩成较少维的数据，消除它们在时间、空间、属性及精度等特征表现方面的差异。实际上就是将数据从一种表示形式变成另一种表现形式的过程。

4）数据归约

数据归约是寻找依赖于发现目标的数据的有用特征，缩减数据规模，最大限度地精简数据量。数据归约技术可以用来得到数据集表示，这并不影响原数据的完整性，结果与归约前结果相同或几乎相同。所以，数据归约是指在尽可能保持数据原貌的前提下，最大限度地精简数据量、保持数据的原始状态。数据归约主要是由两个途径实现：属性选择以及数据采样。属性选择指针对原始数据中的属性；数据采样指针对原始数据集中的记录。

数据归约可以分成三类，分别是特征归约、样本归约、特征值归约。

（1）特征归约：特征归约是将不重要的或不相关的特征从原有特征中删除，或者通过对特征进行重组和比较来减少个数。其原则是在保留甚至提高原有判断能力的同时减少特征向量的维度。特征归约算法的输入是一组特征，输出是它的一个子集。

（2）样本归约：样本归约就是从数据集中选出一个有代表性的子集作为样本。子集大小的确定要考虑计算成本、存储要求、估计量的精度以及其他一些与算法和数据特性有关的因素。

（3）特征值归约：特征值归约分为有参和无参两种。有参方法是使用一个模型来评估数据，只需存放参数，而不需要存放实际数据，包含回归和对数线性模型两种。无参方法的特征值归约有3种，包括直方图、聚类和选择。特征值归约算法三步骤：搜索过程、评估过程、分类过程。搜索过程是在特征空间中搜索特征子集，每个子集称为一个状态，由选中的特征构成。评估过程是输入一个状态，通过评估函数或预先设定的阈值输出一个评估值，搜索算法的目的是使评估值达到最优。分类过程是使用最后的特征集完成最后的算法。

5. 医学大数据的标准化

国家高度重视健康医疗大数据应用发展工作，2015年印发《促进大数据发展行动纲要》，明确提出着力推进数据汇集和发掘，深化大数据在各行业创新应用。健康医疗大数据标准化体系是服务公共卫生、人口健康、医疗服务、医疗保障、药品供应保障和综合管理等业务领域，涵盖基础设施、数据、技术、安全隐私和管理等内容，由国家标准、行业标准、团体标准、企业标准组成的有机整体，是卫生健康行业科学发展的重要基础，对于深化医药卫生体制改革、推动实施健康中国战略具有重要意义。近年来，卫生健康行业坚持开发和应用两手抓，不断加强全民健康信息标准化建设工作。截至 2020 年 8 月，现行有效信息标准共 227 项，基本建立了全民健康信息平台标准规范和医院信息化建设标准规范，初步形成了全民健康信息化标准体系，大力推动全民健康信息标准应用，有力支撑了卫生健康事业发展。但仍存在标准体系不健全、标准评估和应用管理不规范、部分标准应用不协同不统一等问题，不同程度影响了标准支撑作用的充分发挥。

当前，国家提出实施标准化战略，以标准助力创新发展、协调发展、绿色发展、开放发展、共享发展。新兴信息技术与卫生健康事业的深度融合，为全民健康信息化建设提供了广阔空间，也对标准开发与应用管理工作提出新的要求。面对新的形势和任务，迫切需要各级卫生健康行政部门坚持统筹规划、急用先行、规范管理、强化协调、提升能力、完善支撑的基本原则，在标准研究制定、应用推广以及实施评价与规范管理等诸多环节加强制度建设，推进标准化工作机制创新，建立健全政府引导、市场驱动、统一协调、运行高效的卫生健康信息标准化工作新格局，努力构建权威统一、全面协调、自主可控、管理规范的信息标准化体系，发挥好信息化标准在引领技术创新、驱动事业发展中的重要作用。

1）促进全民健康信息基础设施标准化建设

（1）推进基于电子健康档案的区域全民健康信息平台标准化建设：公共卫生、基本医疗、慢病管理、健康促进、家庭医生签约等方面要严格遵循已经发布系列数据集、区域信息平台技术规范等强制性信息标准，以及全民健康信息平台功能指引等文件。积极推进公共卫生、基层医疗卫生等信息系统与区域全民健康信息平台规范连接，实现区域内数据整合共享。围绕分级诊疗、家庭医生签约、个人健康管理、区域医疗协同、医学人才培训等业务要求，加快研究编制全国统一的唯一对象标识、区域检查和检验规范、药品耗材应用编码、数据资源目录、对象注册与解析等基础标准。

（2）强化全国医院信息平台标准化建设：执行国家卫生健康委员会印发的疾病分类与代码、手术和操作编码、常用临床医学名词、电子病历数据集、电子病历共享文档等规范、标准，执行《全国医院信息化建设标准与规范（试行）》等文件，结合《医院信息平台应用功能指引》《医院信息化建设应用技术指引（2017 年版）》（试行）及《全国医院数据上报管理方案（试行）》等，加强疾病报告、健康服务等数据的采集与共享，统筹做好电子病历系统应用水平分级评价和卫生健康信息标准应用成熟度评价工作，推进医院信息化标准评价一体化。加快基于电子病历的医院信息平台和临床数据中心建设，提升标准应用水平。加快研究编制医学术语、检查检验代码、药品耗材应用编码、数据交互接口、数据分析、临床决策支持等基础标准。

（3）推进基层医疗卫生机构信息标准化建设：基于区域全民健康信息平台建立基层医疗卫生机构信息系统，严格遵循卫生信息数据元等强制性标准，按照《全国基层医疗卫生机构信息化建设标准与规范（试行）》，提升基层医疗卫生机构信息系统标准化建设和应用水平，满足基层基本医疗、基本公共卫生、传染病防控、妇幼保健、慢病管理、老年健康、健康教育等服务，支撑药品供应保障、中医药服务和综合管理等应用。推进基于全民健康信息平台的基层医疗卫生机构信息化系统标准化建设，鼓励探索云化部署方式。

（4）完善公共卫生信息标准化建设：基于全民健康信息平台构建公共卫生信息系统，制订公共卫生信息化建设标准与规范，整合各类传染病监测系统，优化传染病疫情与突发公共卫生事件的监测系统；建立健全突发传染病疫情预测预警信息系统，促进新兴信息技术应用，强化公共卫生信息化应用功能。强化医防融合，建立公共卫生数据上报规范，组织开展重大疾病监测业务协同基本数据集的制订工作，加快公共卫生数据交换共享文档、接口标准等信息标准的制修订，按照医院数据上报规范实现电子病历数据自动抓取，强化医院数据共享，强化电子病历和电子健康档案标准化共享，保障医院和基层医疗卫生机构数据上报满足公共卫生信息系统需求。推动实现卫生健康相关数据与医保、出入境卫生检疫、公安、工信、交通、网信、食品药品、动物疫情等信息的协同共享。

（5）优化政务服务一体化平台标准化建设：落实国务院《关于加快推进全国一体化在线政务服务平台建设的指导意见》要求，加快完善"互联网+政务服务"平台和"互联网+监管"系统建设标准规范。研究制订《关于加快推进卫生健康行业电子证照建设与应用的指导意见》等管理规范，推动电子证照和电子印章跨部门、跨层级的互信互认。依托全国一体化在线政务服务平台和国家数据共享交换平台，加快推动卫生健康政务服务数据和"互联网+监管"数据的标准化、规范化。

2）加强全民医疗健康信息数据库标准化建设

（1）全面优化全员人口信息数据库：基于国家级和省级全民健康信息平台，构建标准统一的全员人口主索引，进一步提升全员人口信息数据标准化水平和质量，整合相关业务系统，逐步实现全员人口信息数据库行业内实时共享，以及与公安、教育、社保、医保和民政等部门信息平台的业务协同，为促进人口与经济社会、资源环境全面协调可持续发展提供基础支撑。

（2）加快电子健康档案数据库建设：按照国家基本公共卫生服务规范要求，推进健康档案共享文档标准应用，全面推进电子健康档案数据库建设。依托区域全民健康信息平台，逐步推进医院信息平台、公共卫生信息系统和基层医疗卫生服务信息系统的互联互通和数据共享，实现居民个人健康档案信息自动归集、动态更新和规范管理，推动电子健康档案务实应用和逐步向个人开放。

（3）规范电子病历数据库建设：以中西医电子病历为核心，遵循电子病历信息标准，依托医院信息平台整合医院内部信息资源，实现与区域信息平台的互联互通。推进公共卫生和患者服务信息共享，建立国家和省级电子病历数据库。加快实现居民基本健康信息和检查结果等在医疗机构之间的信息实时更新、互认共享。

（4）完善基础资源数据库建设：依托国家和行业已发布标准，完善基础资源数据库框架体系和标准统一性，加强基础资源数据库建设，逐步实现医疗卫生机构、医疗卫生专业人员、医疗救治、公共卫生服务、医疗设备、药品耗材、健康管理、产业发展、信息服务和科技创新等医疗健康基础数据和公共信息资源的集聚整合。

3）推进新兴信息技术应用标准化建设

（1）加强"互联网+医疗健康"应用标准化建设：加强"互联网+医疗健康"标准的规范管理，加快制订应用医疗服务、数据安全、个人信息保护、信息共享等基础标准。落实准入标准和执业标准，规范发展互联网医院，构建覆盖诊前、诊中、诊后的线上线下一体化医疗服务模式。强化远程医疗服务标准应用，健全远程医疗标准规范，推进网络可信体系标准化建设。

（2）规范健康医疗大数据规范应用标准化建设：按照《国家健康医疗大数据标准、安全和服务管理办法（试行）》要求，统筹规划、组织制订健康医疗大数据标准，建立健康医疗大数据资源目录体系，加快健康医疗数据采集、数据开放、指标口径、分类目录、数据接口、数据质量、数据交易、技术产品、安全保密等标准的制订和实施，推进健康医疗大数据分类分级分域开放应用。鼓励具备能力的学会、协会组织医疗机构和专家制订相关团体标准。

（3）推动医疗健康人工智能应用标准化建设：研究制订医学人工智能应用研究指南，推进医学人工智能在智能临床辅助诊疗、医用机器人、人工智能药物研发、智能公共卫生服务、智能医院管理、智能医疗设备管理、智能医学教育等领域应用试点和示范。加快研究制订人工智能技术的相关应用标准和安全标准，构建人工智能技术应用及安全测评标准，提升人工智能技术应用质量，强化人工智能技术应用安全管理。

（4）鼓励医疗健康 5G 技术应用标准化建设：明确 5G 在医疗健康领域应用场景，加快 5G 医疗健康应用标准研制，针对应急救治、远程会诊、远程手术示教、远程超声检查、远程内镜检查、移动重症监护、移动医疗设备管理、移动医护、智慧养老、远程机器人手术等方面开展应用研究，建立"5G+医疗健康"应用的网络架构、通信协议、数据接口、业务服务、信息安全等标准，鼓励医疗卫生机构在确保安全的前提下，借助 5G 技术优化卫生健康网络基础设施，推进应用创新。

（5）探索医疗健康区块链技术应用标准化建设：探索研究区块链在医疗健康领域应用场景，加快研究制订医疗健康领域区块链信息服务标准，加强规范引导区块链技术与医疗健康行业的融合应用。加强数据互联互通和数据溯源，鼓励医疗卫生机构在确保安全的前提下，探索区块链技术在医疗联合体、个人健康档案、电子处方、药品管理、医疗保险、智慧医院管理、疫苗管理、基因测序等方面的应用。

4）加强网络安全标准化建设

（1）完善行业网络安全标准体系：贯彻《中华人民共和国网络安全法》，推进网络安全等级保护、商用密码应用、关键信息基础设施保护等制度在行业落地实施，研究编制卫生健康行业网络安全技术、医疗卫生机构安全能力评估、关键信息基础设施识别认定和保护等标准。

（2）强化数据安全标准研制：围绕大数据应用和数据联通共享的安全需求，从个人信息安全、重要数据安全、跨境数据安全三个方面，研究编制数据分类分级、数据脱敏、去标识化、数据跨境、风险评估等标准。

（3）推进行业应用安全标准研制：为指导行业应用安全规划、建设和运营工作，研究编制数据服务安全能力评估、数据应用安全能力成熟度评估等标准。

5）强化全民健康信息标准化体系建设的保障措施

（1）加强组织领导：各级卫生健康行政部门要严格落实《中华人民共和国标准化法》等相关法律法规要求，将标准化实施工作纳入年度重点工作计划，将标准化建设成效纳入年度目标任务，让标准化建设成为信息化工作的关键要素和重要基础。加大各类信息标准化测评工作统筹力度，推进测评工作规范有序开展。依据强制性标准和部门职责，加大开展推广和落实力度，确保全民健康信息标准化建设的规范性。

（2）规范流程管理：制定全民健康信息标准化应用发展的中长期规划，大力推进应用国家标准和行业标准。鼓励各类医疗卫生机构、科研院所、高等院校、学会、协会、企业等参与团体标准和地方标准的研制工作。提高标准技术审查质量，完善标准管理流程，提高审查和发布效率。积极推动信息标准化评估体系建设，促进标准贯彻执行和落地应用。各级卫生健康行政部门制定和发布信息化相关标准和文件，要经所在单位网络安全和信息化工作领导小组或其办公室同意。

（3）推进标准落地：国家建立卫生健康信息标准元数据管理系统，将已出台的标准以查询、接口、工具下载等多种方式向社会提供，提升卫生健康标准服务的便捷性。各级卫生健康行政部门要积极落实国家卫生健康委员会已经发布的各项信息化标准和文件，鼓励各地在此基础上加强信息化标准的创新研究工作。定期开展标准落地实施的监测评价工作，及时了解掌握各地标准的落地实施情况，加强标准应用创新典型案例的宣传推广工作。

（4）强化服务保障：各级卫生健康行政部门要切实加强全民健康信息标准化人才培养和经费保障，鼓励开展在岗人员继续教育，全面推进医疗卫生机构对标准化高端急需人才和基层实用人才的培养，逐步建立健全稳定的人才队伍。完善政府信息标准公开工作，在已经公开的标准文本基础上，增加检索功能，方便各地开展工作。加强新旧标准的衔接协调，保障新标准顺利落地，强化对已发布标准的应用培训，加强技术指导，推进标准贯彻执行。

6. 医学大数据的互联互通

健康医疗大数据作为基础性战略资源，欧美、日本等较多国家都已将其列为大力发展的战略领域，《"健康中国2030"规划纲要》也明确提出"推进健康医疗大数据应用"。由于健康概念本身具有多维性，健康医疗大数据涵盖从医疗服务、医疗保障、药品供应、公共卫生到综合管理等多领域的信息。为此，2016年，国务院办公厅发布的《关于促进和规范健康医疗大数据应用发展的指导意见》明确指出要大力推动政府健康医疗信息系统和公众健康医疗数据互联融合、开放共享。如何将跨机构、跨领域、跨部门、跨平台、跨系统的数据打通共享，既保证数据安全，又保护个人隐私，既依托可靠技术，又整合全新理念，是目前全球各国数据使用面临的最大壁垒。健康医疗数据互联互通有两层含义：一是医院内部信息系统的互联互通，如集成平台；二是区域医疗机构的互联互通建设，如医联体。

1）医院信息互联互通标准化成熟度分级方案

为了更好地实现健康医疗数据的互联互通，在国家卫生健康委员会的指导下，有关部门提出了国家医疗健康信息互联互通标准化成熟度测评，以测促建，以测促改，以测促用，促进各地区各医疗机构信息化水平提高和跨机构跨地域的互联互通与信息共享，最终实现优质医疗资源下沉，共享医疗服务。为指导各区域卫生和病院信息标准化扶植，推进医疗健康信息互联互通和共享协同，规范区域和病院信息互联互通标准化成熟度测评工作开展，国家卫生健康委员会统计信息中心近日正式印发了《国家医疗健康信息区域全民健康信息互联互通标准化成熟度测评方案（2020年版）》和《国家医疗健康信息医院信息互联互通标准化成熟度测评方案（2020年版）》。新版测评方案从2021年起施行。医院信息互联互通测评的应用效果评价分为7个等级，由低到高依次为一级、二级、三级、四级乙等、四级甲等、五级乙等、五级甲等（表 1-5），每个等级的要求由低到高逐级覆盖累加，即较高等级包含较低等级的全部要求。

表 1-5　医院信息互联互通标准化成熟度分级方案

等级	分级要求
一级	部署医院信息管理系统，住院部分电子病历数据符合国家标准
二级	部署医院信息管理系统，门（急）诊部分电子病历数据符合国家标准
三级	实现电子病历数据整合 建成独立的电子病历共享文档库，住院部分电子病历共享文档符合国家标准 实现符合标准要求的文档注册、查询服务 公众服务应用功能数量不少于 3 个 连通的外部机构数量不少于 3 个
四级乙等	门（急）诊部分电子病历共享文档符合国家标准 实现符合标准要求的个人、医疗卫生人员、医疗卫生机构注册、查询服务 在医院信息整合的基础上，实现公众服务应用功能数量不少于 11 个，医疗服务应用功能数量不少于 5 个、卫生管理应用功能数量不少于 10 个 连通的业务系统数量不少于 15 个 连通的外部机构数量不少于 3 个
四级甲等	建成较完善的基于电子病历的医院信息平台 建成基于平台的独立临床信息数据库 基于平台实现符合标准要求的交互服务，增加就诊、医嘱、申请单和部分状态信息交互服务的支持 基于医院信息平台，实现公众服务应用功能数量不少于 17 个、医疗服务应用功能数量不少于 14 个、卫生管理应用功能数量不少于 17 个 提供互联网诊疗服务，开始临床知识库建设，在卫生管理方面提供较为丰富的辅助决策支持 连通的业务系统数量不少于 31 个 连通的外部机构数量不少于 5 个
五级乙等	法定医学报告及健康体检部分共享文档符合国家标准 增加对预约、术语、状态信息交互服务的支持 平台实现院内术语和字典的统一，实现与上级平台基于共享文档形式的交互 实现公众服务应用功能数量不少于 27 个、医疗服务应用功能数量不少于 30 个 提供较为完善的互联网诊疗服务，初步实现基于平台的临床决策支持、闭环管理、大数据应用 平台初步实现与上级信息平台的互联互通 连通的外部机构数量不少于 7 个
五级甲等	通过医院信息平台能够与上级平台进行丰富的交互，实现医院与上级术语和字典的统一 基于平台提供较为完善的临床决策支持、闭环管理，实现丰富的人工智能和大数据应用 平台实现丰富的跨机构的业务协同和互联互通应用 连通的外部机构数量不少于 9 个

2）互联互通管理模式

健康医疗大数据来源多样，按照归属可概括分为：政府（如电子健康档案、疾病与死亡登记、公共卫生检测、政府医疗保险等），医疗机构（如电子病历、实验室、影像及心电图等检查），企业（如药企、医疗设备企业、体检及基因检测公司、商业保险公司等），科研单位（如大型队列、组学数据），个人（如可穿戴设备、个体行为记录等），公开渠道（如社交媒体、论文等），不同的数据归属衍生出多种互联互通管理模式，按发起者身份，常见的可分为政府主导、企业主导和研究机构主导 3 种。

（1）政府主导的互联互通：健康医疗大数据的合理运用可以指导政府提高医疗服务效率，提升医疗服务质量，改善居民健康结局，因此政府自然成为互联互通最主要的倡导者。我国政府从 2003 年开始试点区域卫生信息化，先后将健康信息系统互操作列为医疗卫生体制改革关键环节、人口健康信息化核心任务，目标是全面建立互联互通的国家、省、地市和县四级信息平台，实现全员人口信息、电子健康档案和电子病历数据库基本覆盖全国人口并整合分享。目前，多个地区已建成县级、地市级甚至省级区域医疗数据中心，少数较为突出的如浙江省宁波市、福建省厦门市等，甚至与美国 HIOs 类似，不仅实现了机构内的互联互通，而且与科研机构启动了各种模式的合作，探索健康医疗大数据的价值转化。此外，中国政府从 2016 年推进落实的政务信息系统整合共享，所发挥的作用也与欧美国家的各种尝试类似，营造支持有利的政策环境及机制建设。

（2）企业主导的互联互通：政府主导的互联互通主要侧重于政府或医疗机构产生的健康数据，而对于企业、个人或公开渠道可获取的信息，政府也清晰地认识到企业在这方面的主导优势。以可穿戴设备采集数据为例，如苹果的 Apple Watch、华为手环，不同的可穿戴设备手机某一方面的健康数据，自动上传并储存在设备制造商的数据库中。由于制造商之间存在竞争关系，缺乏数据联通意愿，公众健康数据得不到有效整合，单纯鼓励依赖某一方面信息也很难对公众整体层面的健康做出及时有效的指导，这也是目前可穿戴设备数据挖掘利用的最大瓶颈。如何将海量的健康医疗大数据进行整合链接，进而分析挖掘出有价值的健康信息，创造或满足公众健康需求的服务，是目前大数据领域的研究热点。

目前国内外都有一些企业主导探索健康医疗大数据互联互通的案例，国外的如 Airbnb 主动开放数据、Uber 公开交通出行数据库等，国内的如百度数据众包平台、区块链运动数据生态平台等。不同案例采用模式差别较大，但核心目标都是通过实现健康医疗大数据的互联互通寻找利益点，构建持续的利益机制，从而实现长期盈利。也正是借助于企业力量的驱动，当下健康服务也逐渐由治疗为主的服务模式向预防为主的服务模式转变。

（3）研究机构主导的互联互通：数据互联互通的目的是研究使用，只有不同来源的健康医疗大数据得到应用，才能真正实现数据的价值，不少研究机构都对数据的互联互通进行了不同形式的摸索。这些尝试共性的特色在于常以研究问题为导向，融入了全生命历程的视角。

目前我国从 2004 年开始启动国家人口与健康科学数据共享平台，由科技部牵头试点，目标是按照统一标准规范、统一资源规划和统一技术框架，建立一个"逻辑上高度统一，开放共享；物理上合理分布，分工合作"的国家人口与健康科学数据管理和共享服务系统。类似的平台还有由北京大学公共卫生学院牵头的中国队列共享平台、国家地球系统科学数据中心共享服务平台等。但所有上述平台最大的特点在于更多地侧重于数据的展示，除了少部分数据可直接下载外，大部分数据的管理和申请仍需要申请者单独联系数据持有方，而平台本身不承担数据的整合、分析等工作。

客观来讲，无论政府、企业还是研究机构，国内在健康医疗大数据互联互通方面都做了一些实践探索，也取得了一些进展。但总体来看，与欧美开展的以研究问题为导向、以方法革新为支撑、以形式多样为特点相比，我国健康医疗大数据的互联互通进程仍有较大的差距。尽管目前已有不少学者关注健康医疗大数据的互联互通理论，类似的国家科研项目也正在摸索探路，但具体落地完成的形式和案例却非常少。

1.2.3　医学大数据的相关技术

在医学大数据处理中，最重要的是对健康医疗数据存储与处理，并在存储与处理的技术基础上，与数据库技术相连接，提高对健康医疗数据存储与管理的效率。并搭建健康医疗大数据服务平台，提升健康医疗服务效率与质量，扩大资源的供给。加强备份与归档技术，增大了医疗数据检索的便捷性。医疗数据的安全管理也是重要环节之一，因而数据安全技术是必不可少的环节。根据数据的不同种类、不同需求需要医学大数据的高性能计算，才能满足数据的分析，以及各技术的相互关联和管理。

1. 存储与管理

医学大数据目前已经是一个研究的热点，如何改进现有数据的管理与存储技术或者设计出全新的体系结构，以满足大数据应用和实时处理的需求，是医学大数据中的核心问题之一。

1）大数据的存储技术

（1）常见的大数据存储技术：常见的大数据存储技术可划分为三种最为常见的应用系统与技术，分别是以 NoSQL 为代表的大规模分布式数据库系统，以 Hadoop、MPP（massively parallel processing，大规模并行处理）分布式文件系统，基于动态随机存取存储器（DRAM）的内存数据管理技术等硬件。

以 NoSQL 数据库为代表的大规模分布式数据库系统设计了基于磁盘存储的读写方式、查询优化、查询执行、索引结构、恢复策略，但是磁盘所存在的读写性能差等限制了大数据存取和分析性能的提升。

在以 Hadoop、MPP 分布式文件系统为代表的大规模分布式文件系统中，MPP 可以处理 PB 级别的、高质量的结构化数据，同时提供丰富的 SQL 和事务支持能力；而 Hadoop 则可以实现半结构化、非结构化数据处理，但系统由于在设计时并没有考虑对实时数据处理和对高性能数据处理的支持，故无法满足大数据在线分析日益增长的需求。

DRAM 的内存数据管理技术是通过海量的内存提高大数据的处理性能。但是，由于价格相对昂贵、DRAM 本身能耗高，使得构建基于大内存的大数据存储集群在环境支持、成本上存在较大的困难。此外，DRAM 的掉电易失特性导致的大数据环境下的数据一致性也是一个棘手的问题。

（2）新型存储技术：传统的磁盘存储技术在大数据存储与管理上面临着内存数据管理具有价格高、性能低、可扩展性差及容易失真等特点的性能瓶颈，难以作为 PB 级大数据存储的最终技术方法。而闪存、相变存储器（PCM）等新型存储器件提供了高性能、非易失的数据存储支持。

闪存是一种可以被电子化擦除和重写的非易失性存储设备。基于闪存的固态盘与传统的磁盘存储介质相比，闪存有传输速率高、低延迟、低能耗、低噪声、抗震等优良特性。

相变存储器是一种非易失类型的存储器。可以通过施以电脉冲热，使其在多晶态和非晶态这两种状态之间进行切换。PCM 兼具速度快、耐用、非挥发性和高密度性等多种优势，其读写数据和恢复数据的速度是闪存的 100 倍。目前来看，PCM 是现有最为成熟，性能、容量与 DRAM 最为接近的存储技术。

2）大数据的管理

数据管理是利用各种技术手段，对数据进行有效的收集、存储、处理、转移和销毁。其目的在于充分有效地发挥数据作用，实现数据的有效管理，发挥数据的应有价值。

在大数据管理中大数据处理是一个依靠强大支撑平台上运行数据分析算法发现隐藏在大数据中潜在价值的过程。根据时间处理的需求，大数据处理可以分为流式处理和批处理两类。

（1）流式处理：流式处理假设数据潜在价值是数据的新鲜度。因此，流式处理方法应尽可能快地处理数据并得到结果。流式处理方式下，数据以流的方式到达，在数据连续到达的过程中，由于流携带大量数据，只有小部分的流数据被保存在有限的内存中。

（2）批处理：批处理方式是对数据进行先存储后分析的一种处理方式。其中MapReduce是非常重要的批处理模型。MapReduce是将数据先分为若干个小的数据块，然后将数据块以分布方式产生出中间结果后，将这些中间结果合并成最终的结果。

2. 数据库技术

全世界每天产生 2.5EB（1EB=1024PB=2^{20}TB）的数据，世界上 90% 的数据是近年来产生的，如此大的数据正在引发 IT 界的重大技术变革，作为数据组织和存储技术的数据库正是这种变革的主要技术方向。

近年来，内存的容量不断提高，价格不断下跌，操作系统已经可以支持更大的地址空间，同时对数据库系统实时响应的能力要求也越来越高，充分地利用内存技术提升数据库性能成了一个热点。数据库技术中，目前主要有两种方法来使用大量的内存。

1）共享内存技术

共享内存技术在传统的数据库中增大缓冲池，将一个事务所涉及的数据都放在缓冲池中，组织成相应的数据结构来进行查询和更新处理，这种方法优化的主要目标是最小化磁盘访问，但很难满足完整的数据库管理的要求。

2）内存数据库技术

内存数据库技术从根本上抛弃了磁盘数据管理的许多传统方式，全部数据都在内存中管理，对查询处理、并发控制与恢复的算法和数据结构进行重新设计，以更有效地使用 CPU 周期和内存，近乎把整个数据库放进内存中，因而会产生一些根本性的变化。

3. 备份与归档技术

数据备份技术可以实现对重要数据的保护，要进一步完善数据备份恢复系统，使医院、医疗机构等能够稳定正常运行，还要提高计算机信息系统的容错率。要加强对备份系统的保护，改善相应的备份方案，使数据得到正常备份的同时，还可以对健康医疗数据进行有效科学的保护。

备份的目的是数据恢复而归档的目的是数据查询。备份和归档的结构如图 1-19 所示：

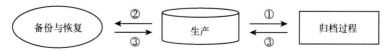

图 1-19　备份及归档关系图

①将重要信息归档到分层式存储；②将活动生产信息备份到磁盘；③从备份中恢复或从归档中检索

4. 健康医疗大数据服务平台

健康医疗大数据平台是一个基础能力支撑平台，同时也是应用平台。

1）基础能力支撑平台

能够提供健康医疗大数据处理基础环境。针对健康医疗大数据特点，对来自异构业务系统，包括专业机构、公共卫生系统、院内系统、区域卫生平台的结构化、半机构化与非结构化数据进行统一整合，满足健康医疗行业的应用需求，并且保证系统具有高性能、高可靠、易拓展、易使用等特点，同时提供图形化统一管理系统，简化用户的管理和维护工作。

2）大数据应用平台

在基础能力支持下进一步通过分布式并行数据处理，大规模数据分析和挖掘，保证有效健康医疗数据的抽取与融合，并应用于卫生数据统计、临床决策支持、医学知识发现、疾病风险预警、健康预测、报表展现等场景。

5. 数据安全技术

如今的医院都把数据当作自身资产的一部分，大数据的安全是资产保护的重要问题。健康医疗大数据在安全防护方面既要保证安全，又要鼓励数据的利用和共享，需要拿捏好度。大数据安全防护的主要技术包括有统一身份管理技术（UIM）、数据访问控制技术、数据加密、数据脱敏技术。

1）统一身份管理技术

UIM 是整个平台账号和权限管控的基础，管理着平台下所有系统的账户管理、身份认证、用户授权、权限控制等行为，并提供账号密码管理、基本资料管理、角色权限管理等功能，进而保证医学数据的安全性。

2）数据访问控制技术

大数据平台实现医学数据访问控制需要对底层存储实现多租户隔离、对用户进行细粒度授权、对访问进行认证和审计。

（1）多租户隔离：多租户隔离主要通过 Cgroup 和 Slider 来实现资源隔离与分配。

（2）细粒度授权：细粒度授权主要通过访问控制列表（access control list，ACL）和基于策略的访问控制（policy-based access control，PBAC）两种方式来实现权限控制。

（3）认证和审计：在大数据安全访问过程中，增加对用户访问数据及行为的监控，并根据访问日志进行实时分析。

3）数据加密

数据加密主要用于解决数据存储和通信的安全性问题，以及保护医学大数据的数据隐私。医学数据平台提供基于加密技术的数据保护技术，可以考虑支持加解密，大数据平台需要支持文件系统加密功能，利用加密技术保证了平台数据不被破坏和窃取。密钥由集中式密钥服务进行管理，并考虑可以支持基于硬件加密卡的线性加解密。

4）数据脱敏技术

数据脱敏技术是指对某些敏感信息通过脱敏规则进行数据的变形，实现敏感数据的可靠保护，实现在不泄露用户隐私的前提下保障业务系统的正常运行。

6. 医学大数据的高性能计算

在大数据背景下，高性能计算应运而生。天河系列超级计算机的问世标志着我国高性能计算研究水平已经接近国际先进水平。高性能计算作为崭新和重要的科研工具，目前已经在众多的领域得到了成功应用。

高性能计算是计算机科学的一个分支，研究并行算法和开发相关软件。高性能计算是世界各国竞相发展的前沿技术，是体现一个国家综合实力和科技竞争力的重要指标。

在医疗领域，高性能计算主要应用于基因组学、虚拟仿真、医学大数据挖掘和分析等。其中，医学大数据的挖掘和分析是目前世界各国运用高性能计算最为频繁的领域。通过对现有生物医学大型数据库的分析发现，医学大数据与其他科学大数据一样具有"高维""高度计算复杂性""高度不确定性"等特点。所以目前的普通服务器在较频繁地处理医学大数据时效率不高，而高性能计算结点和高速专用网络，对于处理医学大数据问题更为高效、稳定。

高性能计算的产生，促使了计算速度从量变到质变，正是基于大数据的时代背景下各学科对计算速度的追求，内存计算技术也应运而生。医学大数据的挖掘与分析，必须把大量的数据转载在内存中，海量的数据计算对计算机的 CPU 处理速度和数据读取、写入速度都提出了前所未有的要求。

目前，人们通过提高单个 CPU 处理速度和开发多 CPU 的并行计算系统，在一定程度上解决了数据的处理速度问题，但依旧无法从根本上解决频繁读写数据造成系统数据吞吐量太大而影响系统处理速度的问题。内存计算技术可以将要处理的数据一次性转入内存，处理完毕后再一次性地写入数据库，以避免数据频繁读取所造成的处理时间延迟，从而使数据的处理速度有了根本性的提升。

1.3　人工智能及智慧医学应用

智慧医学是以现代医学为基础，融合人工智能、大数据、云计算、深度学习等相关工程技术，探索人体生命奥秘与疾病发生的机制，提升医疗与疾病防控的水平的新兴学科。中国工程院院士、天津大学医学部主任顾晓松指出，这是现代医学发展的方向，是全国卫生医药产业布局的重点，更是人类社会民生健康与幸福的发展的需求。目前，由于人口基数大、电子病历的普及率高等，我国的医疗产业已经积累了海量的医学大数据，随着数字化、网络化、智能化的方案逐步渗透到各级医疗系统中，未来数据量还将持续增加。医疗领域对数据分析、数据可视化、医学图像的处理以及机器学习的需求将持续增长。5G 网络技术的普及、云计算和云存储技术的成熟、人工智能算法的开发等因素可以让医疗数据的使用突破网速、算法、算力的局限，在未来真正实现基于智慧医学的健康管理、辅助诊疗、医学研究、医院管理、基因检测与测序、医药研发的闭环医疗系统。

1.3.1　人工智能

1. 人工智能的概念

人工智能（artificial intelligence，AI）是研究、开发用于模拟、延伸和扩展人的智能的理论、方法、技术及应用系统的一门新的技术科学。人工智能是计算机科学的一个分支，它企图了解智能的实质，旨在模拟人类的思维过程、学习能力和知识存储，并生产出一种新的能以类似于人类智能的方式做出反应的智能机器，该领域的研究包括机器人、语言识别、图像识别、自然语言处理和专家系统等。人工智能这门科学的具体目标随着时代的变化而发展，它一方面不断获得新的进展，另一方面又转向更有意义、更加困难的目标。

2. 人工智能的发展史

1）人工智能的诞生（20世纪40～50年代）

1942年，美国科幻巨匠阿西莫夫提出"机器人三定律"，后来成为学术界默认的研发原则。

1950年，被视为"计算机科学之父"的图灵发表了一篇题为《机器能思考吗？》的著名论文，在该论文中提出了机器思维的概念，并提出图灵测试（图灵测试：如果一台机器能够通过电传设备与人类展开对话而能不被辨别出其机器身份，那么称这台机器具有智能）。由此，图灵又被称为"人工智能之父"。同一年，图灵还预言会创造出具有真正智能的机器的可能性。后来美国计算机协会为了纪念图灵的贡献设立了"图灵奖"，以表彰在计算机科学中做出突出贡献的人，"图灵奖"被称为计算机界的诺贝尔奖。

1952年，阿瑟·萨缪尔开发了一个跳棋程序，这个程序具有自我学习的能力，甚至在训练后可以战胜人类专业跳棋选手。此处，萨缪尔还提出了机器学习的概念。

1954年美国乔治·戴沃尔设计了世界上第一台可编程机器人。

1956年在美国达特茅斯学院举行了历史上第一次人工智能研讨会，科学家们探讨用机器模拟人类智能等问题，被认为是人工智能诞生的标志，并出现了最初的成就和最早的一批研究者。会上，斯坦福大学麦卡锡教授和其他学者率先提出人工智能这一概念。他们把人工智能定义为与人类相似的方式理解、思考和学习的能力，表明使用计算机模拟人类智能的可能性。

2）人工智能的黄金时代（20世纪50～70年代）

1959年，德沃尔与美国发明家约瑟夫·英格伯格联手制造出第一台工业机器人。随后，成立了世界上第一家机器人制造工厂——Unimation公司。

1965年，兴起研究"有感觉"的机器人，约翰斯·霍普金斯大学应用物理实验室研制出Beast机器人。Beast已经能通过声呐系统、光电管等装置，根据环境校正自己的位置。

1966～1972年，美国斯坦福国际研究所研制出机器人沙基（Shakey），这是首台采用人工智能的移动机器人，它带有视觉传感器，能根据人的指令发现并抓取积木。

1966年，美国麻省理工学院（MIT）的魏泽鲍姆发布了世界上第一个聊天机器人ELIZA。ELIZA的智能之处在于她能通过脚本理解简单的自然语言，并能产生类似人类的互动。

1968年12月9日，美国加利福尼亚州斯坦福研究所的道格·恩格勒巴特发明计算机鼠标，构想出了超文本链接概念，它在几十年后成了现代互联网的根基。

3）人工智能的第一次低谷（20世纪70～80年代）

20世纪70年代初，人工智能发展遭遇了瓶颈。当时计算机有限的内存和处理速度不足以解决任何实际的人工智能问题。要求程序对这个世界具有儿童水平的认识，研究者们很快发现这个要求太高了，1970年没人能够做出如此巨大的数据库，也没人知道一个程序怎样才能学到如此丰富的信息。由于缺乏进展，对人工智能提供资助的机构（如英国政府、美国国防部高级研究计划局和美国国家科学委员会）对无方向的人工智能研究逐渐停止了资助。美国国家科学委员会（NRC）在拨款 2000 万美元后停止资助。

4）人工智能的繁荣期（1980～1987 年）

1980 年 CMU 为数字设备公司（digital equipment corporation，DEC）设计了一个名为 XCON 的专家系统，这是一个巨大的成功。在 1986 年之前，XCON 每年为公司省下 4000 万美元。专家系统是一种程序，能够依据一组从专门知识中推演出的逻辑规则在某一特定领域回答或解决问题，这是 20 世纪 70 年代以来 AI 研究的一个新方向。最早的示例由爱德华·费根鲍姆（Edward Feigenbaum）和他的学生们开发。1965 年起设计的 Dendral 系统能够根据分光计读数分辨混合物；1972 年设计的 MYCIN 系统能够诊断血液传染病。全世界的公司都开始研发和应用专家系统，到 1985 年它们已在 AI 上投入 10 亿美元以上，大部分用于公司内设的 AI 部门。为之提供支持的产业应运而生，其中包括 Symbolics、Lisp Machines 等硬件公司和 IntelliCorp、Aion 等软件公司。

1981 年，日本经济产业省拨款 8.5 亿美元用以研发第五代计算机项目，在当时被叫作人工智能计算机。随后，英国、美国纷纷响应，开始向信息技术领域的研究提供大量资金。

1984 年，在美国人道格拉斯·莱纳特的带领下，启动了 Cyc 项目，其目标是使人工智能的应用能够以类似人类推理的方式工作。

1986 年，美国发明家查尔斯·赫尔制造出人类历史上首个 3D 打印机。

5）人工智能的第二次低谷（1987～1993 年）

"AI（人工智能）之冬"一词由经历过 1974 年经费削减的研究者们创造出来。从 20 世纪 80 年代末到 20 世纪 90 年代初，AI 遭遇了一系列财政问题。最初是 1987 年 AI 硬件市场需求的突然下跌。专家系统的实用性仅仅局限于某些特定情景，维护费用居高不下，难以升级，难以使用。到了 20 世纪 80 年代晚期，美国国防部高级研究计划局（DARPA）的新任领导认为人工智能并非"下一个浪潮"，拨款将倾向于那些看起来更容易出成果的项目。

1991 年人们发现 10 年前日本人宏伟的"第五代工程"并没有实现。事实上其中一些目标，如"与人展开交谈"，直到 2010 年也没有实现。

6）人工智能真正的春天（1993 年至今）

1997 年 5 月 11 日，IBM 公司的电脑"深蓝"战胜国际象棋世界冠军卡斯帕罗夫，成为首个在标准比赛时限内击败国际象棋世界冠军的电脑系统。

2002 年，家用机器人诞生。美国 iRobot 公司推出了吸尘器机器人鲁姆巴（Roomba），它能避开障碍，自动设计行进路线，还能在电量不足时，自动驶向充电座。Roomba 是目前世界上销量较大的家用机器人。

2011 年，沃森（Watson）作为 IBM 公司开发的使用自然语言回答问题的人工智能程序参加美国智力问答节目，打败两位人类冠军，赢得了 100 万美元的奖金。

2012 年，加拿大神经学家团队创造了一个具备简单认知能力、有 250 万个模拟"神经元"的虚拟大脑，命名为"Spaun"，并通过了最基本的智商测试。

2013 年，深度学习算法被广泛运用在产品开发中。Facebook 人工智能实验室成立，探索深度学习领域，借此为 Facebook 用户提供更智能化的产品体验；Google 收购了语音和图像识别公司 DNNResearch，推广深度学习平台；百度创立了深度学习研究院等。

2014 年，机器人首次通过图灵测试在英国皇家学会举行的 2014 图灵测试大会上，聊天程序"尤金·古斯特曼"（Eugene Goostman）首次通过了图灵测试，预示着人工智能进入全新时代。

2015 年，人工智能实现突破。Google 开源了利用大量数据直接就能训练计算机来完成任务的第二代机器学习平台 TensorFlow；剑桥大学建立人工智能研究所等。

2016 年 3 月 15 日，Google 人工智能阿尔法狗（AlphaGo）与围棋世界冠军李世石的人机大战最后一场落下了帷幕。人机大战第五场经过长达 5 个小时的搏杀，最终李世石与 AlphaGo 总比分定格在 1∶4，以李世石认输结束。这一次的人机对弈让人工智能正式被世人所熟知，整个人工智能市场也像是被引燃了导火线，开始了新一轮爆发。

2022 年 11 月 30 日，美国公司研发了一款自然语言处理的聊天机器人程序 ChatGPT（chat generative pre-trained transformer），能够通过学习和理解人类语言进行对话，能根据聊天的上下文进行互动，甚至能完成撰写论文、邮件、文案、翻译等任务。国内公司随后也推出了一些认知大模型，包括百度的"文心一言"、阿里的"通义千问"、科大讯飞的"星火认知大模型"等，具备中文跨领域的知识和语言理解能力，能进行文本分类、情感分析、命名实体识别、问答系统、代码编写等任务，可被广泛应于教育、健康、金融、游戏、智能客服等产业和领域。

1.3.2　智慧医学应用

随着人工智能领域、语音交互、计算机视觉和认知计算等技术的逐渐成熟，人工智能的应用场景越发丰富和深入，其中与医疗健康领域的融合不断加深，人工智能提高了学习能力，提供了规模化的决策支持系统，正在改变着医疗保健的未来。近年来，人工智能的医学应用激增，如机器人、医学诊断、疾病预测、图像分析（放射学和组织学）、文本识别与自然语言处理、药物活性设计和基因突变表达预测、健康管理、医学统计学和人类生物学、治疗效果和预后预测以及近几年快速发展的组学技术等。下面介绍几种热门的人工智能在医学方面的应用。

1. 智慧医院

智慧医学的发展可以给患者带来更高效、便捷、舒适的医疗服务，医院向智慧医院的转型已经到来。美国在智慧医院技术应用方面全球领先，新加坡卫生部推出一系列数字化目标、平台和应用程序，以扩大医疗服务范围、提升质量和价值。日本最近宣布将在未来五年建立 10 所人工智能医院，旨在解决医生资源短缺问题。近年来，国家相继出台《国务院办公厅关于促进"互联网+医疗健康"发展的意见》（国办发〔2018〕26 号）、《国家卫生健康委办公厅关于印发医院智慧服务分级评估标准体系（试行）的通知》（国卫办医函〔2019〕236 号）、《国家卫生健康委办公厅关于进一步完善预约诊疗制度加强智慧医院建设的通知》（国卫办医函〔2020〕405 号）等文件，皆对利用人工智能技术探索智慧医院提出了明确的要求。智慧医院的整体构架可以根据不同的功能大致分为智慧诊疗、智慧护理、智慧药房、智慧管理、智慧科教等。

在云计算、大数据、物联网、人工智能、移动物联网技术的推动下，智慧医院将实现电子病历结构化用于辅助医生进行医疗决策、患者可以通过移动端完成诊疗预约、结果查看和费用支付以及医疗物资精准定位和分配。在新冠疫情的影响下，国家也将医疗信息共享纳入到智慧医院的建设中。例如2020年，国家卫生健康委员会在武汉设置国家重大公共卫生事件医学中心，希望通过智能预警系统，建立国家级医院到各级医院和社区诊所之间的防控链条。另外，智慧医院的建设也会促进远程医疗的发展。目前虽然很多医院已经开展了远程会诊，但远程会诊主要以视频形式交流患者的患病史和治疗等信息，以其他方式进行远程医疗的开展率并不高。随着"虚拟GPU""边缘计算""全息现实""数字孪生"等技术的发展，可以解决如远程影像诊断、远程手术指导等更多的医疗问题。作为医院最重要的几项职能，此处重点介绍智慧诊疗、智慧护理、智慧药房、智慧医保。

1）智慧诊疗

智慧诊疗是在当前"互联网+"时代的大背景下，传统医疗行业与互联网密切结合，借助现代科技手段，提升医院对患者检查、诊断、治疗的准确性，提供更个性化的服务，使精准医疗成为可能。智慧诊疗主要从患者的就诊系统、医生的诊疗系统和综合服务系统实现的。在互联网的推动下，患者就诊、取药、收费等环节可以快速完成，患者候诊、候检、候床、办理住院手术等流程可以更高效，能有效降低患者的时间成本。医院的诊疗系统连接临床科室与各个辅助科室，能帮助医院良性运作，提升医院床位周转率、手术室和仪器设备的利用率等。综合服务系统连接医院领导、全院诊疗管理机构、业务部分和各科室的系统，医院各部门可以信息互通和资源共享，使医院的运作更加顺畅。

（1）智能辅助诊疗：智能辅助诊疗具有广泛的应用前景，即将人工智能技术应用于疾病诊疗中，计算机可以帮助医生进行病理、体检报告等的统计，通过大数据和深度挖掘等技术，对患者的医疗数据进行分析和挖掘，自动识别患者的临床变量和指标。计算机通过分析大量数据学习了相关的专业知识，模拟医生的思维和诊断推理，从而给出可靠诊断和治疗方案。智能诊疗是人工智能在医疗领域最重要、最核心的应用场景。智能辅助诊疗能够贯穿医生面诊的前、中、后整个流程，目前主流的开发方向包括：语音病历、辅助决策、风险预警等领域，而随着更多资本的注入与行业关注度的提升，智能辅助诊疗的功能还将进一步外延。

（2）智能医学影像诊断：医学影像是指为了医学研究，对人体或人体某部分，以非侵入方式取得内部组织影像的技术与处理过程。人工处理医学影像的困难与枯燥，使人们很早就想利用人工智能解决这些问题。但是人工智能与医学影像的结合因为视觉系统成像模糊、人体组织结构或功能的复杂性及传统算法的局限性一直难以真正地应用在临床。2006年，深度学习算法的出现为图像识别带来突破性的进展。这很大程度上涉及使用深度神经网络（DNN）的模式识别，这可以帮助解读医疗扫描结果、病理切片、皮肤病变、视网膜图像、心电图、内镜检查、面部和生命体征。

人工智能技术在医疗影像的应用主要指通过计算机视觉技术对医疗影像进行快速读片和智能诊断。传统医疗场景中，培养出优秀的医学影像专业医生，所用时间长，投入成本大。另外，人工读片时主观性太大，信息利用不足，在判断过程中容易出现误判。有研究统计，医疗数据中有超过90%的数据来自于医学影像，但是影像诊断过于依赖人的主观意识，容易发生误判。智能辅助诊疗通过大量学习医学影像，可以帮助医生进行病灶区域定位，减少漏诊误诊问题。

近年来，美国食品药品监督管理局（FDA）已开始广泛地批准算法应用于临床的图像处理技术（表 1-6）。在中国，有超过 100 家医疗人工智能公司，其中约有 40 家企业属于医学影像公司，近千家医院部署的人工智能系统中超过一半是医学影像人工智能系统。技术的革新和广泛的应用将会为医学影像乃至整个医疗行业产生深远的影响。

表 1-6　美国食品药品监督管理局（FDA）批准的算法

公司	算法用途
苹果公司	心房颤动检测
AIdoc	CT 脑出血诊断
iCAD	钼靶检查乳腺密度
Zebra 医疗公司	冠状动脉钙化
Neural 分析公司	辅助中风诊断装置
Viz.ai	CT 诊断中风
Alivecor	通过苹果手表检测心房颤动

尽管智慧医学近年来取得了飞速发展并取得了巨大的成就，但其发展也存在障碍。例如，目前学界和业界在此领域研究火热，很多方法在具体临床问题实现的过程中还有待验证。IBM 沃森的癌症人工智能算法已被全球数百家医院用于为癌症患者推荐治疗方法，但该算法却基于少量合成的、非真实的案例，仅有非常有限的肿瘤专家真实数据的输入，导致了很多治疗方法建议是错误的。不同于医生的一次误诊影响一位患者，机器误诊将会影响运用该系统的所有患者，这将是非常严重的医疗事故。同时，目前医疗健康领域还缺乏统一的数据隐私保护标准。因没有标准可循，数据的使用和分享的过程变得复杂，为智慧医疗相关算法研究、系统的开发制造了阻碍。在智慧医学发展的道路上，未来的机器将实现人类无法看到或做到的事情，这一能力最终将成为高性能医学的基础，这是真正由数据驱动的，并最终超越人类智能和机器智能单纯相加之和，实现智慧、医学、人类共生。

2）智慧护理

智慧护理集成了临床护理、护理管理、智慧医疗和延续性护理等多领域，借助云计算、物联网、人工智能等信息技术，建立了标准化、数字化和智能化的护理系统。目前我国的智慧护理仍然处于起步阶段，一方面智慧护理可以通过集成智能健康设备、医院大数据系统等，提供临床风险预警功能，优化护理流程，提高医院的护理效率。另一方面，智慧护理可以融入养老护理中，为老年人提供健康管理、远程照料咨询管理和急救预警等服务。此外，基于物联网的可穿戴护理设备可以具备人机交互功能，能提供患者体征实时监控，实现现代健康管理模式服务的转化。

3）智慧药房

目前我国对于药品监督管理高度重视，呈现逐渐严格的趋势。所以配备全流程的药品自动监管的智慧药房可以很好地配合国家药品的监督管理。目前智慧药房在国内外，并在西医、中医领域都已有很成熟的发展。美国加州大学旧金山分校已建成了机器人药房，药品的分发依靠机器人完成，护士和药剂师可以将工作重心集中在患者上。国内很多医院也引入了智慧药房，配备了电子处方流转系统、处方识别系统、处方电子审核与调剂系统等服务系统，保证药房的高效运转和服务质量。

4）智慧医保

应用于医疗支付领域和医保控费，AI 控费模式对弥补现有控费方式的短板、构建完备的医保控费体系、促进医保可持续健康发展，有着十分重要的意义。AI 控费利用 AI 关键技术和特有功能，模仿人脑机制对与医疗服务行为及社保医疗费用支付相关的海量数据进行自动读取和采集分类，形成基于 CNN、DNN 等多种神经网络及算法的训练库，可以在较短时间内对海量的医保数据进行深度挖掘和精准分析，从而为医保控费提供科学依据。临床费用数据深度与治疗流程融合，实现更大范围的人机交互，形成更精细更具有可操作性的支付管理体系。同时，智能可穿戴设备能做到及时、准确、无限地为参保人提供必要的健康管理咨询、形成海量的健康管理数据、跟踪参保人健康管理状况，从而有效提高其身心健康。

2. 应用于药物设计与开发

人工智能展现出药物研发的价值。人工智能和机器学习技术使制药领域实现了现代化。机器学习和深度学习算法已被应用于多肽合成、虚拟筛选、毒性预测、药物监测和释放、药效团建模、定量构效关系、药物重定位、多药理和生理活性等药物发现过程，加速了药物靶点发现。此外，新的数据挖掘和管理技术为最近开发的建模算法提供了支持。在药物发现中，从化合物中筛选出具有活性同时可以安全地去做临床试验的这个过程可能比较烦琐，需要很多人力成本，而 AI 能节省人工成本。随着人工智能的出现，许多研究人员正在借助 ML 算法和 DL 算法来确定合适的药物剂量，并进行给药效果的监测。近年来，研究人员利用人工智能的优势发现了新肽，也用来探索小分子的治疗作用。此外，人工智能在药物研发的应用中还包括生物活性物质预测与药物释放监测、蛋白质折叠和蛋白质相互作用的预测、基于结构和基于配体的虚拟筛选、QSAR 建模与药物再利用、理化性质和生物活性的预测、化合物的作用方式和毒性预测、分子通路的鉴定与多重药理学、临床试验的设计等。目前，在开发新药时面临的主要挑战是成本高和效率低，而人工智能的发展带来了降本增效的巨大机会。

3. 医学研究与数据分析

随着电子病历数据量的日益增多，人工智能可以分析数百万条患者临床记录，从而实现更准确、更个性化的诊断和治疗。在临床实践的上游，因为没有临床法律法规严格的监管监督，生命科学领域内的人工智能进展明显比临床应用要快得多。科学家目前正在研究一些无图像的显微方法。除了改进无图像显微方法和细胞分析，人工智能也已被用于恢复或修复失焦图像。而且计算机视觉实现了单个细胞内的 40-plex 蛋白质和细胞器的高通量评估。随着全基因组测序成为更多患者的检查项目，基因型-表型的相关性分析在临床的应用也将成为可能。研究人员还在研究如何运用迁移学习算法预测多区域肿瘤测序的结果。此外，人工智能还在改写药物发现的方式，包括对生物医学文献的复杂的自然语言处理搜索、对数百万分子结构的数据挖掘、设计和制作新的分子、预测脱靶效应和毒性、预测实验药物的合适剂量以及进行大规模的细胞检测分析。

4. 知识图谱及医学应用

知识图谱的本质是一种通过图结构将知识可视化的知识库。知识图谱结合了数学、图形学、信息可视化等学科，用于挖掘、分析、构建、绘制知识之间的关联。在结构上，知识图谱是由实体节点和不同的连接关系组成的异质网络。医学是知识图谱应用较广且是国内外人工智能领域研究的热点。医学知识图谱是基于大规模医学文本数据，利用自然语言处理与文本挖掘技术，以人机结合的方式研发和构建的医学知识网络。图1-20是从某医科大学医学数据研究院医学数据智能平台自动生成的有关平台内黄斑变性病例的知识图谱。

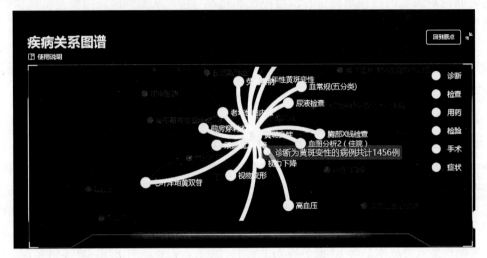

图 1-20　黄斑变性病例的知识图谱

目前医学知识图谱的主要应用集中在语义搜索、知识问答和临床决策支持。

1）语义搜索

所谓语义搜索，其本质是用户输入请求语句，系统后台捕捉用户的真正意图，后台通过算法运算返回最符合用户需求的结果，解答用户的问题。因为知识图谱本身是一个知识库，具有丰富的语义信息，可从知识的分类、属性、关系等多方面为搜索提供底层的支持，所以目前也有许多基于医学知识图谱的语义搜索应用。例如，对世界最权威的生物医学文献数据库 PubMed 进行文本挖掘、结果可视化和处理的生物医学语义搜索引擎 GoPubMed 和 SEGoPubMed。

2）知识问答

知识问答是基于知识库的问答的简称。用户输入的问题将转化成机器能识别的结构化查询语句，大型的知识库将返回用户所需的答案。同样由于知识图谱的知识丰富性、高度结构化和易于推理等特点，知识图谱已经是各种智能问答系统的重要组成之一。例如，在许多医院投入的智能导诊，可以辅助患者找到健康问题的答案并辅助患者找到症状及其相关的科室的关系，从而初步划分科室。图1-21是某医科大学附属第一医院的智能导诊系统。

3）临床决策支持

随着电子病历的发展和普及，电子病历在收集大量临床数据的同时，也为研究人员和医生提供了丰富的信息。于是，临床决策支持系统（clinical decision support system，CDSS）

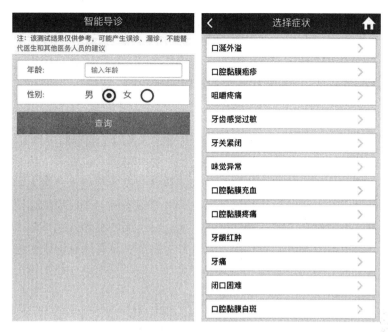

图 1-21　智能导诊系统

应运而生。临床决策支持系统是一个基于人机交互的医疗信息技术应用系统，旨在为医生和其他卫生从业人员提供临床决策支持（CDS），生物信息学和临床数据在临床决策支持系统的整合保证了精准医疗、成本效益和个性化患者护理（表 1-7）。

表 1-7　常见的临床决策支持系统

临床决策支持系统	介绍
人卫临床助手	具有中国特色临床决策辅助系统，有疾病知识及经典病历两个核心数据库
UpToDate	基于循证医学，根据全球临床专家高质量循证医学证据和临床最新研究进行撰写
BMJ 最佳临床实践	基于英国医学杂志的临床证据平台（BMJ Clinical Evidence），整合了全球的证据、临床指南和专家意见
IBM Watson	基于自然语言处理的肿瘤认知计算机临床决策辅助系统，为肿瘤医生提供基于循证医学证据的个体化精准辅助决策意见

　　临床决策支持系统按系统结构可分为两类：基于知识库的临床决策支持系统和基于非知识库的临床决策支持系统。基于知识库的临床决策支持系统一般包括三个组成部分：知识库、推理机和人机交流接口，其核心是知识库。知识库存储着大量的编译信息，推理机根据知识库里的规则对资料进行自动整合、分析，人机交流接口则是将分析结果反馈给使用者，同时也可以作为系统输入，主要作用是满足用户的查询需求。这一类型的临床决策支持系统由于较封闭且缺乏机器深度学习功能，所有信息的采集、编译、整理及规则均需人工完成，维护成本高昂，且存在信息更新时效性不强的问题。基于非知识库的临床决策支持系统一般采用人工智能的形式，具有机器学习能力，可以在人机交互、不断训练的过程中总结和明确知识，并利用知识为用户提供建议。随着医疗行业科技化、信息化程度的逐步提高，利用电子病历系统、临床决策支持系统和互联网数据库的对接，可在瞬间查阅上万种文献资料。

随着知识图谱的发展，目前知识图谱也开始应用于药物研发、公共卫生事件的预警。知识图谱可以用于药物研发的知识聚类分析，帮助验证假说，加速药物研发过程和降低成本。在 COVID-19 疫情暴发后，知识图谱也被用于展现流行病调查中的人员分布、人员活动轨迹、发病时间等信息，帮助更快地分析和梳理感染源。

5. 医疗机器人

世界上第一款手术机器人出现在脑外科手术领域，是用工业型的机器人实现手术导航。目前，关于机器人在医疗界中应用的研究主要集中在外科手术机器人、康复机器人、护理机器人和服务机器人方面，如智能假肢、外骨骼和辅助设备等技术修复人类受损身体、医疗保健机器人辅助医护人员的工作等。随着我国医疗领域机器人应用的逐渐认可和各诊疗阶段应用的普及，医用机器人尤其是手术机器人，已经成为机器人领域的"高需求产品"。在传统手术中，医生需要长时间手持手术工具并保持高度紧张状态，手术机器人的广泛使用对医疗技术有了极大提升，手术机器人视野更加开阔，手术操作更加精准，有利于患者伤口愈合，减小创伤面和失血量，减轻疼痛等。以机器人科技为代表的智能产业蓬勃兴起，经历了快速发展，进入了市场应用。

医疗机器人正在改变手术的执行方式、简化供应和消毒，并为医疗人员腾出时间与患者接触。同时，医疗机器人还有不受工作时间的限制、不担心被感染的风险等天然优势。根据用途，医疗机器人大致可以分为外科手术机器人、康复机器人、医疗服务类机器人、社交机器人等。

机器人辅助诊断系统目前在医疗领域中广泛应用，以提高医疗服务效率和质量为目的，能为患者提供个性化的诊断、处方、保健、预防建议，并帮助医生快速做出诊疗预判。对非结构化的医学问题，通过对有效真实的临床数据集训练，基于数学算法模型决策将代替人为决策的偏倚。机器人辅助诊断系统的基础是医学大数据、核心是人工智能算法，可操作性是关键。医疗人机交互需要大数据、云计算等作为支撑，需要机器学习、深度学习等各种算法的结合应用。

1）外科手术机器人

随着运动控制技术的进步，外科手术辅助机器人变得更加精确。外科手术辅助机器人可以帮助外科医生在不做大切口的情况下完成复杂的精细操作。随着外科手术机器人技术的不断发展，人工智能机器人最终将在避开神经和其他障碍的同时导航到身体的特定区域。一些手术机器人甚至可以在外科医生在控制台监督情况下自主完成任务。由麻省理工学院研发的达·芬奇机器人手术系统是比较成熟的用于成人和儿童的外科手术机器人，目前主要应用的领域有普通外科、胸外科、泌尿外科、妇产科、头颈外科以及心脏手术。

2）康复机器人

康复机器人主要用来帮助老年人和残疾人更好地适应日常的工作和生活，主要集中在康复机械手臂、智能轮椅、假肢和康复治疗机器人等方面。1987 年，英国 Mike Topping 公司研制出了一款康复机器人，命名为 Handy 1，用以帮助一名患有脑瘫的 11 岁男孩独立用餐。2013 年，我国上海交通大学成功研制出智能轮椅机器人 ROBOY，能对周围环境做出准确判断、自动规划最佳路径。

3）医疗服务类机器人

医疗服务机器人通过处理日常后勤任务，可以减轻医护人员的负担。许多这类机器人都是自主工作的，在完成一项任务时发送报告。它们可以准备病房、跟踪用品、归档采购订单、补充医疗用品柜等日常服务工作。服务机器人完成常规任务可以让医护人员有更多时间关注患者和患者的需求。

4）社交机器人

社交机器人可以直接与人类互动，主要用于长期护理的环境，可以充当"朋友"的角色，与患者互动和提供监控。它们也可以用来引导医院内的访客和患者。总的来说，社交机器人有助于减少护理人员的工作量，并改善患者的情绪健康。

习　　题

1. 单选题

1）CPU 能直接访问的存储器是（　　　）

A. 软盘　　　　　　　　B. 光盘　　　　　　　　C. 内存　　　　　　　　D. 硬盘

2）机器指令是由二进制代码表示的，它能被计算机（　　　）

A. 编译后执行　　　　　B. 解释后执行　　　　　C. 汇编后执行　　　　　D. 直接执行

3）构成计算机物理实体的部件被称为（　　　）

A. 计算机系统　　　　　B. 计算机硬件　　　　　C. 计算机软件　　　　　D. 计算机程序

4）在计算机内存中，每个存储单元都有一个唯一的编号，称为（　　　）

A. 编号　　　　　　　　B. 容量　　　　　　　　C. 字节　　　　　　　　D. 地址

5）一个完整的计算机系统应该包括（　　　）

A. 主机、键盘和显示器　　　　　　　　　　B. 系统软件和应用软件

C. 运算器、控制器和存储器　　　　　　　　D. 硬件系统和软件系统

6）通常说的 1KB 是指（　　　）

A. 1000 个字节　　　　　　　　　　　　　　B. 1024 个字节

C. 1000 个二进制位　　　　　　　　　　　　D. 1024 个二进制位

7）"裸机"是指（　　　）

A. 只装备有操作系统的计算机　　　　　　　B. 不带输入输出设备的计算机

C. 未装备任何软件的计算机　　　　　　　　D. 计算机主机暴露在外

8）计算机内存中的只读存储器简称为（　　　）

A. EMS　　　　　　　　B. RAM　　　　　　　　C. XMS　　　　　　　　D. ROM

9）从用户的角度看，操作系统是（　　　）的接口

A. 主机和外设　　　　　B. 计算机和用户　　　　C. 软件和硬件　　　　　D. 源程序和目标程序

10）在计算机系统中，指挥和协调计算机工作的主要部件是（　　　）

A. 存储器　　　　　　　B. 控制器　　　　　　　C. 运算器　　　　　　　D. 寄存器

11）操作系统是计算机系统中最重要的（　　　）之一

A. 系统软件　　　　　　B. 应用软件　　　　　　C. 硬件　　　　　　　　D. 工具软件

12）如果微机运行中突然断电，丢失数据的存储器是（　　）

A. ROM　　　　　　B. RAM　　　　　　C. CD-ROM　　　　D. U 盘

13）达·芬奇机器人手术系统是（　　）机器人

A. 康复　　　　　　B. 外科手术　　　　C. 社交　　　　　D. 医疗服务类

14）知识图谱的本质是（　　）

A. 临床决策支持系统　B. 影响诊断工具　　C. 知识库　　　　D. 机器人

15）以下不是知识图谱的主要医学应用（　　）

A. 远程诊疗　　　　B. 语义搜索　　　　C. 临床决策支持　D. 知识问答

16）2006 年，（　　）算法的出现为图像识别带来突破性的进展

A. 深度学习　　　　B. 决策树模型　　　C. AlphaFold　　D. 支持向量机

2. 简答题

1）简述计算机硬件五大部件的功能。

2）什么叫系统软件、应用软件？

3）简述"存储程序"原理的内容。

4）谈谈你对医疗大数据的理解。

5）你所知道的医学大数据的来源有哪些？

6）阐述医学大数据的采集流程。

7）医学大数据的标准化包括哪些内容？

8）健康医疗大数据的互联互通管理模式包括哪些内容？

9）如何实现统一的医学大数据标准？

10）医学大数据的相关技术有哪些？

11）如何保障医学大数据的安全性？

12）什么是人工智能？

13）人工智能在医学领域的应用有哪些？请举个例子并进行阐述。

第 2 章　智慧医学语言 Python 基础

Python 是一种广泛使用的高级通用编程语言。它有以下几个方面优点：

（1）Python 语法简洁，容易理解，写出的代码更像格式化的简易英语语句，是无编程经验的人都易学的语言，而且开发效率高，Python 被称为"胶水语言"，它可以将其他语言如 C/C++开发的程序黏合起来。

（2）Python 具有跨平台、开源、面向对象等特点。Python 程序无须修改就可以在 Windows、OS/2、Linux 等不同操作系统上运行。

（3）Python 具有丰富和强大的第三方库，可高效地开发各种应用程序，使得 Python 应用场景广泛，应用于科学计算与可视化、数据爬取、大数据处理、人工智能、机器学习、网站开发等各个领域。在人工智能和机器学习领域，Python 有最为广泛的软件库，如 Scikit-learn、Pandas、Keras、Tensorflow 等。当今，人工智能与医学领域深度融合，应用在精准医疗、医学影像的智能诊断、新药开发、智能导诊、健康管理等诸多方面。例如，人工智能技术可针对医学影像进行图像分割、特征提取、定量分析和对比分析，从而识别与标注病灶，实现医学影像的智能诊断；在药物研发过程中引入人工智能技术，可以利用"深度学习"对分子结构进行分析与处理，人工智能算法具有处理大数据的能力，从而带来更快、更准确的结果，缩短药物研发周期，提高药物研发成功率。

综上所述，本教材选择 Python 语言对医学数据进行处理和分析。

2.1　Python 语言及开发环境搭建

在具体学习编程语言之前，需要搭建一个利用 Python 编程的环境，即安装 Python 及搭建其集成开发环境。

2.1.1　Python 语言介绍及安装配置

Python 由 Guido van Rossum 于 1989 年开发，1991 年发行第一版。目前官方网站主要有 Python 2 和 Python 3 两个版本，可以在 Windows、Linux、macOS 等多种操作系统下运行，不同操作系统的安装和配置大致相同。本教材以主流操作系统 Windows 和 Python 3.7.0 搭建 Python 编程环境。接下来介绍如何安装 Python 及搭建其集成开发环境。

1. 下载 Python 安装程序

在 Python 官方网站下载。进入官方网站下载页面，如图 2-1 所示，根据电脑操作系统选择相应的 Python 版本（版本随着时间推移会有变化）。

2. Python 安装

下载之后安装。具体安装操作步骤如下：

（1）运行 Python 3.7.0.exe，弹出如图 2-2 所示的安装界面。Python 提供了两种安装方式，Install Now（立即安装）和 Customize installation（自定义安装）。选择 Customize installation

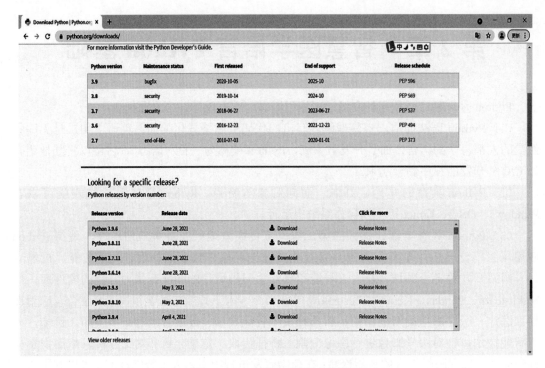

图 2-1　Python 官方网站下载页面

选项，并勾选 Add Python 3.7 to PATH 复选框。这样可将 Python 添加到环境变量中，能直接在 Windows 的命令提示符下运行 Python 3.7 解释器。

（2）进入 Optional Features（可选功能）界面，这里采用默认方式，单击"Next"（下一步）按钮，如图 2-3 所示。

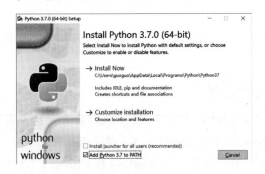

图 2-2　安装界面

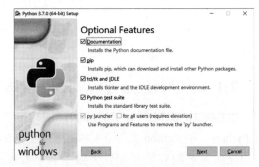

图 2-3　Optional Features（可选功能）界面

（3）进入 Advanced Options（高级选项）界面，勾选 Install for all users（针对所有用户）复选框，单击"Install"（安装）按钮，如图 2-4 所示。

（4）Python 开始安装，如图 2-5 所示。安装完成后，单击"Close"（关闭）按钮完成 Python 的安装。此处的安装路径"C:\Program Files\Python37"为系统默认，可以自己选择安装盘及路径。

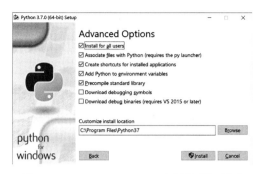

图 2-4　Advanced Options（高级选项）界面

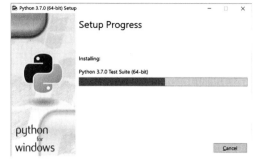

图 2-5　安装进度

2.1.2　PyCharm 集成开发环境

PyCharm 是一款功能强大的用于 Python 程序开发的集成开发环境（integrated development environment，IDE），集成开发环境是用于提供程序开发环境的应用程序，一般包括代码编辑器、编译器、调试器和图形用户界面等工具。集成了代码编写功能、分析功能、编译功能、调试功能等一体化的开发软件，与 PyCharm 类似的 Python 集成开发环境有 Eclipse、VSCode 等。PyCharm 带有一整套可以帮助用户在使用 Python 语言开发时提高其效率的工具，如调试、语法高亮、Project 管理、代码跳转、智能提示、自动完成、单元测试、版本控制等，其安装包可以在官方网站下载。

下面对 PyCharm 中常用设置进行介绍。

1. 配置环境

安装成功后，在运行 Python 程序前需要配置环境，方法：点击菜单【File】->【Settings】->【Project:pythonProject】->【Python Interpreter】，弹出如图 2-6 所示的项目设置对话框，点击齿轮按钮，在 Python interpreter 解释器中选择已安装的 Python 版本，再按下"OK"按钮。

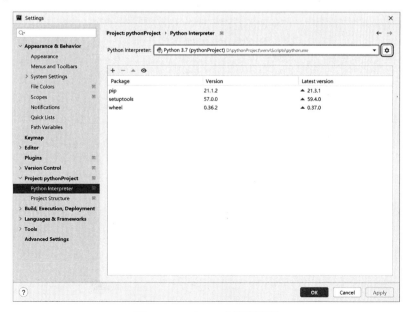

图 2-6　PyCharm 中配置环境

Python 的解释器就是 Python.exe，是用来解释运行编写的 Python 代码，Python 中自带了解释器和编译器，而 PyCharm 则是一个集成开发环境，主要作用是让编写程序更加方便，但是 PyCharm 不带 Python 解释器，所以在安装 PyCharm 之前，需要先安装 Python。

2. 设置 PyCharm 的背景和字体

方法：点击菜单【File】->【Settings】->【Editor】->【Color Scheme】->【Color Scheme Font】，在 Scheme 中设置，"Classic Light" 设置为白色背景，下拉框中有其他选择方案，如图 2-7 所示。

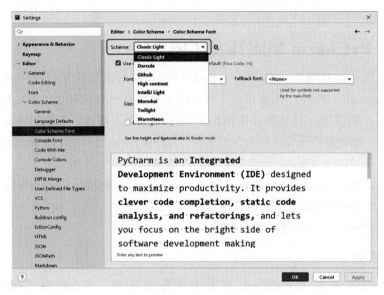

图 2-7　设置 PyCharm 的背景色

在 Scheme 设置项下面，可以对代码编辑窗口的字体和字号大小进行设置，Font 选项中设置字体，Size 选项中设置字号大小，如图 2-8 所示。

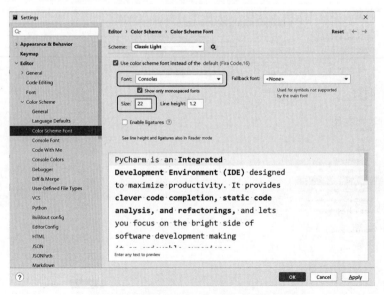

图 2-8　编辑窗口的字体和字号大小设置

3. 编码方式切换

在 PyCharm 中读取其他外来的 Python 文件或者进行文件读写操作的时候，最容易出现的问题就是编码不一致，这时需要进行编码方式的切换。

方法：点击菜单【File】->【Settings】->【Editor】->【File Encondings】，在 Global Encoding 和 Project Encoding 的选项中调整编码方式。界面如图 2-9 所示。

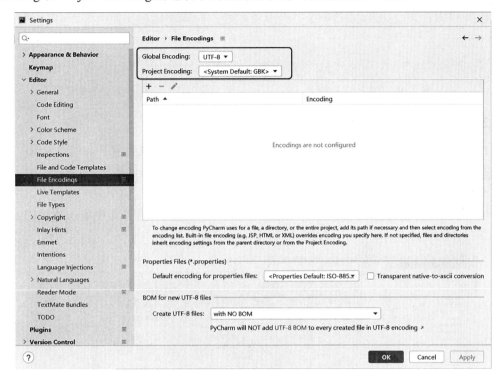

图 2-9　PyCharm 中编码方式切换

【课后阅读】
请通过网络或图书，学习 macOS 系统中 Python 和 PyCharm 的安装和配置。

2.1.3　运行 Python 语言程序

1. 使用 IDLE 集成开发环境

Python 自身提供了一个简洁的集成开发环境——IDLE（integrated development and learning environment），可以较为方便地创建、运行、测试和调试 Python 程序。IDLE 是开发 Python 程序的基本集成开发环境（integrated development environment，IDE）。

Winodws 环境下启动 IDLE 有多种方式，可以通过快捷菜单、桌面图标、进入 Python 安装目录直接运行 IDLE 等方式启动 IDLE。

IDLE 操作简单，可直接输入和执行 Python 语句，自动对输入的语句进行排版和关键词高亮显示，如图 2-10 所示。

在主窗口中，选择【File】->【New File】打开一个新的编辑窗口，编写 Python 程序，如图 2-11 所示。

IDLE 的编辑窗口中还可以保存、打开并执行代码文件。

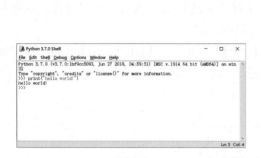

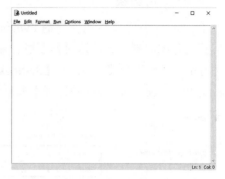

图 2-10　IDLE 的主窗口　　　　　　　图 2-11　IDLE 中新建的编辑窗口

2. 使用 PyCharm 集成开发环境

PyCharm 是 Python 常用的集成开发环境，具有项目管理、文件管理、代码编辑、调试与运行等功能，本教材以 PyCharm 作为主要开发环境，下面介绍怎样在 PyCharm 中创建项目和 Python 文件。

（1）新建项目。选择【File】->【New Project...】，在弹出的界面中输入项目的名称。如图 2-12、图 2-13 所示。

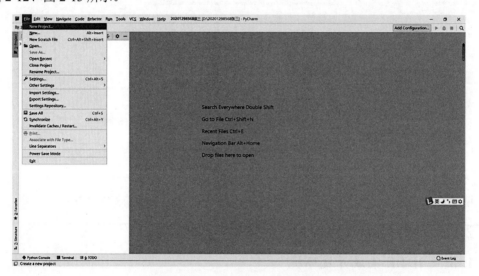

图 2-12　PyCharm 中创建项目

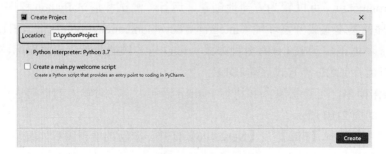

图 2-13　输入项目名

（2）在该项目下创建 Python 文件。项目名上单击右键 ->【New】->【Python File】，在弹出的界面中输入 Python 文件名，如图 2-14 和图 2-15 所示。

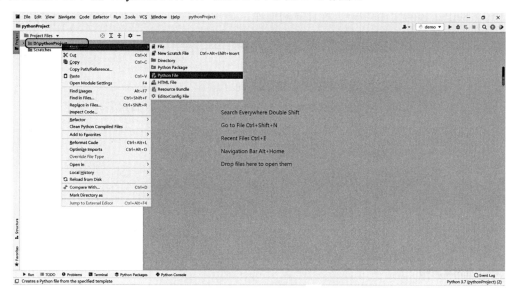

图 2-14　PyCharm 中新建 Python 文件

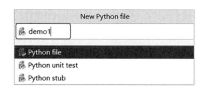

图 2-15　输入 Python 文件名

【课后阅读】

（1）请通过网络或图书，学习 jupyter notebook 网页版的 Python 编辑器（在命令窗口中，通过 pip install jupyter notebook 安装，通过输入 jupyter notebook 启动网页编辑器）。

（2）请通过网络或图书，了解 eclipse 集成开发环境下 Python 编辑器的配置。

2.1.4　第三方库介绍

Python 计算生态涵盖网络爬虫、数据分析、文本处理、数据可视化、图形用户界面、机器学习、Web 开发、网络应用开发、游戏开发、虚拟现实、图形艺术等多个领域。

Python 计算生态=标准库+第三方库。标准库：随解释器直接安装到操作系统中的功能模块。Python 标准库非常庞大，所提供的组件涉及范围十分广泛，Windows 版本的 Python 安装程序通常包含标准库。第三方库：是已经写好的功能模块，内部封装了代码，只需要安装就能使用。

1. 常用第三方库

1）数据分析

（1）numpy：数组计算和矩阵计算库。

提供直接的矩阵运算、广播函数、线性代数等功能。

（2）pandas：数据分析和处理库。

提供易用的数据结构和数据分析工具，操作索引即操作数据。

（3）SciPy：数学、科学和工程计算功能库。

提供一些数学算法及工程数据运算功能，类似 Matlab。

2）数据可视化

（1）matplotlib：高质量的二维数据可视化功能库。

超过 100 种数据可视化展示效果；通过 matplotlib.pyplot 子库调用各可视化效果。

（2）pyecharts：用于生成 Echarts 图表的类库。

（3）seaborn：统计类数据可视化功能库。

主要展示数据间分布、分类和线性关系等内容。

3）文本处理

PyPDF2：用来处理 pdf 文件的工具集。

支持获取信息、分隔/整合文件、加密解密等；不需要额外依赖。

4）机器学习

（1）Scikit-learn：机器学习方法工具集。

提供聚类、分类、回归、强化学习等计算功能，机器学习最基本且最优秀的 Python 第三方库。

（2）NLTK：自然语言文本处理第三方库。

NLP 领域中常用，支持词频分析、模式识别、关联分析、情感分析、可视化等。

5）深度学习

（1）TensorFlow：Google 的第二代机器学习系统，是一个使用数据流图进行数值计算的开源软件库。

（2）Keras：是一个高级神经网络 API，用 Python 编写，能够在 TensorFlow、CNTK 或 Theano 之上运行。它旨在实现快速实验，能够以最小的延迟把想法变成结果，这是进行研究的关键。

（3）PyTorch：是一个优化的张量库，主要用于使用 GPU 和 CPU 的深度学习应用程序。

（4）MXNet：基于神经网络的深度学习计算框架。提供可扩展的神经网络及深度学习计算功能，可用于自动驾驶、机器翻译、语音识别等众多领域。Python 最重要的深度学习计算框架。

（5）Theano：深度学习库。它与 Numpy 紧密集成，支持 GPU 计算、单元测试和自我验证，为执行深度学习中大规模神经网络算法的运算而设计，擅长处理多维数组。

2. Python 第三方库的安装

Python 第三方库在 Windows 系统下的安装，可以首先运行命令窗口（按【WIN+R】组合键），在弹出对话框中输入 cmd，使用如下命令安装：

pip install Python 库名

例如，安装用于数组计算和矩阵计算的 Numpy 库，其安装命令格式如下：

pip install numpy

也可以安装指定版本的第三方库，以解决第三方库可能存在不兼容的问题。其安装命令格式如下：

pip install Python 第三方库名==版本号（双等号）

例如，pip install pandas==0.24.2

如果查看当前已经安装的第三方库及其版本，可以使用如下命令：

pip list

3. Python 标准库和第三方库的使用

使用 import 可以导入库函数，包括标准库和第三方库，有两种导入方法。

1）第一种导入函数库的方法

import＜ 库名 ＞

此时，程序可以调用库中的所有函数，调用库中函数的格式如下：

＜ 库名 ＞.＜ 函数名 ＞(＜ 函数参数 ＞)

【医学案例 2-1】　库函数导入实例。导入 random 库，然后使用 random 库中的 sample 函数产生 10 个 100 以内的数模拟医学数据，最后把结果输出显示。

【参考代码】

```
# 导入 random 库函数
import random
#sample() 函数随机产生 10 个 100 以内的数模拟医学数据
# 采用了＜ 库名 ＞.＜ 函数名 ＞(＜ 函数参数 ＞) 格式调用了 sample() 函数
num=random.sample(range(100), 10)
# 显示产生的 10 个随机数
print(num)
```

【运行结果】

[54, 63, 15, 79, 59, 21, 29, 66, 92, 9]

【代码与结果解释】

使用 sample() 函数产生 10 个 100 以内的数模拟医学数据，由于是随机产生，可能每次运行结果不一样。print(num) 是输出函数，将 num 的值输出显示，该函数在本章后面将介绍。

2）第二种库导入的方法

from＜ 库名 ＞import＜ 函数名、函数名、…、函数名 ＞

from＜ 库名 ＞import *

其中，* 是通配符，表示所有函数。

此时，调用该库的函数时不需要使用库名，直接使用如下格式：

＜ 函数名 ＞(＜ 函数参数 ＞)

【医学案例 2-2】　库函数导入实例。导入 random 库中的 sample 函数，然后使用 sample 函数产生 10 个 100 以内的数模拟医学数据，最后把结果输出显示。

【参考代码】

```
# 使用第二种方法导入 random 库中的 sample() 函数
from random import sample
```

```
# 采用了 < 函数名 >(< 函数参数 >) 格式调用 sample() 函数
num=sample(range(100),10)
print(num)
```

【运行结果】

[94, 98, 40, 77, 87, 19, 59, 55, 60, 37]

【代码与结果解释】

在实例中因为随机产生，所以每次运行产生的数是不一样的。第一种方法和第二种方法都可以调用 random 库中的 sample() 函数产生随机数，导入和调用格式有一定的差异，当某个函数反复被调用时，采用第二种方法书写代码更快捷。

2.2 Python 语言基础概述及数据类型

Python 语言具有自己书写格式和规范，此节将主要介绍变量、赋值语句、各种常用数据类型、各种常见运算等内容。

2.2.1 代码规范

代码编写规范在很大程度上影响代码的可读性，在进行 Python 程序编写之前，先来了解 Python 代码编写规范。

1. 标识符命名

标识符（名字系统）用来识别变量、函数、类、模块以及对象等的名称。Python 标识符的命名可以包含英文字母（A ~ Z, a ~ z）、数字（0 ~ 9）及下划线符号（_）等的组合，最好是"见名知意"，它有以下几个方面的命名建议：

（1）第一个字符必须是字母或下划线。

（2）标识符除首字符外其他的部分字符由字母、数字和下划线任意组合构成。

（3）标识符对大小写敏感。

（4）在 Python3 中，非 ASCII 标识符也是允许的。

（5）不能与 Python 保留字相同。

Python 保留字：保留字也称为关键字，指被编程语言内部定义并保留使用的标识符，程序员编写程序时不能定义与保留字相同的标识符。系统把这部分单词称为保留字或关键字。查看 Python 系统被占用的保留字，可以通过 Python 的标准库提供 keyword 模块输出当前版本的所有关键字：

```
>>> import keyword
>>> keyword.kwlist
```

['False', 'None', 'True', 'and', 'as', 'assert', 'break', 'class', 'continue', 'def', 'del', 'elif', 'else', 'except', 'finally', 'for', 'from', 'global', 'if', 'import', 'in', 'is', 'lambda', 'nonlocal', 'not', 'or', 'pass', 'raise', 'return', 'try', 'while', 'with', 'yield']

以上单词是 Python 的保留字，程序员就不能将其命名为某个变量或函数的名字。

2. 缩进

Python 使用缩进来标注代码块，采用相同缩进的代码块是同一层次的模块，其代码看上去很有层次感，区别于其他编程语言的地方是不需要使用大括号 {} 来圈住代码块。缩进的空格数是可变的，但是同一个代码块的语句必须包含相同的缩进空格数，系统默认缩进 4 个空格。

【医学案例 2-3】　代码缩进实例。输入血糖值，并对血糖值进行判断，当血糖值高于 6.9 时，输出显示"建议少吃含糖高食物"，否则输出显示"可适当吃含糖高食物"。

【参考代码】

```
bloodGlucose=eval(input("请输入血糖值:"))
if bloodGlucose>6.9:
    print ("建议少吃含糖高食物")
else:
    print ("可适当吃含糖高食物")
```

【运行结果】

```
请输入血糖值: 7
建议少吃含糖高食物
```

【代码与结果解释】

代码中两个 print() 函数均比其他代码缩进了 4 个字符，缩进的代码与上一层的代码不是同一代码模块；代码中的 input() 函数的作用是从键盘输入内容，输入的内容以字符的形式返回给函数；eval() 函数的作用是将此处输入的内容转换为数值型。在选择结构中，满足 if 语句的判断条件时，所执行的语句需要缩进。代码中的函数和选择结构在本章后面介绍。

下面例子中代码最后一行语句缩进的空格数不一致，会导致运行错误。

【医学案例 2-4】　代码缩进不一致出错实例。输入血糖值，并对血糖值进行判断，当血糖值高于 6.9 时，分两行输出显示"建议少吃含糖高食物""坚持打胰岛素控制血糖"，否则输出显示"可适当吃含糖高食物""继续保持良好饮食习惯"这两行语句。

【参考代码】

```
bloodGlucose=eval(input("请输入血糖值:"))
if bloodGlucose>6.9:
    print ("建议少吃含糖高食物")
    print ("坚持打胰岛素控制血糖")
else:
    print ("可适当吃含糖高食物")
    # 前行缩进不一致，会导致运行错误
        print ("继续保持良好饮食习惯")        # 多缩进了 4 个字符
```

【运行结果】

```
File "医学案例 2-4.py"，line 7
    print ("继续保持良好饮食习惯")
IndentationError: unindent does not match any outer indentation level
```

【代码与结果解释】

由于 else 子句里的两个 print() 函数是同一模块的，理应采用相同的缩进，但书写时，第二个多缩进了 4 个字符，前后两行缩进不一致，运行调试时会导致运行错误。

3. 续行

Python 通常是一行写完一条语句，但如果语句很长，可以使用反斜杠（\）来实现续行，即多行书写代码。

【医学案例 2-5】 多行书写代码实例。本案例中需要反斜杠（\）来实现续行。

【参考代码】

```
hospitalizationInsuranceItemOne=1
hospitalizationInsuranceItemTwo=2
hospitalizationInsuranceItemThree=3
# 下一条语句过长，分成 3 行书写，采用了 \ 来续行
total=hospitalizationInsuranceItemOne +\
      hospitalizationInsuranceItemTwo +\
      hospitalizationInsuranceItemThree
print(total)
```

【运行结果】

6

【代码与结果解释】

语句较长，换行时用反斜杠（\）分行，注意换行后上下行间的对齐。

在 []、{} 或 () 中的多行语句，不需要使用反斜杠（\）来分行。例如，

total=['hospitalizationInsuranceItem1', 'hospitalizationInsuranceItem2', 'hospitalizationInsuranceItem3', 'hospitalizationInsuranceItem4']

在列表 total 中可以直接换行，上下两行仍然看作是一条语句。

4. 注释

Python 中单行注释以 # 开头，用于对程序代码的解释说明，在大型软件项目开发中可以使交流或阅读代码时一目了然，便于开发团队的协同。

【医学案例 2-6】 注释代码实例。添加注释 "# 用 print() 函数显示"欢迎来到医科大学！""，再输出显示"欢迎来到医科大学！"。

【参考代码】

```
# 用 print() 函数显示"欢迎来到医科大学！"
print("欢迎来到医科大学！")
```

【运行结果】

欢迎来到医科大学！

【代码与结果解释】

第一行 "#" 后面的内容为注释语句，计算机不执行，只执行了第二行语句。

2.2.2　变量与赋值语句

1. 变量

变量是计算机内存中的一块区域，可以用来存放各种类型的数据，如数值型数据、文本型数据、对象型数据等，其存放的内容可根据代码设计的需要进行改变（变化的量），不过通常不改变此变量存储数据的类型。在 Python 语言中，变量可以不被定义而直接使用，变量的名称符合 2.2.1 介绍的标识符的命名，变量类型取决于所赋值的类型。

2. 赋值语句

赋值语句是最简单的代码程序语句之一，其功能为把等号右边的数据赋到左边的变量中，其语法格式如下：

变量=数据

"="为赋值符号

【医学案例 2-7】　药品价格 drugPrice 变量的值为 20.1、药品数量 drugCount 变量的值为 3，计算药品总价，并将其值赋给 drugTotal 变量，最后输出显示这三个变量的值。

【参考代码】

```
drugPrice=20.1
drugCount=3
drugTotal=drugPrice*drugCount
print(drugPrice)
print(drugCount)
print(drugTotal)
```

【运行结果】

```
20.1
3
60.300000000000004
```

【代码与结果解释】

药品价格用变量 drugPrice 表示，把数据 20.1 存放在变量 drugPrice 中，药品数量用变量 drugCount 表示，把数据 3 存放在 drugCount 中，药品总价用变量 drugTotal 表示，把单价乘以数量的值放在 drugTotal 中。变量可以再次赋值。

Python 语言允许同时为多个变量赋值。

【医学案例 2-8】　同时给 dosageOne、dosageTwo、dosageThree 这三个变量赋值 1，最后输出显示这三个变量的值。

【参考代码】

```
dosageOne=dosageTwo=dosageThree=1
print(dosageOne)
print(dosageTwo)
print(dosageThree)
```

【运行结果】

1

1

1

【代码与结果解释】

创建一个整型对象，值为 1，三个变量被赋予相同的数值

dosageOne=dosageTwo=dosageThree=1 相当于下面三行赋值语句：

dosageOne=1

dosageTwo=1

dosageThree=1

也可以为多个对象指定多个变量。

【医学案例 2-9】　多个变量分别赋值代码实例。将两个整型对象 1 和 2 分配给变量 dosageOne 和 dosageTwo，字符串对象"progestin"分配给变量 drugName，最后输出显示这三个变量的值。

【参考代码】

```
dosageOne, dosageTwo, drugName=1, 2, "progestin"
print(dosageOne)
print(dosageTwo)
print(drugName)
```

【运行结果】

1

2

progestin

【代码与结果解释】

dosageOne 的值为 1，dosageTwo 的值为 2，drugName 的值为 progestin。

注意"="（赋值符）左右两边变量和值的位置对应。

3. 显示输出语句

Python3 以上的版本输出显示可以调用 print() 函数，其常用语法格式如下：

print(*values，sep=' ', end='\n')

其中括号中用逗号分隔的各部分叫参数，其含义如下：

*values：表示要显示的内容，如果要显示多项内容，之间用逗号分隔。

sep=' '：表示当显示多个内容时，各内容之间的分隔方式，默认空格，可以自定义其他字符进行分隔，常采用逗号或分号分隔。

end='\n'：表示显示完后的结束符号，默认换行。

【医学案例 2-10】　用 print 方法输出"尺骨"，"桡骨"，"骨骺"，设置不同的分隔符，输出显示运行结果。

【参考代码】

```
print("尺骨","桡骨","骨骺")                    #默认采用空格分隔显示输出
```

```
print("尺骨","桡骨","骨骺", sep=",")          # 采用逗号分隔显示输出
print("尺骨","桡骨","骨骺", sep=";")          # 采用分号分隔显示输出
```

【运行结果】

尺骨　桡骨　骨骺

尺骨，桡骨，骨骺

尺骨；桡骨；骨骺

【代码与结果解释】

默认换行，所以 end='\n' 一般情况下都省略不写。

4. 读取键盘输入

Python 提供了 input() 内置函数，从标准输入读入一行文本，默认的标准输入是键盘，其常用语法格式如下：

input([prompt])

其中 prompt 是提示信息。input() 函数接收一个标准输入数据，返回为字符串类型。

【医学案例 2-11】　从键盘输入一行文本"医科人学"，然后把输入内容输出显示。

【参考代码】

```
str=input("请输入:");
print("你输入的内容是: ", str)
```

【运行结果】

请输入：医科大学

你输入的内容是：医科大学

【代码与结果解释】

执行 str=input("请输入:") 语句，从键盘输入内容后需要按下回车键 Enter，计算机才继续执行下一行语句。

2.2.3　数据类型及运算操作

1. 数据类型

数据存在形式多种多样，有数值、字符等，为了方便使用与学习，会将它们进行分类，这就是数据类型。

（1）Python 语言中的六种标准数据类型。

number（数字）：用来表示数据的数字。

string（字符串）：用来表示文本的字符。

list（列表）：用来表示一组有序的元素，后期可以更改。

tuple（元组）：用来表示一组有序的元素，后期不可以更改。

sets（集合）：用来表示一组无序不重复的元素。

dictionary（字典）：用键值对的形式保存一组元素。

（2）在这六种标准数据类型中，又分为可变数据与不可变数据。

不可变数据（3 个）：number（数字）、string（字符串）、tuple（元组）。

可变数据（3 个）：list（列表）、dictionary（字典）、sets（集合）。

数值型：Python 数字数据类型用于存储数值。Python 支持以下四种数值类型：

整型（int）：通常被称为整型或整数，是正数或负整数，不带小数点。可用十六进制数表示整数，十六进制整数的表示法是在数字之前加上 0x，如 0x80FF0000。

浮点型（float）：由整数部分与小数部分组成。浮点数的表示可使用小数点形式和指数形式。指数符号使用字母 e 或是 E（2.5e2=2.5×10^2=250），指数前使用+/–符号，可在指数数值前加上数值 0，在整数前也可以加上数值 0。

布尔型（bool）：布尔型就是 True 或 False。在 Python 中，True 的值是 1，False 的值是 0，可以和数字相加，因此将其放在数值分类中。

复数（complex）：由实数部分和虚数部分构成。使用浮点数来表示实数与虚数的部分，虚数符号用字母 j 或是 J，表示为 a+bj，或者 complex(a, b)。

【医学案例 2-12】 给变量赋不同的数据类型值。

【参考代码】

```
a=2147483647                    # 整型
b=0x7FFFFFFF                    # 十六进制表示的整数
c=3.14159                      # 浮点型
d= 1e100                       # 指数形式的浮点型
T=True                         # 布尔型
f= 1.5+0.5j                    # 复数
k= complex(1.5, 0.5)           # 复数 1.5+0.5j
print("a=", a)
print("b=", b)
print("c=", c)
print("d=", d)
print("T=", T)
print("f=", f)
print("k=", k)
```

【运行结果】

```
a=2147483647
b=2147483647
c=3.14159
d=1e+100
T=True
f=(1.5+0.5j)
k=(1.5+0.5j)
```

【代码与结果解释】

注意不同数值型数据的表达方式。

2. 运算符及优先级

运算符是指在 Python 中对数据进行运算的符号。Python 提供的运算符十分丰富，包括算术运算符、比较运算符、逻辑运算符等。

1）算术运算符

Python 支持所有的基本算术运算符，这些算术运算符用于执行基本的数学运算。Python 中常见的算术运算符如表 2-1 所示。

表 2-1　算术运算符

运算符	名称	描述	实例
+	加	两个对象相加	21+10 输出结果 31
−	减	得到负数或是一个数减去另一个数	10−21 输出结果−11
*	乘	两个数相乘	21*10 输出结果 210
/	除	x 除以 y	21/10 输出结果 2.1
%	取模	返回除法的余数	21%10 输出结果 1
**	幂	返回 x 的 y 次幂	10**21 为 10 的 21 次方
//	取整除	返回相除后结果的整数部分	21//10 输出结果为 2

【医学案例 2-13】　给 x、y 分别赋值 12 和 5，再执行+、−、*、/、%、**、//等算术运算，最后输出显示计算结果。

【参考代码】

```
x=12
y=5
z=x+y                    # 加法运算
print("x+y=", z)
z=x−y                    # 减法运算
print("x−y=", z)
z=x*y                    # 乘法运算
print("x*y=", z)
z=x/y                    # 除法运算
print("x/y=", z)
z=x%y                    # 取模运算
print("x%y=", z)
x=5                      # 修改变量 x、y、z
y=12
z=x**y
print("x**y=", z)
z=x//y                   # 整除运算
print("x//y=", z)
```

【运行结果】

```
x+y=17
x−y=7
```

```
x*y=60
x/y=2.4
x%y=2
x**y=244140625
x//y=0
```

【代码与结果解释】

注意算术运算符"*"和"**"的区别，以及"/"和"//"的区别。

2）比较运算符

比较运算符用于判断两个变量、常量或者表达式之间的关系，比较运算的结果是布尔型（True 代表真，False 代表假）。例如，5>3 比较算式的结果用 True 来表示；4>20 比较算式的结果用 False 来表示。

Python 语言支持的比较运算符如表 2-2 所示。

表 2-2　比较运算符

运算符	名称	描述	实例
==	等于	比较对象是否相等	（3==5）返回 False
!=	不等于	比较两个对象是否不相等	（3!=5）返回 True
>	大于	$x>y$ 返回 x 是否大于 y	（3>5）返回 False
<	小于	$x<y$ 返回 x 是否小于 y	（3<5）返回 True
>=	大于等于	$x>=y$ 返回 x 是否大于等于 y	（3>=5）返回 False
<=	小于等于	$x<=y$ 返回 x 是否小于等于 y	（3<=5）返回 True

【医学案例 2-14】　患者体温判断实例。37.5℃是发热体温临界值，当体温大于 38.5℃，输出显示"高于 37.5 摄氏度"，否则，输出显示"低于 37.5 摄氏度，未发热"。

【参考代码】

```
BodyTemperature=37.5                    # 发热体温临界值
PatientTemperature1=38.5                # 一号患者体温
if (PatientTemperature1>BodyTemperature):
     print("患者体温", PatientTemperature1, "高于 37.5 摄氏度")
else:
     print("患者体温", PatientTemperature1, "低于 37.5 摄氏度 , 未发热")
PatientTemperature2=36.8                # 二号患者体温
if (PatientTemperature2<BodyTemperature ):
     print("患者体温", PatientTemperature2, "低于 37.5 摄氏度 , 未发热")
else:
     print("患者体温", PatientTemperature2, "高于 37.5 摄氏度")
```

【运行结果】

患者体温 38.5 摄氏度高于 37.5 摄氏度

患者体温 36.8 摄氏度低于 37.5 摄氏度，未发热

【代码与结果解释】

在后面介绍选择结构和循环结构的条件判断时，经常会用到关系运算。

3）逻辑运算符

逻辑运算符是对布尔型的常量、变量或表达式进行运算，逻辑运算的返回值也是布尔型。

Python 中的逻辑运算符主要包括 and（逻辑与）、or（逻辑或）以及 not（逻辑非），如表 2-3 所示。

表 2-3　逻辑运算符

运算符	名称	基本格式	描述
and	与	a and b	当 a 和 b 都是 True 时返回 True，否则返回 False
or	或	a or b	当 a 和 b 都是 False 时返回 False，否则返回 True
not	非	not a	如果 a 为 True，返回 False；如果 a 为 False，返回 True

逻辑运算真值表如表 2-4 所示。

表 2-4　逻辑运算真值表

a	b	not a	a and b	a or b
True	True	False	True	True
True	False	False	False	True
False	True	True	False	True
False	False	True	False	False

【医学案例 2-15】　餐前血糖正常值上限为 6.1，餐后血糖正常值上限为 7.8。患者餐前血糖值为 5.3，餐后血糖值为 6.6。如果患者餐前血糖值大于餐前血糖正常值上限，并且患者餐后血糖值大于餐后血糖正常值上限，则输出"患者高血糖"，否则，输出"患者非高血糖"。

【参考代码】

```
BloodSugerBefore=6.1        # 餐前血糖正常值上限
BloodSugerAfter=7.8         # 餐后血糖正常值上限
PatientBSB=5.3              # 患者餐前血糖值
PatientBSA=6.6              # 患者餐后血糖值
if (PatientBSB>BloodSugerBefore and PatientBSA>BloodSugerAfter):
    print ("患者高血糖")
else:
    print ("患者非高血糖")
```

【运行结果】

患者非高血糖。

【代码与结果解释】

在条件筛选时，两个条件都要满足时用逻辑与（and）表示。

4）运算符优先级

运算符优先级是指在含有多个运算符的表达式中，应该先计算哪一个，后计算哪一个，与数学中四则运算应"先乘除后加减"是一样的。

Python 中运算符的运算规则是，优先级高的运算符先执行，优先级低的运算符后执行，同一优先级的运算符按照从左到右的顺序进行。运算符的优先级也可以用括号来改变，就和数学公式里面一样，先计算括号里面的表达式，再计算括号外面的。

Python 运算符的优先级如表 2-5 所示。

表 2-5　运算符的优先级

优先级	运算符	描述
1	+a、−a	正、负
2	a**b	指数
3	a*b、a/b、a%b	乘、除、取模
4	a+b、a−b	加、减
5	a>b、a<b、a<=b、a>=b、a==b、a !=b	关系运算符
6	not a	逻辑非
7	a and b	逻辑与
8	a or b	逻辑或

需要注意的是，虽然 Python 运算符存在优先级的关系，但并不推荐过度依赖运算符的优先级，因为这会导致程序的可读性降低。

【医学案例 2-16】　男子正常体重判定。男子标准体重（kg）＝［身高（cm）−80］×70%，标准体重正负 10% 为正常体重。现有一男子身高 181cm，体重 74kg，请用程序判断是否是标准体重。

【参考代码】
```
W=74        # 体重
H=181       # 身高
# 判断 W 是否在标准体重的正负 10%，注意运算符优先级
if W>=(H−80)*0.7*0.9 and W<=(H−80)*0.7*1.1:
    print("该男子体重是标准体重")
else:
    print("该男子体重不是标准体重")
```

【运行结果】
该男子体重是标准体重

【代码与结果解释】
在 if W>=(H−80)*0.7*0.9 and W<=(H−80)*0.7*1.1: 语句中，注意运算符的优先级，先计算算术运算，再计算关系运算，最后计算逻辑运算。

2.2.4　字符串类型及操作

字符串是 Python 中最常用的数据类型。Python 使单引号（单引号' '或双引号" "）作为的字符串定界符。其中可以包含字母、汉字、数字、标点符号等任意字符。

要创建一个字符串，只要将成对的引号把若干个字符括起来即可。

例如：

a="青霉素"　　　　# 双引号界定的字符串

b='阿奇霉素'　　　　# 单引号界定的字符串

Python 规定，单引号内可以使用双引号，这时双引号被视为一个普通的字符，不再作为定界符，反之亦然。在使用中，当字符串内含有单引号，在外层使用双引号作为定界符；字符串中含有双引号，在外层使用单引号作为定界符，这样就避免了符号冲突。

【医学案例 2-17】　字符串中的定界符实例。

【参考代码】

str1='1 型糖尿病'　　　　　　　　　　　　　　　　　　　　# 单引号

str2='严重高血糖时出现典型的 "三多一少" 症状'　　　　# 单引号中使用双引号

str3="2 型糖尿病"　　　　　　　　　　　　　　　　　　　　# 双引号

str4="发生酮症或酮症酸中毒时 '三多一少' 症状更为明显"　　# 双引号中使用单引号

print(str1); print(str2); print(str3); print(str4)

【运行结果】

1 型糖尿病

严重高血糖时出现典型的 "三多一少" 症状

2 型糖尿病

发生酮症或酮症酸中毒时 '三多一少' 症状更为明显

【代码与结果解释】

str2='严重高血糖时出现典型的 "三多一少" 症状'，此处为单引号中使同双引号；str4="发生酮症或酮症酸中毒时 '三多一少' 症状更为明显"，此处为双引号中使用单引号。

1. 字符串常用运算符

表 2-6 实例变量 a 值为字符串"患者"，b 值为"张三"，字符串运算符介绍如下。

表 2-6　字符串运算符

操作符	描述	实例	运行结果
+	字符串连接	a + b	"患者张三"
*	重复输出字符串	a * 2	"患者患者"
[]	通过索引获取字符串中字符	a[0]	"患"
[:]	截取字符串中的一部分	a[0:2]	"患者"
in	成员运算符，如果字符串中包含给定的字符返回 True，否则返回 False	"患" in a	True
not in	成员运算符，如果字符串中不包含给定的字符返回 True，否则返回 False	"病" not in a	True

2. Python 字符串格式化

1）格式化操作符（%）

Python 支持格式化字符串的输出。尽管这样可能会用到非常复杂的表达式，但最基本的用法是将一个值插入到一个有字符串格式符 %s 的字符串中。Python 字符串格式化符号如表 2-7 所示。

表 2-7　字符串格式化符号

符号	描述
%s	格式化字符串
%d	格式化整数
%f	格式化浮点数字，可指定小数点后的精度
%o	格式化无符号八进制数
%x	格式化无符号十六进制数
%e，%E	用科学记数法格式化浮点数

【医学案例 2-18】　学生身高为 170.236cm，体重为 65.5kg，请用字符格式化符号输出身高和体重，要求保留小数点后 2 位。

【参考代码】

print("身高和体重分别为 %2.2fcm, %.2fkg"%(170.236, 65.5))

【运行结果】

身高和体重分别为 170.24cm，65.50kg。

【代码与结果解释】

print ("身高和体重分别为 %2.2fcm, %.2fkg"%(170.236, 65.5))，%2.2f 中"%"后的 2 是设置输出值的宽度，如果数值的实际宽度超过设置宽度时，以实际宽度显示，否则，输出值前面加空格补齐。%2.2f 中"."后 2 设置输出值的保留小数点的位数。具体介绍可参照本节内容中的表 2-8。

格式化操作符辅助指令包括设置数据的宽度和小数点位数、百分号（%）及正数前的（+）等。格式化操作符辅助指令如表 2-8 所示。

表 2-8　格式化操作符辅助指令

符号	功能
m.n	m 是显示的最小总宽度，n 是小数点后的位数
%	'%%'输出一个单一的'%'
+	在正数前面显示加号（＋）

2）format() 函数用法

相对基本格式化输出采用'%'的方法，format() 功能更强大，该函数把字符串当成一个模板，通过传入的参数进行格式化，并且使用大括号'{}'作为特殊字符代替'%'。

（1）用法 1："{} 曰：学而时习之，不亦 {}".format（参数 1，参数 2）

参数 1 对应第一个 {}，参数 2 对应第二个 {}

（2）用法 2：{} 中包含序号

"{1} 曰：学而时习之，不亦 {0}".format（参数 1，参数 2）

可以通过 format() 参数的序号在槽中指定参数使用，参数从 0 开始编号

（3）用法 3：{} 中包含控制信息

{< 参数序号 >:< 格式控制标记 >}

其中，格式控制标记（表 2-9）用来控制参数显示时的格式。

表 2-9 格式控制标记

控制标记的顺序	标记	作用
1	:	引导标记
2	填充符号	填充字符，单字符默认为空格
3	对齐方式	< 表示左对齐，默认
		> 表示右对齐
		^ 表示居中对齐
4	宽度值	输出的总宽度，字符个数，按照填充符号和对齐方式输出
5	,	数值的千位分隔符
6	.精度	浮点数有效位数，或者字符串最大输出长度
7	类型符号	整数类型：b、c、d、o、x
		浮点类型：e、E、f、%（百分比）

【医学案例 2-19】 药品单价为 154.78，药品数量为 25，请计算总价，同时按照总长度 30 字符，不足用"*"占位，居中方式，保留 1 位小数点输出药品总价格。

【参考代码】

```
# 药品单价
price=154.78
# 药品数量
num=25
print("药品总金额是 {:*^30.1f} 元".format(price*num))
```

【运行结果】

药品总金额是 ************3869.5************ 元

【代码与结果解释】

控制标记由引导，组合使用，顺序为填充、对齐、宽度、千位分隔符、精度、类型组成，顺序不能变。

2.2.5 Python 常用组合数据类型

组合数据类型可以将多个数据组织起来，根据数据组织方式的不同，Python 的组合数据类型可分成三类：序列类型、集合类型和映射类型，序列类型包括字符串、列表（list）、元组（tuple），集合类型有集合（set），映射类型有字典（dictionary）。

1. 列表

列表是在 Python 中使用最多的数据类型，可以实现大多数集合类的数据结构。列表表示一组有序的元素，如医院里的每个患者有 ID、姓名、性别这 3 个属性，就可以使用 list 来保存。Python 中的列表与其他语言中的数组类似，细节上有所不同，但存储概念上类似。

列表中元素的类型可以不相同，它支持数字、字符串甚至可以包含列表（所谓嵌套）。列表是写在方括号（[]）之间、用逗号分隔开的元素。

1）创建列表

要创建一个列表，使用方括号 [] 来包含其元素，语法为：

列表=[element1, element2, …]

如果列表中的元素是列表，可以称为二维列表。它使用 [[], [], []] 这种方式创建。

【医学案例 2-20】 创建患者信息列表 patient1，数据为 ['10001', '张三', '男']、血压列表 bloodpressure，数据为 [110, 75]，患者信息二维列表 patient3，数据为

```
[
        ['10001', '张三', '男', 30],
        ['10002', '李四', '女', 21],
        ['10003', '王五', '男', 43]
]
```

【参考代码】

```
patient1=['10001', '张三', '男']              # 患者列表，字符
bloodpressure=[110, 75]                      # 血压列表，数字
patient2=['10001', '张三', '男', 30]          # 患者信息列表，数字和字符
patient3=[
        ['10001', '张三', '男', 30],          # 患者信息二维列表
        ['10002', '李四', '女', 21],
        ['10003', '王五', '男', 43]
]
print(patient1)
print(bloodpressure)
print(patient2)
print(patient3)
```

【运行结果】

```
['10001', '张三', '男']
[110, 75]
['10001', '张三', '男', 30]
[['10001', '张三', '男', 30], ['10002', '李四', '女', 21], ['10003', '王五', '男', 43]]
```

【代码与结果解释】

列表输出后各元素之间用 "," 分隔。

2）访问列表

如何访问列表中的某一个元素呢？Python 中直接用索引访问，索引从 0 开始，第二个索引是 1，依此类推，这是正向索引。索引也可以从尾部开始，称为反向索引，用负数表示，最后一个元素的索引为–1，往前一位为–2，依此类推。例如，列表对象 list1 共有 n 个元素，可以使用 list1[0] 访问第 1 个元素，list1[n–1] 或 list1[–1] 访问第 n 个元素，如表 2-10 所示。

表 2-10 列表访问顺序

列表元素值	10001	张三	男	30
正向索引值	0	1	2	3
反向索引值	−4	−3	−2	−1

【医学案例 2-21】 访问患者信息列表 patient1 中的数据，列表元素为患者 ID、姓名、性别、年龄，访问列表中的元素并输出显示。

【参考代码】

```
patient1=['10001', '张三', '男', 30]
print(patient1[0])        # 访问第一个元素
print(patient1[3])        # 访问最后一个元素
print(patient1[-1])       # 用反向索引访问最后一个元素
```

【运行结果】

```
10001
30
30
```

【代码与结果解释】

列表中的元素既可以用正向索引访问，也可以用反向索引访问。

要访问二维列表 list，可以使用 list[row][col] 来访问二维列表中的元素，第 1 个 [] 表示访问第几行，第 2 个 [] 表示访问第几列。

【医学案例 2-22】 二维列表 patient2 中存放了三个患者的信息数据，每个患者的信息包含了患者 ID、姓名、性别、年龄，访问列表中第二个患者的 ID 和年龄，并输出显示。

【参考代码】

```
patient2=[                              # 患者信息二维列表
    ['10001', '张三', '男', 30],
    ['10002', '李四', '女', 21],
    ['10003', '王五', '男', 43]
]
print('患者 ID: %s, 患者年龄: %d'%(patient2[1][0], patient2[1][-1]))
```

【运行结果】

```
患者 ID: 10002, 患者年龄: 21
```

【代码与结果解释】

二维列表的访问语句 patient2[1][0]，表示访问 patient2 列表中的第 2 行，第 1 列对应的元素。

3）切片操作

如果要访问部分元素，可以使用 [start:end:step] 切片形式，数字 start 表示开始切片位置，end 表示切片截止位置（不包含 end 值），step 表示切片的步长。

【医学案例 2-23】 现有列表 patient1，其数据为 ['10001', '张三', '男', 30]，请对患者

信息列表 patient1 中的数据做切片操作，先用切片方式访问第 1 个元素和第 3 个元素，并输出显示。

【参考代码】

patient1=['10001', '张三', '男', 30]

print（patient1[0:3:2]）　　# 用切片方式访问第 1 个元素和第 3 个元素

print（patient1[1:4]）　　　# 用切片方式访问第 2、3、4 个元素，step 为 1 可以省略

【运行结果】

['10001', '男']

['张三', '男', 30]

【代码与结果解释】

print(patient1[0:3:2]) 语句中，注意切片区间是左开右闭，位置从 0 值开始到 2 结束，3 没有包含。

4）列表常用方法

常见列表方法见表 2-11。

表 2-11　列表常见方法表

方法	功能
list.append(x)	在列表末尾添加新的数据 x
list.insert(index, x)	将数据 x 插入到列表的 index 位置
list.extend(list1)	在列表末尾一次性追加另一个列表 list1
list.remove(x)	移除列表中第一个值为 x 的数据
list.count(x)	统计数据 x 在列表中出现的次数
list.index(x)	从列表中找出第一个值为 x 的数据的索引位置
list.reverse()	反向列表中数据
list.sort(key=None, reverse=False)	对列表中的数据进行排序，key 主要是用来进行比较的元素，reverse=True 表示降序，reverse=False 表示升序（默认）
list.clear()	清空列表

下面对列表中常见的方法列表元素的添加、删除进行详细介绍。

（1）添加列表项方法

append(x)：在列表末尾添加数据 x。

【医学案例 2-24】　现有列表 patient1，其数据为 ['10001', '张三', '男', 30]，请在列表 patient1 的尾部添加诊断结果"糖尿病"。

【参考代码】

patient1=['10001', '张三', '男', 30]

patient1.append('糖尿病')

print(patient1)

【运行结果】

['10001', '张三', '男', 30, '糖尿病']

【代码与结果解释】

和原列表对比，多增加了一个列表元素"糖尿病"。

（2）在列表指定位置插入数据

insert(index, x)：在指定位置 index 处插入数据 x。

【医学案例 2-25】　现有列表 patient1，其数据为 ['10001', '张三', '男', 30]，请在列表 patient1 的第二列添加科室"内分泌科"。

【参考代码】

patient1=['10001', '张三', '男', 30]

patient1.insert(1, '内分泌科')　　　　# 函数参数中的 1 是索引号，表示第二列

print(patient1)

【运行结果】

['10001', '内分泌科', '张三', '男', 30]

【代码与结果解释】

和原列表对比，多增加了一个列表元素"内分泌科"。

（3）删除列表的元素

remove(x)：从列表中删除指定数据 x。

【医学案例 2-26】　现有列表 patient1，其数据为 ['10001', '张三', '男', 30]，请在列表 patient1 中删除患者的 ID "10001"。

【参考代码】

patient1=['10001', '张三', '男', 30]

patient1.remove('10001')

print(patient1)

【运行结果】

['张三', '男', 30]

【代码与结果解释】

和原列表对比，少了一个列表元素"10001"。

【课后作业】

请通过网络或图书，了解更多列表 patient1[1:3] 切片、索引等相关知识。

2. 元组

元组是一组有序对象的集合，使用数字来做索引。元组与列表非常类似，其差别在于元组对象一旦定义就不能新增、修改与删除。

要创建一个元组，使用小括号 () 来包含其元素，语法为：

variable=(element1, element2, …)

元组还有一种更简单的创建方式。在 Python 中，用逗号间隔的一组元素会自动定义为元组。

【医学案例 2-27】　用不同方式创建元组 patient1、patient2，元组中的元素为患者 ID、姓名、性别、年龄，输出显示这两个元组。其中 patient1 数据为（'10001', '张三', '男', 30），patient2 数据为 '10002', '李四', '女', 21。

【参考代码】

patient1=('10001', '张三', '男', 30)   # 患者信息元组

patient2='10002', '李四', '女', 21

print(patient1)

print(patient2)

【运行结果】

('10001', '张三', '男', 30)

('10002', '李四', '女', 21)

【代码与结果解释】

元组输出后各元素之间用"，"分隔。

与列表一样，元组访问也是使用索引的方式，0、正负数都可以为索引号。

【医学案例 2-28】 现有元组 patient1('10001', '张三', '男', 30) 数据，请访问元组 patient1 中的第一个数据和最后一个数据，同时显示第二个和第三个数据。

【参考代码】

patient1=('10001', '张三', '男', 30)

print('患者 ID: %s，患者年龄: %d'%(patient1[0], patient1[-1]))

print('患者:', (patient1[1:3]))

【运行结果】

患者 ID: 10001，患者年龄: 30

患者: ('张三', '男')

【代码与结果解释】

注意如果 patient1 的数据类型是列表，用 [:] 形式输出时显示的是 ['张三', '男']；如果 patient1 的数据类型是元组，输出时显示 ('张三', '男')。

3. 集合

集合是一组无序的不重复元素的集，它和列表、元组不同，它是无序的，无法使用索引的方式访问。集合不能重复，其作用就是去掉重复元素和进行关系测试。

创建集合时用大括号（{}），语法为：

variable={element1, element2, …}

【医学案例 2-29】 集合 patient 中存放了患者的姓名信息 {'张三', '李四', '王五', '李四'}，输出 patient 中的元素，并判断"王五"是否在集合 patient 中。

【参考代码】

patient={'张三', '李四', '王五', '李四'}   # 患者信息集合

print(patient)   # 输出患者信息

if '王五' in patient: # 判断患者是否在集合内

    print("王五在此集合中")

【运行结果】

{'张三', '李四', '王五'}

王五在此集合中

【代码与结果解释】

集合去掉了重复的元素"李四"，所以 print(patient) 语句输出的结果为 {'张三', '李四', '王五'}。

4. 字典

字典是 Python 非常实用的数据类型，可以存储任意的对象。字典使用大括号 {} 将元素列出。元素由键值 key 与数值 value 组成，中间以冒号: 分隔。键值是字符、数字或元组，是不可改变的。数值可以是任意数据类型。字典元素的排列没有一定的顺序，可以使用键值来访问该元素。

创建字典的语法格式如下：

variable={key1:value1, key2:value2, …}

【医学案例 2-30】　创建两个字典，字典 patient 存放患者的 ID、姓名、性别、年龄等数据 {'ID':'10001', '姓名':'张三', '性别':'男', '年龄': 30}，字典 BloodPressure 存放收缩压和舒张压 {'收缩压': 110, '舒张压': 75}，把这两个字典输出显示。

【参考代码】

patient={'ID':'10001', '姓名':'张三', '性别':'男', '年龄':30}# 创建患者信息字典

BloodPressure={'收缩压':110, '舒张压':75}

print(patient)

print(BloodPressure)

【运行结果】

{'ID': '10001', '姓名': '张三', '性别': '男', '年龄': 30}

{'收缩压': 110, '舒张压': 75}

【代码与结果解释】

输出字典，每个字典元素对应了键值和数值。

访问列表或元组时，可以使用索引的方式，但字典中不可以，字典访问需要指定要访问的键值。

【医学案例 2-31】　访问字典 patient{'ID':'10001', '姓名':'张三', '性别':'男', '年龄': 30} 中的'ID'、'姓名'、'年龄'数据。

【参考代码】

patient={'ID':'10001', '姓名':'张三', '性别':'男', '年龄': 30}　　# 创建患者信息字典

print(patient['ID'])　　　　　　　　　　　　　　　　　　　　# 输出患者 ID

print(patient['姓名'])　　　　　　　　　　　　　　　　　　　# 输出患者姓名

print(patient['年龄'])　　　　　　　　　　　　　　　　　　　# 输出患者年龄

【运行结果】

10001

张三

30

【代码与结果解释】

可以通过键值"ID"访问数值"10001"，通过键值"姓名"访问数值"张三"，通过键值"年龄"访问数值"30"。

2.3 Python 语言程序控制结构

计算机程序通常是根据条件的结果进行选择、重复执行某些代码，这就涉及本节讨论的问题——如何控制程序执行的方向？一般情况下，按照出现在程序文件中先后顺序执行，但是程序中如果出现了 if、while、for、continue、break 等关键字时情况会发生变化。这些关键字形成了特殊的语句块，它们构成一个整体，依据其中的条件实现程序执行的"跳跃"或"重复"。这些结构在实际编程中通常是不可避免的。本节将通过一个挂号的小程序引导读者学习、理解程序的控制结构。

2.3.1 分支结构

分支结构也叫选择结构，是指程序在执行过程中会根据条件选择性地执行某些代码的语句结构，通常用 if 关键字来表示。按照分支的数量通常可以分为：单分支结构、双分支结构、多分支结构及嵌套的分支结构。建议初学者结合流程图来理解。

1. 单分支结构

1）语法格式

if 条件：

    语句块

说明：当条件的值为 True 时，条件满足，语句块被执行，否则不执行该语句块，继续执行后面的语句。注意以下几点：

（1）条件的值必须是逻辑值（True 或者 False），不同数据可以转换为逻辑值，依据"非空即真"的原则（所有的非 0 的数值都是"真"，所有的非空串为真，所有的非空序列为真），Python 里一个特殊的值 None，用来表示一个空对象。

（2）条件后面有"："（英文输入法），冒号后面的内容与左边界有缩进，该缩进在 PyCharm 中默认为四个空格的位置，不能自己敲空格或任意删除，移动该位置可以使用键盘的"Tab"键或"Backspace"键。

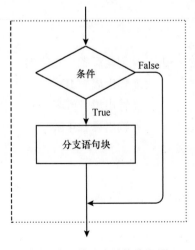

图 2-16 单分支结构流程图

2）单分支结构的流程（图 2-16）

【医学案例 2-32】 假如某医生门诊时间为每周一、三、四。用户输入星期几，判断是否有医生上门诊。

【参考代码】

```
# 输入星期几，判断是否有医生上门诊。假如某医生门诊时间为每周一、三、四
date=input("请输入星期几？只能输入 ('1-Mon', '3-Wed', '4-Thd')")
duty=["1", "3", "4"]
if date in duty:
    print("当天门诊有号 !")
print("结束")
```

【运行结果】

输入：1

当天门诊有号！

结束

【代码与结果解释】

该程序只有一个选择，即输入时间是周一、周三或周四时，输出"当天门诊有号！"，初学者需注意 if 语句行末有"："，下一行开始位置有缩进。

2. 双分支结构

1）语法格式

if 条件：

　　　语句块 1

else：

　　　语句块 2

说明：对条件进行判断，如果条件的值为 True，执行语句块 1，否则执行语句块 2，该结构称为双分支结构。

2）双分支结构流程（图 2-17）

【医学案例 2-33】　使用 input 函数输入一个患者体温，判断并输出是否发热。

【参考代码】

```
x=input('请输入体温 (摄氏度)')
if x>=37.3:
    print('发热')
else:
    print('不发热')
```

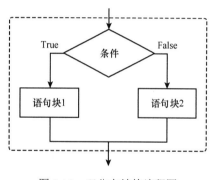

图 2-17　双分支结构流程图

【运行结果】

请输入一个整数：39.1

发热

【代码与结果解释】

假设判断体温是否发热的临界值是 37.3℃，对于输入的一个体温值，结果必定为发热或不发热两种情况之一。因此，这里选择双分支的结构，每个分支对应不同输出语句。

3. 多分支结构

与之前的分支语句不同，多分支语句通常有两个以上的可能。

1）语法格式

if 条件 1：

　　　语句 1

elif 条件 2：

　　　语句 2

......

else:

　　语句 n

2）多分支结构流程（图2-18）

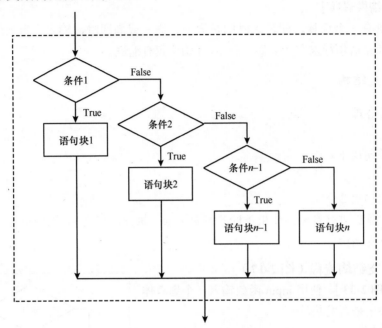

图2-18　多分支结构流程图

多分支语句，使用在一个问题需要多次判断，有多种可能的场景。关键字 elif 表示前面的条件不满足，再判断后面的条件；关键字 else，表示前面的条件都不满足，就执行后面的语句 n。因此，条件 1 不满足（值为 False）就判断条件 2，直到有一个条件满足（值为 True）执行相应的语句，然后退出 if 结构。注意，在前面某个条件满足后，剩余的条件就不会判断了。

【医学案例 2-34】　依据身体质量指数判断体型。

输入体重和身高数据，判断某人是否属于肥胖体型。身体质量指数（body mass index，BMI）是国际最常用来量度体重与身高比例的工具。衡量一个人是否过瘦或过肥。

$$BMI=\frac{w}{h^2} \tag{2-1}$$

式中，BMI 为身体质量指数；w 为体重，单位是 kg；h 为身高，单位是 m。

判断标准：当 BMI ＜ 18 时，为低体重；当 BMI 介于 18 ～ 25 之间时，为正常体重；当 BMI 介于 25 ～ 27 之间时，为超重；当 BMI ＞ 27 时，为肥胖。

请读者思考：在输入体重和身高数据后有几种可能，这些条件是否可以任意排列先后顺序？程序流程如图 2-19 所示。

【参考代码】

```
# 输入数据
```

```
height=eval(input("请输入身高,单位 m"))
weight=eval(input("请输入体重,单位 kg"))
# 计算身体质量指数
bmi=weight/(height**2)
# 判断体型
if bmi <18:
    result="低体重"
elif bmi <=25:
    result="正常体重"
elif bmi <=27:
    result="体重超重"
elif bmi >27:
    result="肥胖"
# 输出结果
print("您的身体质量指数为:{:.2f},属于
{}".format(result))
```

【运行结果】

请输入身高,单位 m1.71

请输入体重,单位 kg68

您的身体质量指数为: 23.26,属于正常体重

【代码与结果解释】

第 2、3 行输入数据,因为身高体重数据需要处理为数值类型,因此使用 eval() 函数,把 input 输入的字符串数据类型转换为数值类型;第 7 ~ 14 行为一个多分支选择结构,是一个整体,result 赋值,注意缩进,表示包含的;第 16 行,结果输出,{:.2f} 表示 bmi 的结果保留 2 位小数。

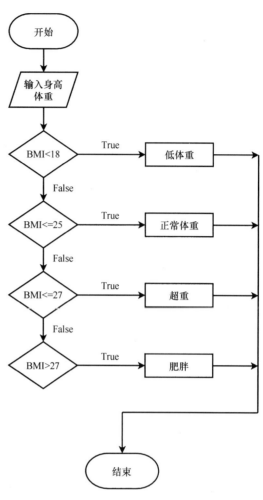

图 2-19 依据身体质量指数判断体型的程序流程图

2.3.2 循环结构

1. 循环

就挂号的场景,在真实情况下每天有很多人挂不同科室的号。如果要在程序中体现,就会发现前面的方法不适合了,因为它不能重复处理多人的挂号信息。这里就引出下面要讲解的内容,运用循环控制语句,让某些代码重复执行。

循环结构流程图如图 2-20 所示。可以看出只要循环条件为 True,循环体会重复执行;当循环条件为 False 的时候,循环体不再执行,退出循环。

在介绍循环的挂号程序前,首先介绍 Python 的循

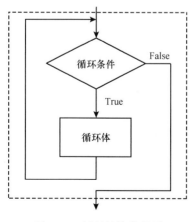

图 2-20 循环结构流程图

环语句。循环语句在实际应用中广泛存在，简单讲就是依据一定条件让某些代码重复多次执行。这里的循环分为次数明确和次数不明确两大类。举个简单的例子，如果要计算机找出 1000 以内的所有质数（素数），只需要做一千次判断，即每次判断一个数，被判断的数从 1、2、3、…、1000 结束；在这个过程中出现了循环，因为对每一个数的判断方法都一样，所以重复执行 1000 次判断，只是每次判断的数不一样而已。同时，1000 次就表示循环次数明确的情况。

有些问题可能不知道循环进行的次数或范围，这时通过设定条件去控制什么时候进行或结束循环，如第 11 大的素数是哪一个？怎么找到它呢？设置一个变量 num，开始时赋值 0，找到一个素数时 num 加 1，不停地找素数，num 不停加 1，当 num 等于 11 时结束循环，最后找到的那个素数就是第 11 大的那个素数。这里找素数的工作重复多少次，事先不知道，但是当条件满足（num==11）就停止。

循环结构中最常见的语句是 while 和 for 语句结构。for 语句的循环次数通常相对明确。while 循环语句是由条件控制进入或退出循环。

2. for 语句

for 语句是常见循环语句，循环次数或范围明确。语法格式如下：

1）形式一

for 变量 in 序列：
　　　循环体
else：
　　　语句

（1）for 语句的执行过程：每次循环，判断变量的值是否还在序列中。如果在，执行一次循环体；如果不在，则结束循环，执行 else 后面的内容，else 是可选项，不需要的时候省略。需要强调的是，只要位于循环体中的代码，必须使用相同的缩进格式（通常缩进 4 个空格。在冒号后敲回车键时，自动换到下一行与 for 关键字水平相差 4 个空格位置的地方），否则 Python 解释器会报 SyntaxError 错误（语法错误）。

（2）序列：列表、元组、字符串都可作为序列。流程如图 2-21 所示。

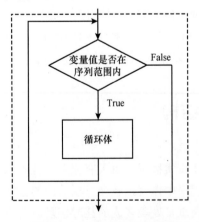

图 2-21　for 循环结构流程图

2）形式二

for 变量 i in range([start], end, [step])：
　　　循环体

（1）range() 函数：range() 函数的完整语法要求提供 2 个或 3 个整型参数 start，end，step。其中，start 表示序列的开始值，end 表示序列的结束值，step 表示每执行一次循环体，循环变量的改变值。[start] 和 [step] 表示可以缺省，在默认情况下，start=0，step=1。即 range() 函数还有两种简略的语法格式：range(end)，range(start, end)。

range() 函数会产生 1 个包含所有等差级数 i 的序列，i 的范围是 start<=i<=end，k 每次递增 step，step 不可以为零，否则将发生错误，默认为 1。

注意 range() 函数产生的序列值 k 的范围: start<=i<end, 当步长为 1 时, start<=i<=end-1。

（2）range() 函数的主要使用方法是, 通过 range() 函数产生的数值序列去控制循环执行的次数。

【医学案例 2-35】　使用 for 循环连续输出 "医科大学, 欢迎您!"。

【参考代码】
```
for i in range(0, 5, 1):
    # 循环体
    print("医科大学, 欢迎您! {} 次".format(i)) 前面补
```

【运行结果】
```
医科大学, 欢迎您! 0 次
医科大学, 欢迎您! 1 次
医科大学, 欢迎您! 2 次
医科大学, 欢迎您! 3 次
医科大学, 欢迎您! 4 次
```

【代码与结果解释】
从上面的结果可以看出, 变量 i 控制了循环体的执行次数, 变量 i 的范围由函数 range(5) 限定; 每执行一次循环体, i 会发生变化（在自身基础上加上步长), 并且关注到 i 的取值是: 0, 1, 2, 3, 4。

【医学案例 2-36】　使用 range 函数产生 2 个不同范围的有序数值序列, 序列 1 为: 2, 5, 8, 11; 序列 2 为: 12, 10, 8, 6, 4。

【参考代码】
```
# 定义一个对象表示序列 1
seq1=range(2, 12, 3)
# 定义一个对象表示序列 2
seq2=range(12, 2, –2)
for i in seq1:
    print(i, end=',')   # 将序列数据显示在一行
print()
for j in seq2:
    print(j, end=',')   # 将序列数据显示在一行
```

【运行结果】
```
2, 5, 8, 11,
12, 10, 8, 6, 4,
```

【代码与结果解释】
熟练掌握 range() 函数有助于循环的设计, 关注循环次数和变量 i 的范围, 习惯上将 i、j、k 作为控制循环次数的变量名。

【医学案例 2-37】　列表 weight 表示样本的体重数据, 计算该样本体重的平均值, weight[70, 60, 78, 85, 77, 54, 65, 80]。

方法一 使用 for 语句的形式一实现。

【**参考代码**】

```
weight=[70, 60, 78, 85, 77, 54, 65, 80]
sum=0
for i in weight:
    sum=sum+i
aver=sum/(len(weight))
print（"样本平均体重为:"，aver）
```

【**运行结果**】

样本平均体重为: 71.125

【**代码与结果解释**】

变量 *i* 表示 weight 序列中的值，随着循环进行，变量 *i* 依次获取 weight 中的值。

方法二 使用 for 语句的形式二（使用 range() 函数）实现。

【**参考代码**】

```
weight=[70, 60, 78, 85, 77, 54, 65, 80]
sum=0
for i in range(len(weight)):
    sum=sum+weight[i]
aver=sum/(len(weight))
print("样本平均体重为:", aver)
```

【**运行结果**】

样本平均体重为: 71.125

【**代码与结果解释**】

此处，变量 *i* 的值表示列表 weight 中的下标值，即 0, 1, 2, 3, 4, 5, 6, 7。len() 函数为内置函数，返回序列的长度。

3. while 语句

while 语句的执行过程是：每一次循环之前计算机先判断条件的值，如果其布尔值为真（True），就执行循环体，如此反复执行，直到条件的值为假（False），就结束循环。如果 while 后面有 else 语句，结束循环之后就执行 else 语句。

1）while 语句语法格式

```
while 条件:
        循环体
else:
        语句
```

2）while 循环结构流程（图 2-22）

【**医学案例 2-38**】 列表 height 中是样本的身高数据，请计算样本的平均身高。其中 height=[175, 178, 173, 172, 176, 174, 175, 176, 175, 180, 168, 179]。

【参考代码】

height=[175, 178, 173, 172, 176, 174, 175, 176, 175, 180, 168, 179]

i=0

sum=0

count=len(height)

while i<count:

　　sum=sum+height[i]　　# 累加每位同学的身高

　　i=i+1　　　　　　　#i 代表第 i 位同学，重
　　　　　　　　　　　　复一次后，数量增 1

meanHeight=sum/count　　# 计算平均身高

print("医科大新生平均身高:"，meanHeight)

print("最大身高值:"，max(height))

print("最小身高值:"，min(height))

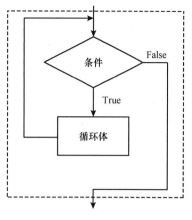

图 2-22　while 循环结构流程图

【运行结果】

医科大新生平均身高：175.08333333333334

最大身高值：180

最小身高值：168

【代码与结果解释】

函数 min 和 max 是 Python 的内置函数，分别返回参数的最小值和最大值。

【医学案例 2-39】　列表 height 中是样本的身高数据，计算样本的平均身高，需要排除奇异值，假设身高数据大于 240cm 或者小于 100cm 的情况是非正常值，不予纳入计算。

【参考代码】

height=[175, 175, 175, 175, 17.6, 174, 175, 175, 175, 175, 268, 175, 65]

i=0

sum=0

n=count=len(height)

while i<count:

　　if height[i]>240 or height[i]<100:

　　　　i=i+1

　　　　n—=1　　　　　　　# 相当于 n=n–1

　　　　continue

　　sum=sum+height[i]

　　i=i+1　　　　　　　　# 累加每位同学的身高

meanHeight=sum/n　　　　# 计算平均身高

print("医科大新生身高数据:", height)

print("医科大新生平均身高:", meanHeight)

【运行结果】

医科大新生身高数据：[175, 175, 175, 175, 17.6, 174, 175, 175, 175, 175, 268, 175, 65]

医科大新生平均身高：174.9

【代码与结果解释】

在求和的时候加一个分支语句，用条件筛查当前数据是否可以参与计算，另外注意 if 语句中的 n 值变化。

4. break 和 continue 语句

1）break 语句

break 语句可以跳出 for 和 while 的循环体。

【医学案例 2-40】 用户输入挂号信息，如果输入的科室名在当前可以挂号的科室名单中挂号成功，否则继续挂号。

【参考代码】

```
#dep 表示当前还可以挂号的科室名单
dep=["眼科","消化内科","神经内科","口腔科","内分泌科","骨科","老年科"]
while True:
    print("请输入患者姓名,挂号科室")
    # 录入患者信息
    name=input("请输入姓名 ?")
    keshi=input("请输入科室 ?")
    # 判断要挂号的科室名是否出现在 dep 名单中
    if keshi in dep:
        print("{}, 成功挂号 {}".format(name, keshi))
        break
else:
    print("没有号可挂 !")
```

【运行结果】

请输入患者姓名，挂号科室

请输入姓名？李明

请输入科室？眼科

李明，成功挂号眼科

【代码与结果解释】

程序有 while 循环，可以无限次输入用户信息挂号。当 if 语句中的条件满足，执行 break 将会终止循环。

2）continue 语句

continue 语句作用是终止当前的循环，忽略 continue 之后的语句，然后回到循环的顶端，进入下一次循环。

【医学案例 2-41】 医院叫号时，如果当前患者不在场系统将跳过该患者叫下一个号，使用循环语句模拟该情景。

【参考代码】

```
person=["张三","李四","王五","赵六"]
```

```
for i in person:
    # 李四因故未到场
    if i=='李四':
        print("{} 不在，请下一位！ ".format(i))
        continue    # 跳过李四继续叫号
    else:
        print（"请 {} 就诊！ ".format（i））
print（"叫号结束"）
```

【运行结果】

请张三就诊！

李四不在，请下一位！

请王五就诊！

请赵六就诊！

叫号结束

【代码与结果解释】

假设李四不在场，如果轮到李四就诊，这时可以使用 continue 跳过本轮循环进入下一个号。作为对比，将本案例的 continue 换做 break，运行结果是"请张三就诊！"。

5. 循环嵌套

Python 语言允许在一个循环体里面嵌入另一个循环。如在 while 循环中可以嵌入 for 循环；也可以在 for 循环中嵌入 while 循环。嵌套次数一般不超过 3 层，以保证可读性。

在循环嵌套时，外层循环和内层循环间是包含关系，即内层循环必须被完全包含在外层循环中，当程序中出现循环嵌套时，程序每执行一次外层循环，其内层循环必须循环所有的次数（即内层循环结束）后，才能进入到外层循环的下一次循环。

2.4　函数

函数（function）是一段封装好的，可以重复使用的代码，它使得程序更加模块化，减少重复代码编写。函数可以保存起来给它起一个独一无二的名字，只要知道它的名字就能重复使用这段代码。

什么是函数？如前面频繁使用的 print()，这就是一个函数，形式上由函数名和函数参数两部分组成。

函数名（函数参数）：这里 print 就是函数名，() 是函数的标志，() 内的数据叫作函数参数，函数参数可以为空。在编程中，将完成某一特定功能并经常使用的代码编写成函数，在需要使用时输入函数名及参数，就能运行。开发人员要善于定义并使用函数，以提高编码效率。

2.4.1　内置函数

Python 中函数可以分为两大类，即自定义函数以及内置函数。

表 2-12 是部分 Python 常用内置函数，恰当使用可以极大提高程序的效率。

表 2-12　部分 Python 常用内置函数表

函数名	含义	举例	说明
abs(n)	n 的绝对值	abs(–2)	取绝对值，也就是 2
round(n1, n2)	对 n1 保留 n2 位小数	round(2.655, 2)	四舍五入取整，也就是 2.66，保留 2 位小数
divmod(n1, n2)	取商和余数	divmod(20, 6)	返回 (3, 2)
pow(n1, n2)	n1 的 n2 次方	pow(2, 3)	2 的 3 次方，相当于 2**3
max()	取最大值	max([1, 5, 2, 9])	返回最大值 9
min()	取最小值	min([34, 4, –4, 2])	返回最小值 –4
sum()	求和	sum([2, –1, 19, 12])	求和，32
sorted()	排序，列表、元组等有序数据集合	s=(12, 34, 67, 1, 3, 35) sorted(s)	[1, 3, 12, 34, 35, 67]
int()	转换为 int 数值（整数）	int("5")	字符串 '5' 转换为数值 5
float()	转换数值浮点数（小数）	float(2)	结果 2.0
list()	转换为列表 list	list((1, 2, 3))	结果 [1, 2, 3]
tuple()	转换为元组	tuple([2, 3, 4])	列表 [2, 3, 4] 变换为元组 (2, 3, 4)
set()	转换为集合	set("hello")	结果 {'h', 'o', 'e', 'l'} 创建一个无序不重复元素集
eval(str)	转换字符串 str 为表达式并计算返回值	eval('3*5')	结果 15

2.4.2　自定义函数

除了使用内置函数以外，在实际的工作中经常需要编写一些常用的函数。在某些编程语言当中，函数声明和函数定义是区分开的（函数声明和函数定义可以出现在不同的文件中，如 C 语言），但是在 Python 中，函数声明和函数定义是视为一体的。

1. 函数定义的语法格式

def 函数名（函数参数）：

　　　　函数体

return 条件或者值

注意事项

（1）在 Python 中采用 def 关键字进行函数的定义，不用指定返回值的类型。

（2）函数参数可以是零个、一个或者多个。同样地，函数参数也不用指定数据类型，Python 会自动根据值来判断其类型。

（3）Python 函数的定义中缩进部分是函数体。

（4）函数的返回值是通过函数中的 return 语句获得的，return 语句是可选的，它可以在函数体内任何地方出现，表示函数调用执行到此结束，如果没有 return 语句，会自动返回 None（空值）；如果有 return 语句，但是 return 后面没有值，也是返回 None。

【医学案例 2-42】　自定义带返回值的函数 ave_weight()，调用该函数计算传入样本体重数据 weight 的平均值。

分析：首先，自定义函数。

然后，调用自定义函数获得计算结果。

【参考代码】

```
# 定义函数 ave_weight(weight)，计算 weight 的平均值。
def ave_weight(data):
    sum=0
    for i in data:
        sum=sum+i
    return sum/len(data)


weight=[70, 60, 78, 85, 77, 54, 65, 80]# 定义数据
# 调用函数
result=ave_weight(weight)
print("样本平均体重为:"，result)
```

【运行结果】

样本平均体重为：71.125

【代码与结果解释】

通过本案例可以看到函数 ave_weight(weight) 调用后，返回了一个结果 71.125，这就是函数的返回值。函数的返回值可以用一个变量来接收，如此处用变量 result 接收了函数的返回值，当 print(result) 的时候就可以看见这个结果。

另外一种情况下，函数可以没有返回值，函数体中的过程结果可以用 print 语句输出结果，而不是返回一个数据对象。

【医学案例 2-43】　自定义不带返回值的函数 void_ave_weight()，调用该函数计算传入样本体重数据 weight 的平均值。

【参考代码】

```
def void_ave_weight(data):
    sum=0
    for i in data:
        sum=sum+i
    print(sum/len(data))


weight=[70, 60, 78, 85, 77, 54, 65, 80]# 定义数据
# 调用函数
void_ave_weight(weight)
```

【运行结果】

71.125

【代码与结果解释】

函数可以没有返回值，或者 return 后面没有内容，那么用户怎么知道函数体某些变量的运行结果呢？可以在函数体内加上 print 语句输出结果。

2. 函数式编程思想

以搭积木为例，每一个函数类似一个积木部件，任务的开发者（积木玩家）主要精力放在如何构建心中的理想目标，而不必关心每一块积木是如何做出来的，而积木的生产者（函数的开发者）只关心如何制作不同需求的积木块。从程序的全局看，编写应用程序就是函数的组合，这种思路在数据分析中非常重要。某些情况下需要重复使用相同的代码块，只需把代码块定义成函数，需要的时候就直接调用该函数，这样大大提高了代码的重用性和编程效率。

【医学案例 2-44】 自定义函数完成挂号操作。

按照函数式的思维方式设计挂号程序，将挂号过程分为如图 2-23 所示三步顺序执行。

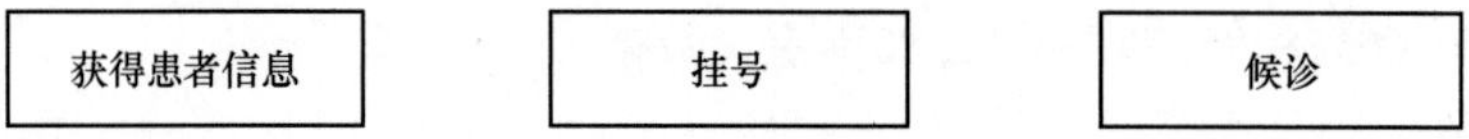

获得患者信息	挂号	候诊

图 2-23　挂号步骤分解图

按照图 2-23 的思路，设计三个函数：输入患者信息 getInfo()、挂号 register()、候诊 waiting()。分别实现各自功能，最后在主程序中，调用函数完成相应的任务。

【参考代码】

```
# 自定义函数 getInfo()，完成挂号信息录入
def getInfo():
    print("请输入患者姓名，年龄，性别，挂号科室")
    # 录入患者信息
    info=[]
    name=input("请输入姓名 ?")
    age=input("请输入年龄 ?")
    gender=input("请输入性别 ?")
    keshi=input("请输入科室 ?")
    info.append(name)
    info.append(age)
    info.append(gender)
    info.append(keshi)
    info.append("0000")
    return info        # 返回值为一个列表，info 包含姓名年龄性别科室名


# 自定义函数 register()，确认患者挂号是否成功
def register(info, keshi):
    patient=[]
    id="1001"    # 挂号成功者获得一个流水号
    ks=info[3]
    if ks in keshi:
```

```
                print("挂号成功 !")
                info[4]=id    # 给该患者分配一个流水号
                patient.append(info)
                id+=1
                # 返回挂号成功者信息，在基本信息基础上增加了流水号
                return patient
            else:
                print("挂号失败 !")


# 自定义函数 waiting()，显示挂号成功者信息
def waiting(namelist):
    for s in namelist:
        print("就诊号 {}，姓名:{} 正在 {} 科室候诊 !".format(s[4], s[0], s[3]))


# 应用程序（主调函数）
duty=["眼科", "口腔科", "外科"]
waiting(register(getInfo(), duty))
```

【运行结果】
请输入患者姓名，年龄，性别，挂号科室
请输入姓名？张三
请输入年龄？ 21
请输入性别？女
请输入科室？眼科
挂号成功！
就诊号 1001，姓名：张三，正在眼科科室候诊！

【代码与结果解释】
　　函数式模块化的程序设计使得应用程序逻辑简单，各个函数独立编写，一处修改不会相互影响，增强了程序的可读性，提高了开发效率。假设挂号规则改变，只需要修改 register() 一个函数，不影响其他部分。

2.4.3　lambda 函数

1. 匿名函数 lambda 的定义

　　lambda 函数是指一类无须定义标识符（def）的函数或子程序。可以接收任意多个参数（包括可选参数）并且返回单个条件的值。lambda 的主体是一个条件，通常只有一行而不是一个代码块，仅仅能在 lambda 条件中封装有限的逻辑进去。lambda 函数拥有自己的命名空间，且不能访问自有参数列表之外或全局命名空间里的参数。

2. 语法

　　lambda 函数的语法只包含一个语句：

lambda [arg1 [, arg2, …argn]]:expression

lambda 是 Python 预留的关键字，[arg…] 和 expression 由用户自定义。lambda 只是一个条件，函数体比 def 简单很多。

注意：lambda 函数不能包含命令，包含的条件不能超过一个。

3. lambda 函数的用法

在实际运用中，根据 lambda 函数应用场景的不同，可以将 lambda 函数的用法扩展为以下几种：

1）将 lambda 函数赋值给一个变量，通过这个变量间接调用该 lambda 函数

【医学案例 2-45】 传入一个参数的 lambda 函数，返回该参数的平方值。

【参考代码】
```
# 定义含一个参数的 lambda 函数
result=lambda   x:x*x
# 调用
print(result(5))
```

【运行结果】
```
25
```

【代码与结果解释】

x 为参数，$x \times x$ 为返回的值。

【医学案例 2-46】 定义含 2 个参数的 lambda 函数，计算各自的平方和。

【参考代码】
```
result=lambda   x, y :x*x+y*y
# 调用
print(result(3, 2))
```

【运行结果】
```
13
```

【代码与结果解释】

x、y 为参数，$x \times x + y \times y$ 为返回的值，对应调用时需要两个参数（3,2）。

2）将 lambda 函数作为参数传递给其他函数

部分 Python 内置函数接收函数作为参数，这里介绍 3 个典型内置函数 filter 函数、map 函数和 reduce 函数。

（1）filter 函数：用于过滤序列，过滤掉不符合条件的元素，返回由符合条件元素组成的新列表。

该函数接收两个参数，第一个为函数，第二个为序列，序列的每个元素作为参数传递给函数进行判断，然后返回 True 或 False，最后将返回 True 元素放到新列表中。例如，filter(lambda x:x % 3==0, [1, 4, 3]) 指定将列表 [1, 4, 3] 中能够被 3 整除的元素过滤出来，其结果是 [3]。

【医学案例 2-47】　使用 lambda 函数筛选出体温高于 37.3℃的数据，数据来自列表 temp。

【参考代码】

```
# 体温数据
temp=[36.4, 37.5, 36, 2, 38, 5, 36.4, 37.2]
a=list(filter(lambda x:x>=37.3, temp))
print(a)
```

【运行结果】

[37.5, 38]

【代码与结果解释】

此时 lambda 函数用于指定过滤列表元素的条件。

（2）map 函数：用于遍历序列，对序列中每个元素进行操作，最终获取新的序列。例如，map(lambda x: x+1, [1, 2, 3]) 将列表 [1, 2, 3] 中的元素分别加 1，其结果 [2, 3, 4]。

【医学案例 2-48】　使用 lambda 函数将一组单位为摄氏度的体温值转换为华氏温度数值，列表 temp 为需要转换的摄氏度的体温数据。

【参考代码】

```
temp=[36.4, 37.5, 36, 2, 38, 5, 36.4, 37.2]# 摄氏度的体温数据
temp_f=list(map(lambda x:1.8*x+32, temp))
print(temp_f)
```

【运行结果】

[97.52, 99.5, 96.8, 35.6, 100.4, 41.0, 97.52, 98.96000000000001]

【代码与结果解释】

本案例中 lambda 函数是华氏温度转换公式，对 temp 列表中每一个元素的共同操作，返回结果是一个新列表。

（3）reduce 函数，例如 reduce(lambda a, b: a*b, [1, 2, 3, 4]) 将列表 [1, 2, 3, 4] 中的元素从左往右相乘。此时相当于计算 4 的阶乘。

【医学案例 2-49】　使用 reduce 函数计算累计温度值，温度数据来自列表 temp。

【参考代码】

```
# 通过引入 functools 模块来调用 reduce() 函数
from functools import reduce
temp=[36.4, 37.5, 36, 2, 38, 5, 36.4, 37.2]
count=reduce(lambda x, y:x+y, temp)
print(count)
```

【运行结果】

228.5

【代码与结果解释】

lambda 函数作为参数传入 reduce 函数，对列表 temp 的数据进行累加求和，注意需要从 functools 模块中导入 reduce 函数。

其他 Python 函数也接收函数作为参数，如 gevent 的 spawn 函数。lambda 函数也能够

作为参数传入。需要注意的是，lambda 函数是为单行函数而设计的，可以使代码看上去更简洁、更为优雅，但是 lambda 函数不能使代码的执行效率更高，也不能提高代码的重复使用率，请根据具体情况选择使用。

习　　题

1. 单选题

1）Python 脚本文件的扩展名为（　　　）

A. .python 　　　　　　B. .Py 　　　　　　C. .py 　　　　　　D. .pn

2）下面不属于 Python 特性的是（　　　）

A. 简单易学 　　　　　　B. 开源的免费的 　　　　C. 属于高级语言 　　D. 低可移植性

3）下面（　　）不是有效的变量名

A. H-BP 　　　　　　　B. _DBP 　　　　　　C. patient1 　　　　D. patient_1

4）关于 a or b 的描述错误的是（　　　）

A. 若 a=True　b=True，则 a or b==True 　　　　B. 若 a=True　b=False，则 a or b==True

C. 若 a=True　b=True，则 a or b==False 　　　　D. 若 a=False　b=False，则 a or b==False

5）在 print 函数的输出字符串中可以将（　　）作为参数，代表后面指定要输出的字符串

A. %d 　　　　　　　　B. %s 　　　　　　　　C. %c 　　　　　　D. %t

6）下列不是 Python 语言关键字的是（　　　）

A. open 　　　　　　　B. if 　　　　　　　　C. lambda 　　　　D. for

7）以下哪条语句定义了一个 Python 字典（　　　）

A. { } 　　　　　　　　B. {1, 2, 3} 　　　　　　C. [1, 2, 3] 　　　　D. (1, 2, 3)

8）下列不属于程序的流程控制语句是（　　　）

A. if 　　　　　　　　　B. for 　　　　　　　　C. while 　　　　　D. try

9）下列语句运行结果是（　　　）

```
for i in range(1, 3):
    for j in range(1, 2):
        if( i != j ) and (i != j):
            print (i, j)
```

A. 2 1 　　　　　　　　B. 1 2 　　　　　　　　C. 1 1 　　　　　　D. 2 2

10）下列哪条语句可以产生序列 [0, 2, 4, 6]（　　　）

A. range(0, 6, 2) 　　　　B. range(6) 　　　　　C. range(6, 2) 　　D. range(7, 2)

2. 判断题

1）内置函数 input() 用来接收用户的键盘输入，默认返回字符串类型（　　　）

2）缩进对 Python 代码非常重要（　　　）

3）PyCharm 中可以直接使用任何第三方库的函数（　　　）

4）Python 自定义函数用 def 关键字定义（　　　）

5）循环结构中可以用 continue 语句终止整个循环的执行（　　　）

3. 填空题

1）条件的 3**5 的值为_____。

2）在字符串 s，访问从右侧向左第 3 个字符的语句为_____。

3）获得字符串 s 长度的语句是_____。

4）已知存放药物的列表 druglist=["阿莫西林", "头孢", "左氟沙星"]，那么 druglist[1:3] 的值为_____。

5）Python 标准库 math 中用来计算平方根的函数是_____。

4. 简答题

1）阐述不同组合数据类型如列表、元组、集合、字典的异同点。

2）简述在循环执行过程中改变程序流程的方法？

第3章　医学数据的获取与分析

过去的几十年，随着科学技术的发展，在医疗领域中产生和积累了海量医学数据，这些医学数据包括电子病历数据、医学影像数据、组学数据等。然而存储的医疗数据并不等于有用的信息和知识，因此，高效利用计算工具分析和解释医学数据，并将之转化成有效知识，就显得尤为重要和必要，这些知识可以帮助研究者和临床医生诊断疾病对辅助临床决策和医药研发也具有很重要的指导意义和极大的社会价值。而人工智能的应用则给医疗领域未解难题带来曙光，当前，人工智能已广泛应用于电子病历、医学影像等医学数据的相关研究，其中，医学数据的获取和存储是开展后续分析和人工智能研究的前提和基础。

3.1　医学数据的获取与存储

随着信息技术的发展，医院的纸质病历、各种检查数据已广泛电子化，医疗领域的医学数据呈爆炸式增长，便捷、高效获取存储和快速分析相关医学数据是进行相关研究的基础。

3.1.1　电子病历数据

1. 电子病历概述

病历是指医院对患者的诊断治疗全过程的原始记录，它包括首页、病程、检查结果、医嘱、手术记录、护理记录等。电子病历不仅仅是纸质病历的电子化，它是以患者为主体，通过计算机等电子设备比较完整地记录患者长期的医疗信息，并且经过计算机技术的整理、传输、存储、共享和分析，电子病历的应用可以实现病历的无纸化保存，进而提供归档、数据查询等一系列服务，一方面可以提高医护人员和研究人员对疾病信息的收集、查询、整理和分析的质量和效率，另一方面，可以实现对医疗机构整体信息的管理，为医疗机构管理人员提供有价值的参考数据。

随着医疗机构信息化建设的发展，电子病历已经得到了广泛的普及。医院等医疗机构建立了存储海量电子病历的数据库，并且各级医疗机构每天都在产生海量的电子病历数据。电子病历数据已形成医疗大数据的重要组成部分，大型医疗机构的电子病历可记录近10年超过1000万患者的医疗数据。此外，单次住院可生成约15万条数据。借助大数据和人工智能技术，可以对存储的电子病历进行处理，从而开展后续基于人工智能的大数据分析和挖掘。在众多现代化医疗数据中，电子病历数据是最重要的医疗数据资源之一，从这些数据中可以获得的有效信息和优势是非常明显的。

2. 电子病历数据预处理

电子病历包含着结构化数据和非结构化数据，在获得海量电子病历数据后需要针对数据的特性和研究的目标对数据进行预处理。电子病历数据预处理常用的方法主要包括脱敏处理、数据清洗、数据集成、数据选择和数据标准化。

1）脱敏处理

电子病历数据以患者为主体，其数据来源通常是大型的医院信息部门或者一些专业的医疗机构，收集得到的电子病历数据因为涉及患者的隐私，因此在共享或者公开相关数据集时需要对数据进行脱敏处理，隐藏掉部分涉及患者隐私的信息。

2）数据清洗

电子病历数据在前期录入过程中可能存在缺少某些属性或存在缺失值、包含错误记录或离群值、存在冲突记录等各种问题，因此需要针对不同数据选择不同的方法对数据进行清洗，数据清洗主要包括补齐、去噪和去重等方法，从而将缺失、错误或不一致的数据处理成干净、高质量的数据以供后续统计分析。

3）数据集成

为了增加电子病历的数据量以便进行后续大规模分析和方便人工智能模型的训练，通常需要将不同地区、不同医疗机构等不同源头的电子病历数据集成整合为一个更大的电子病历数据集，数据集成时也需要进一步处理不同源头的异构数据之间可能存在结构的不一致或重复冗余的问题，从而在保证数据质量的基础上扩大数据的规模。

4）数据选择

针对不同的医学问题和研究目的，需要对电子病历数据进行内容筛选。数据选择可以是样本选择，筛选出与问题相关的阳性或阴性样本。数据选择也可以是特征选择，筛选确定与研究问题相关的属性特征，从而剔除掉无关和噪声特征，实现对数据的降维，进一步提高数据的质量。

5）数据标准化

数据标准化是对电子病历数据进行标准化处理，将数据标准化为适合进行数据分析的形式，包括中心化、min-max 标准化、Z-score 标准化、缺失值处理、错误信息处理等数据预处理方法。

3. 电子病历常见分析任务

电子病历中包含着结构化数据，更包含着大量非结构化的文本数据，要从非结构化的文本数据中挖掘出潜在的规律，需要识别出文本数据中的专业词汇和实体关系，另外也需要对电子病历数据进行分类或者实现医疗问答，因此常见的电子病历信息抽取研究任务包括：命名实体识别、实体关系抽取、文本分类和医疗问答。

1）命名实体识别

命名实体识别是自然语言处理的基础任务之一，指从非结构化的自由文本中识别和定位出具有特定意义的词语。电子病历命名实体识别是命名实体识别的子领域，其主要任务是识别出电子病历中具有特定意义的实体，并对定位出的实体类别进行标注。英文电子病历的命名实体识别通常以单词为单位，而中文电子病历命名实体识别则以汉字为单位，对于中文电子病历，根据研究目的不同待识别的命名实体也有所不同，命名实体识别的目标主要包括疾病、病因、症状、检查方法、药品、手术、解剖部位等。电子病历命名实体识别使用的数据集通常都是从各级不同医疗机构或者医疗资源数据库中收集而来的电子病历文本，使用的评价指标通常是精准率、召回率和 F1 值。早期的电子病历命名实体识别主要是基于规则与词典的方法和基于传统机器学习的方法，而现在随着人工智能技术的发展，基于深度学习的方法在该任务中效果显著从而得到广泛应用，包括卷积神经网络、循环神经网络、长短期记忆网络、Word2Vec 模型和 BERT 模型等。

2）实体关系抽取

实体关系抽取是指按照预先确定的任务和要求，对电子病历文本中实体之间的关系进行识别和抽取，实体关系抽取通常基于命名实体识别的结果，是命名实体识别的后续任务，也是自然语言处理中一个重要的子任务。电子病历中的疾病、症状、药品等实体之间存在着与实体和上下文有关的语义关系，实体关系抽取不仅要抽取电子病历中实体关系，还要判断实体之间的关系类型，因此，理论上实体关系抽取可以拆分为两个步骤，首先是判断两个实体之间是否存在关系，若存在关系则进一步判断关系类型。电子病历中的实体关系主要可以分为 3 类，包括疾病之间的关系、疾病与检查的关系以及疾病与治疗之间的关系，抽取这几类实体之间的关系具有非常重要的作用，可以将实体关系围绕医疗问题进行结构化组织和系统表示，成为医疗健康知识库建立维护的基础。电子病历实体关系抽取的方法有很多种，早期主要采用共现分析方法和以支持向量机为代表的传统机器学习方法，进入深度学习时代后，则主要采用卷积神经网络、长短期记忆网络和注意力机制等方法来进行实体关系抽取。

3）文本分类

文本分类是一项经典的自然语言处理任务，其主要任务是对文本进行分类，得到预定义的类别标签。电子病历主要是用自然语言来书写的，其自由文本中蕴含了丰富的信息和有用的知识，这些信息和知识是临床医生思维逻辑和推理过程的反映，有助于了解患者的状况和解决临床问题。因此，文本分类能有效处理和提取电子病历文本信息，进一步归纳和总结其中的知识和规律，提升后续分类预测任务的效果。早期的文本分类研究需要通过专家制定规则来手工实现，这极其地费时费力，且效果也不佳，而现在，深度学习算法和自然语言处理技术已经被用来处理电子病历文本，辅助识别患者所患疾病从而支持医生的临床决策。

4）医疗问答

问答系统是自然语言处理的传统任务，是系统对提出的问题做出相应的回答，而医疗问答系统由于具有更多的专业名词和医学知识，实现的难度相对更大，医疗问答需要基于健康医疗大数据、对话交互技术，可以提供关于疾病和健康的医疗信息，辅助诊断和治疗。早期的问答系统，需要特征工程和语言模型来选择和提取有效的语义特征，然后基于决策树等传统机器学习模型来获取问题的答案。目前，问答系统主要使用深度学习技术，深度学习技术使得问答系统的可靠性有了大幅提升，基于大规模带标签的数据集构建的问答系统也取得了长足的进步。然而在医学领域，由于缺乏大规模的医学标注数据集，同时电子病历数据中包括大量的非结构化数据、专业术语、缺失与错误等，导致还没有一个通用可行的医疗问答系统可以有效处理这些复杂情况和挖掘电子病历中的知识及推理。总而言之，医疗问答系统仍在不断探索进步阶段，未来的潜力巨大，是一个非常有前景的研究方向。

4.电子病历数据的深度学习应用

除了常见的命名实体识别、实体关系抽取、文本分类和医疗问答等基本任务外，电子病历数据的应用广泛存在于不同的领域，且在不同的疾病中往往有不同的表现形式。当前主要是基于自然语言处理的深度学习技术来分析电子病历数据，自然语言处理侧重于分析文本和语音，从单词中推断出意义。循环神经网络是一种深度学习网络，能够有效地处理语言、语音和时间序列数据等，在这一领域发挥着重要作用。在医疗领域中，序列深度学习和语言技术为电子病历等应用提供了很多支持，电子病历数据已应用于糖尿病、心脑血管疾病等疾病的智能诊断中。

图 3-1 概述了为电子病历构建深度学习系统的技术步骤。首先要收集来源于多个不同机构的原始数据，从而保证构建的深度学习系统具有泛化性。然后，需要将各种非结构化的电子病历数据标准化，解析为患者的时序数据，使得数据更适合使用深度学习进行训练。接着，基于标准化的时序数据训练深度学习系统。最后，利用训练好的深度学习系统，就能推断和回答高层次的医疗问题，如"患者病史中的哪些信息与当前疾病的诊断相关？""患者目前有可能患哪些疾病？""有哪些介入治疗的可能性？"等。

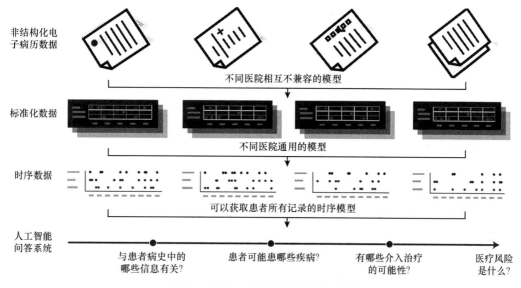

图 3-1　基于电子病历的深度学习系统

在进行预测时，迄今为止的大多数研究工作都在有限的结构化数据集上使用监督学习，包括实验室结果、生命体征、诊断码和人口统计数据等。为了解释电子病历中包含的结构化和非结构化数据，研究人员开始采用无监督学习方法，如自动编码器，在自动编码器中，网络首先通过压缩和重构无标注数据来学习有用的表示，从而预测具体的诊断。最近深度学习模型使用卷积神经网络和循环神经网络对患者记录中发生的结构化事件的时间序列进行建模，预测未来的医疗事件。这项工作主要集中在重症监护医学信息数据集上，该数据集包含来自单个医疗中心的重症监护患者数据。虽然重症监护患者比非重症监护患者产生更多的电子病历数据，但非重症监护患者的数量明显多于重症监护患者。因此，从这些数据中得到的模型在多大程度上能推广到更广泛的人群中还不确定。

下一代自动语音识别和信息提取模型可能会开发临床语音助手，从而准确地记录患者就诊信息。医生花大量时间处理电子病历文档，减少了与患者相处的时间。因此自动记录将缓解这一问题，并促进更多更有价值的服务。基于循环神经网络的语言翻译模型使用端到端技术直接从一种语言的语音翻译成另一种语言的文本。这种技术适用于电子病历，可以将患者与医生之间的对话直接转换为文本记录。不过关键的挑战在于，在准确总结对话的同时，还需对对话中每个医疗实体的属性和状态进行分类。尽管这些技术在早期的人机交互实验中很有希望，但它们尚未广泛应用于医疗实践中。

未来的工作可能集中在开发新算法，以便更好地利用电子病历中信息丰富的非结构化数据。例如，在开发预测系统时，临床记录常常被省略或编辑，这种非结构化数据含有非常丰富的诊断信息。通过半监督学习的方式整合结构化和非结构化数据，大型循环神经网络开始崭露头角，这种数据整合使得模型能从更多类型的数据中学习到更多的有用信息和隐藏的模式，展现出极其优异的性能，并在多项任务中超过其他技术，这些任务包括死亡率、再入院率、住院时间和诊断预测等。

3.1.2 医学影像数据

1. 医学影像概述

医学成像是指医学影像数据的形成过程，也指形成医学影像的技术或装置。医学成像技术是借助于某种能量与生物体的相互作用，用于检查人体的胸、脑、肺、乳腺、肝、甲状腺等部位，以非侵入方式提取生物体内组织或器官的形态、结构以及某些生理功能的信息，为生物组织研究和临床诊断提供影像信息的一门科学。医学影像主要包括 X 线成像、计算机体层成像（CT）、磁共振成像（MRI）、正电子发射体层仪（PET）、超声成像、组织病理图像等医学图像和脑电图、脑皮质电图、心电图、肌电图和眼动电图等医学信号图像。

国外医学影像系统的研究起步较早。20 世纪 70 年代，数字影像通信的概念被提出，然而，由于缺乏统一的标准，在接下来的十几年中不同设备供应商生产的产品无法相互兼容。直到 20 世纪 90 年代，伴随着计算机技术的突破性发展，北美放射医学协会和美国电气制造商协会提出了医学数字影像通信标准，推动了医学影像标准化的进程。美国的一家公司很早就开发出一些符合医学标准和规范的商业医学影像系统，其先后经历单机版的客户端、基于网页的图像处理平台和基于云计算技术的云端模式。云计算在医学影像处理领域的应用，为医生和研究人员提供了更加灵活的工作方式和更加简单的影像数据获取方式，在云计算技术、数据共享、远程服务等多个因素的推动下，国外很多医疗厂商基本朝着云平台方向发展。

相较于国外，我国医学影像的应用和研究起步较晚。随着信息技术的飞速发展，医学影像成像和采集设备得到了极大的改进，医学影像的存储形式已从传统的图像或胶片转变为数字化存储，这不仅便于影像数据的存储与管理，而且还节省了大量的时间与空间成本，使得数字化、多样化、大规模化成为医学影像的发展趋势。2015 年国家提出的"互联网+"指导发展意见，更是加快推动互联网计算机辅助诊断的发展。我国互联网远程医疗服务经历了从 20 世纪 80 年代的试点到 21 世纪初的快速发展，掀起了互联网医疗研究的热潮，如今我国也正式进入互联网医疗信息化的时代，"互联网+"医学影像的服务模式逐渐被各级医疗机构所应用，成为推动智慧医疗建设的重要驱动力，但我国医学影像互联网产品无论数量上还是质量上都与国外存在很大差距，因此，我国医学影像互联网的发展还有很大潜力。

2. 医学影像的分析意义

随着科学技术的进步，医学影像成像技术和成像设备得到了快速发展和普及，世界各地每天都产生大量的医学影像数据，因此，计算机辅助医学影像分析在临床诊断和手术方案制定中越来越重要。医学影像数据不仅可以为医生在临床诊断中提供决策性的指导意见，而且在科学研究中发挥着重要的作用。然而，在医学影像诊断需求巨大的情况下，诊断医生长时间的工作状态会降低诊断效果和效率，并可能发生误诊和漏诊。此外，面对快速增长、无序的医学影像数据，管理人员和研究人员如何有效地组织、管理和使用这些数据已成为医学领域亟待解决的问题。通过建立医学影像数据库，可以实现有效地组织和管理医学影像数据的目的。然而，目前大多数医学影像数据库只对存储的影像数据进行基本的统计、存储和管理，实现简单的数据查询功能，而存储在数据库中的大量医学影像数据所蕴含的潜在价值并没有得到充分有效的利用和挖掘，造成了医疗资源的浪费和损失，限制了医学影像领域的进一步发展。

随着数据的暴发式增长和数据库技术的广泛应用，各行各业都迎来了大数据时代。数据库中存储着海量数据资源，这是一笔潜在的财富，然而数据是死的，并不能直接转化为人们需要的知识，因此需要通过高效分析将这些数据资源转化为有用的知识或信息。在医学信息领域，医学影像是常用的医学诊断辅助工具，医学影像的分析具有重要的应用价值和医疗意义。通过医学影像数据分析和挖掘，可以从海量数据中学习出准确的模型，总结出潜在规则和普遍规律，从而辅助提高诊断和决策的效率和准确性，对医学信息的发展具有重要意义。近年来，以深度学习为代表的人工智能技术在医学影像领域取得了良好的效果。例如，微软研究人员研究的基于卷积神经网络的目标检测算法在各种公共数据集上都有很好的检测效果，斯坦福研究人员发布的基于深度学习的分类算法在皮肤癌诊断方面基本达到了专业医生的水平。因此，将人工智能技术引入到医学影像的临床诊断应用，将对提高诊断准确率、诊断效率、避免漏诊和误诊起到良好的作用。此外，为了进一步提高深度学习模型诊断的可靠性和泛化能力，需要以大量的医学影像标注数据作为基础，因此，对医学影像进行大规模高质量标注，为深度学习诊断模型的研发和部署提供良好的数据基础和解决方案，也是当前医学影像的一个研究和发展方向。

3. 医学影像数据库

医学影像数据库是基于数据库技术、计算机网络技术和医学图像分析技术之上的，可以实现有效组织、存储、管理和查询医学影像数据，可以提高医疗信息资源的管理与利用效率，是后续研究分析和临床应用的基础。医学影像数据库按照应用功能可以分为以下两类。

第一类是由医院和其他医疗机构建立的数据库，主要用于临床医疗应用，这种类型数据库应用广泛，通常被称作医学影像信息系统。医学影像信息系统是以医学数字影像通信国际标准为数据传输方式，采用高容量存储设备、安全可靠的网络和高性能服务器相结合形成的硬件支撑平台，使用大型关系数据库系统作为管理工具来存储医学影像数据。医学影像信息系统集成了图像采集、传输、存储、管理、影像诊断查询和报告管理、综合信息管理等综合应用系统，其日常运行过程是通过医学数字影像通信国际标准接口，以数字化方式保存影像科采集的大量医学图像，必要时可在一定授权下快速调回使用，同时增加一些辅助诊断管理功能。

第二类是用于科学研究和医学教学的医学影像数据库。由于应用场所和应用目的的不同，这类数据库有许多不同的类型，根据存储在数据库中的医学影像数据的类型和数据库的应用场景，它逐渐演变为三种不同类型的数据库。第一种是基于固有属性的医学影像数据库，这种数据库通常以医学影像的原始图像信息和固有属性为存储对象，数据信息以字段的形式存储在数据库表中，通过属性条件的比较简单的检索和查询功能，这种数据库不对存储的医学影像数据进行分析和处理，只对其进行归档，是早期医学影像数据的存储方式。第二种是基于图像特征的医学影像数据库。这种数据库是以基于固有属性的医学影像数据库为基础的更高一级的数据库，它提取医学图像的特征信息，这些图像特征有很多种，主要包括形状特征、纹理特征和颜色特征等。针对不同的应用场景，基于图像特征的医学影像数据库可以从图像中提取不同的图像特征，实现对存储的医学影像数据的分析和处理，并将相关结果一起保存在数据库中，从而方便用户根据图像特征信息检索相应的医学影像数据。第三种是基于知识的医学影像数据库。这种数据库基于传统医学影像数据库，在基本的数据存储、检索和查询功能上，添加了一些算法模型和理论知识，能够深度分析和挖掘医学影像数据信息中蕴藏的潜在价值和丰富知识，因此，通过基于知识的医学影像数据库实现医学影像大数据的分析和挖掘是未来医学影像数据库发展的必然趋势。近年来，随着深度学习算法的进步，基于深度学习的医学影像取得了一系列优秀的成绩，医学影像与深度学习相结合的数据分析模式成为医学影像数据库的一个热门研究方向。

4. 医学影像的深度学习应用

医学影像是人工智能应用研究的一个热门领域，卷积神经网络是一种深度学习网络，通常用来处理具有自然空间不变性的数据，因而成为医学影像数据分析的核心技术。医学影像的深度学习应用和研究主要包括图像分类、目标检测和分割等任务，这些任务有助于确定患者的医学影像是否包含恶性肿瘤。很多研究在皮肤病学、放射学、眼科学和病理学等复杂诊断领域中取得了不错的结果（图3-2）。深度学习系统可以通过提供辅助意见和标注出图像中有问题的区域来帮助医生，因此深度学习已经成为疾病诊断和评估的有力工具。

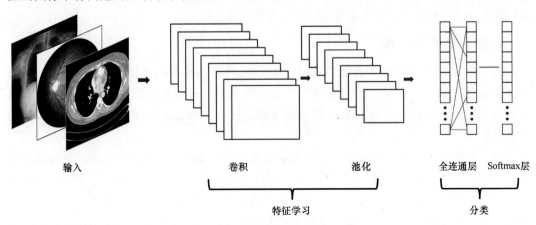

图 3-2　基于医学影像的深度学习系统

采用基于卷积神经网络的方法在图像级别诊断方面非常成功,这在很大程度上是由于卷积神经网络在目标分类任务中实现了人类水平的性能。这些网络在迁移学习方面表现出了强大的性能,其中卷积神经网络最初在与目标任务无关的海量数据集(如 ImageNet)上进行训练,然后在与目标任务相关的更小数据集(如医学影像)上进行进一步微调。在第一步中,该算法利用大量数据学习图像中的直线、曲线、颜色等自然统计信息。在第二步中,对算法的高层子网络进行重新训练来区分诊断病例。类似地,目标检测和分割算法识别图像中与特定目标相对应的特定部分。卷积神经网络将图像数据作为输入,并通过一系列卷积、池化、全连通和其他非线性操作进行迭代变换,直到原始数据矩阵转换为潜在图像类别的概率分布。

在许多诊断任务上,深度学习模型实现了医生级别的准确性,包括识别黑色素瘤、糖尿病视网膜病变、心血管风险,并提供转诊建议,以及使用磁共振成像进行脊柱分析等。单个深度学习模型甚至被证明在多个医疗模态的诊断中都很有效(如放射学和眼科学)。然而,将人类与算法性能进行比较研究的关键限制是缺乏临床背景,算法限制了仅使用手头的医学影像数据进行诊断,这通常会增加人类医生诊断的难度,因为在现实世界的临床环境中医生可以看到医学影像和补充数据,包括患者病史、健康记录、其他检测和口述等。

一些医疗机构开始在图像中使用目标检测和分割技术来处理紧急和容易漏检的病例,如使用放射图像来标记大脑中的大动脉阻塞,在此期间患者在永久性脑损伤发生之前只有有限的几分钟时间。此外,癌症组织病理学阅读需要人类专家费力地扫描和诊断千兆像素图像,现在可以使用经过训练的卷积神经网络来辅助检测有丝分裂细胞或肿瘤区域。卷积神经网络可以通过训练来量化组织病理学图像中存在的程序性死亡受体配体 1 (programmed death ligand 1,PD-L1)的数量,这对于确定患者接受哪种类型的免疫肿瘤药物非常重要。结合像素级分析,卷积神经网络甚至被用于发现与生存概率相关的组织生物学特征。

构建监督学习新的医学影像深度学习系统的主要限制在于是否有规模足够大的标注数据集。算法在小数据上的性能通常会比较差,针对特定任务的小型标注数据集更容易收集,但会导致算法在新数据上表现不佳。在这些情况下,数据增强技术已被证明有助于提高算法的泛化能力。类似地,大型无标注数据集也更容易收集,但需要改进的半监督学习和非监督学习技术,如生成对抗网络。

5. 其他数据

除了电子病历数据、医学影像数据外,医学数据还包括高通量的多组学数据等。组学数据包括基因组、表观基因组、转录组、蛋白质组、代谢组等多组学测序数据,得益于高通量技术的发展,能够利用高通量测序技术快速高效地获取大量组学数据。在组学领域中,由于待处理数据可能是图像或是时序数据,也可能是非图像非时序的独特数据表征,组学数据分析的人工智能技术已远不止传统的卷积神经网络和循环神经网络方法。

现代组学技术产生了各种各样的数据。其中,最常用的数据是原始的生物序列,因为通过高通量测序技术可以比较轻易得到这些数据。其次,从序列提取的特征也常常用来作为输入数据,从而减轻复杂生物数据带来的困难并改善结果。此外,根据关注问题的特性,也常使用蛋白质关联图和芯片基因表达数据。通过人工智能可以改进这些数据的分析方法,帮助临床医生提高治疗和诊断的准确率。以基因组学为例，全基因组关联分析隐藏着巨大的机遇，这是一种大型病例对照研究，这些研究试图发现影响特定性状的具有因果关联的基因突变。全基因组关联分析研究要求算法可以扩展到非常大的患者群体，并且能够处理潜在的干扰因素。在不久的将来，将外部模态和其他来源的生物医学数据整合到全基因组关联分析研究中的模型也可能得益于人工智能技术，使得这些模型能够更加准确地识别疾病相关的因果突变。

在各个领域中，利用人工智能将大数据转换成有用的知识变得越来越重要，对于生物医学行业也是如此，人工智能在生物医学数据的应用潜力引起了工业界和学术界的极大关注。例如，IBM 很早就开发了 Watson for Oncology 平台，用于帮助临床医生为患者选择个性化的癌症治疗方案；而 Google 在应用 AlphaGo 取得围棋游戏的成功后，也推出了 DeepMind Health 计划来开发有效的医疗保健技术，最近，Google 旗下人工智能公司 DeepMind 宣布他们研发的 AlphaFold2 可以准确预测 98.5% 的人类蛋白质三维结构，从而破解了蛋白质结构的终极难题。此外，研究者也开发了一些人工智能算法，用于疾病筛选、诊断和辅助决策等医疗目的。但是，系统地把人工智能应用到生物医学领域的特定问题仍然很困难，尤其还必须在临床实践的约束下表现优异，难度则是更大。

3.1.3 医学数据获取技术

信息和网络技术发展极大地促进了医疗机构的信息化建设，也将医疗领域推向了"大数据"和"人工智能"时代。信息化建设使得医学数据的获取和存储都更加地便利和快捷，患者在医疗机构进行门诊或住院登记后，就在医院信息系统（HIS）中存储了患者姓名、性别、公民身份号码、出生年月、出生地、职业、家庭地址、联系方式等相关的基本信息，在门诊或住院医生开出相关检查和检验单后，通过包含各类传感器的医疗设备采集患者的不同组织器官、不同类型的检查和检验的原始数据并将这些数据反馈到医院信息系统中，然后医生在诊疗的同时也进一步将患者相关的医嘱等数据发到医院信息系统中存储，患者所有的相关的医疗数据都存储在医院信息系统中，这些数据包括前述的电子病历数据和医学影像数据等。这些不同类型的医学数据在医院信息系统的后台实际上是以数据库形式存储和组织着，其中包括电子病历系统（EMRS）、医学影像信息系统（PACS）、检验信息系统（LIS）和放射学信息系统（RIS）等。通过各类医疗设备采集的医学原始数据，全都以电子化的技术存储在医院信息系统的相关数据库中，方便了临床医生和研究人员的查询和检索，便于临床医生后续的诊断和治疗以及研究人员开展后续的相关医学研究。

"巧妇难为无米之炊"，医学数据是医学分析和研究的基础，虽然参考一系列的国际和国内标准，对医学数据的规范化和标准化处理的经验在不断提升，但是仍然存在各个医疗机构数据标准不一致、难以共享和集成不同单位的医学数据等问题。另外，从医疗机构数据库获取的医学数据，通常存在着错误、缺失、冗余或杂乱无章等问题，通过前期的数据清洗和数据集成，将从不同数据库中获取的医学数据整理成相对干净标准的大规模数据，毕竟大数量、高质量的医学数据才会提升分析效率和提高科研产出。

通过对患者的医疗信息采集、传输、存储，医院信息系统数据库中存储着海量的医学数据，从医院信息系统数据库中获取并预处理这些医学数据后，用于后续分析和研究的医学数据通常包括基于文本的电子病历数据、基于图像的医学影像数据和基于表格的二维数据（Excel、数据库表）等，本节主要讨论 Excel、PDF 等文件中数据的获取，对于基于图像的医学影像数据后续章节会进一步单独讨论，而基于文本的电子病历数据相对更加复杂，读者有兴趣可以查阅相关资料。

3.2　医学数据的常用计算模块

Python 提供了用于科学计算的函数库，具备强大的数据计算能力。Python 提供的处理数据的两个常用包为 numpy 和 pandas。

3.2.1　numpy 模块

1. numpy 简介

numpy 是一个 Python 包，它是一个由多维数组对象和用于处理数组的例程集合组成的 Python 第三方库。

numeric 是 numpy 的前身。2005 年，特拉维斯·奥利芬特（Travis Oliphant）通过将 numarray（数组）的功能集成到 numeric 包中来创建了 numpy 包。numpy 是一个运行速度非常快的数学库，主要用于数组计算。它可以在 Python 中使用向量和数学矩阵，以及许多用 C 语言实现的底层函数。numpy 的核心是数组（array），具体来说是多维数组。

numpy 库与标准 Python 函数之间区别：

（1）numpy 数组在创建时就会有一个固定的尺寸，这一点和 Python 中的 list 数据类型（可以动态生长）是不同的。当 numpy 数组的尺寸发生改变时会删除之前的数组，同时创建一个新的数组。

（2）在一个 numpy 数组中的所有元素数据类型要一致，并在内存中占有相同的大小。

（3）在数据量巨大时，使用 numpy 进行高级数据运算和其他类型的操作时更为方便。通常情况下，这样的操作比使用 Python 的内置函数更有效，执行代码更少。

（4）越来越多的用于数学和科学计算 Python 库使用了 numpy，虽然这些第三方库也留了 Python 内置序列的输入接口，但是实际上在处理这些输入前还是要转成 numpy 数组，并且这些库的输出一般是 numpy 数组。

2. numpy 库的安装

numpy 库在 Windows 系统下的安装，可以首先运行命令窗口按【WIN+R】组合键，在弹出对话框中输入 cmd，使用如下命令安装：

pip install numpy

3. numpy 中的 N 维数组（ndarray）

从前文介绍 numpy 基本概念中，我们已经知道数组是 numpy 的核心。那么 numpy 是如何创建和使用就成为接下来讨论的重点。

（1）从 list 或 tuple 对象中创建数组，这种创建数组的语法形式如下：

np.array(object, dtype=None, copy=True, order='K', subok=False, ndmin=0)，下面是相关参数的说明：

object：list 或 tuple 对象，必选参数。

dtype：数据类型，可选参数。

copy：对象是否被复制，默认为 True。可选参数。

order：数组按一定的顺序排列。C 表示按行排列；F 表示按列；A 表示如果输入为 F 则按列排列，否则按行排列；K 表示保留按行和列排列。默认值为 K。可选参数。

subok：默认为 False，返回的数组被强制为基类数组。如果为 True，则返回子类。可选参数。

ndmin：最小维数。可选参数。

需要注意的是 array 函数的参数必须是由方括号括起来的列表，而不能使用多个数值作为参数调用 array。

（2）从字符串中读取，并将其转换为一维数组。这种创建数组的语法形式如下：

np.fromstring(string, dtype=float, count=−1, sep=' ')

string：包含数据的字符串，必选参数。

dtype：数据类型，默认为浮点型，可选参数。

count：从左到右读取数据的个数。默认为−1，表示读取所有数据，可选参数。

sep：分隔符，若不指定分隔符，或指定为空，则字符串包含的数据被解译为二进制数据，否则为带有小数的 ASCII 文本，可选参数。

当然，创建数组的方式远不止上述方法，如还有从迭代对象读取，通过函数方式，如 arange()、linspace() 创建等，同时 numpy 还可以创建特定数组，如创建全"0"数组，全"1"数组等。读者可参考网络资源学习相关内容。

思考：

请查阅资料了解数组、向量、矩阵概念及相关运用。

思考一维数组、二维数组、多维数组的区别是什么？举出一些日常生活、学习中数组的例子。

请查阅资料了解 C 语言的前世今生。

【医学案例 3-1】 numpy 数组的属性及切片操作。

numpy 数组的属性包括形状、维数、类型等，对 numpy 数组的操作包括切片、转置等操作。下面用某社区医院新生儿的儿保数据对 numpy 数组进行相关属性及操作进行说明。

某社区医院对新生婴儿进行儿保，测得男性婴儿的身长和头围数据存储在一张类似二维矩阵的表格中，如表 3-1 所示。下面利用 numpy 创建一个二维数组存储这些数据，并显示数组属性相关信息，并用数组的切片操作显示特殊要求的数组元素。

表 3-1　新生婴儿的儿保数据

身长（cm）	头围（cm）
50.5	34.0
49.6	33.7
48.2	33.1
51.1	34.2

【参考代码】

```
# 导入 numpy 库
import numpy as np
# 准备数据
list1=[[50.5, 34.0], [49.6, 33.7], [48.2, 33.1], [51.1, 34.2]]
# 利用 numpy 库创建数组
newBaby=np.array(list1, np.float64)
print("数组 newBaby 的类型是:", type(newBaby))
print("数组 newBaby 的形状是:", newBaby.shape)
print("数组 newBaby 的维数是:", newBaby.ndim)
print("数组 newBaby 中数组元素类型是:", newBaby.dtype)
print("显示数组 newBaby 中全部数据:")
print(newBaby[:, :])
print("显示数组 newBaby 中第三行第二列数据:", newBaby[2:3, 1:2])
print("显示数组 newBaby 中第三行数据:", newBaby[2:3, :])
# 逆序显示第三行数据
print("逆序显示数组 newBaby 中第三行数据:", newBaby[2:3, ::-1])
# 查看身长数据并转置
print("显示数组 newBaby 中第一列数据并转置:", newBaby[:, 0:1].T)
# 查看头围数据并转置
print("显示数组 newBaby 中第二列数据并转置:", newBaby[:, 1:2].T)
```

【运行结果】

```
数组 newBaby 的类型是:<class 'numpy.ndarray'>
数组 newBaby 的形状是:(4, 2)
数组 newBaby 的维数是:2
数组 newBaby 中数组元素类型是:float64
显示数组 newBaby 中全部数据:
[[50.5 34.0]
 [49.6 33.7]
 [48.2 33.1]
 [51.1 34.2]]
显示数组 newBaby 中第三行第二列数据: [[33.1]]
显示数组 newBaby 中第三行数据: [[48.2 33.1]]
逆序显示数组 newBaby 中第三行数据: [[33.1 48.2]]
显示数组 newBaby 中第一列数据并转置: [[50.5 49.6 48.2 51.1]]
显示数组 newBaby 中第二列数据并转置: [[34.0 33.7 33.1 34.2]]
```

【代码与结果解释】

代码中 type() 函数可以查看 newBaby 的对象类型，结果是一个多维数组。

newBaby.dtype 显示 newBaby 数组的元素数据类型属性，执行结果显示所有元素均是

float64 类型，需要注意的是 type() 函数是查看对象的类型，如果要查看对象元素的类型是用对象的 dtype 属性，读者从这里也可以发现函数（也叫方法）和属性的区别。

newBaby.shape 显示 newBaby 数组的形状属性，即返回数组是几行几列，本案例是一个 4*2 的二维数组，即 4 行 2 列，用元组 (4, 2) 形式表示。

newBaby.ndim 显示 newBaby 数组的维数属性，本案例是一个 2 维数组。

python 中数组每一维的下标索引从 0 开始，对多维数组的某些元素访问，可以采用切片的方式进行，形如 [start: end: step] 格式，切片时不包括最后一个元素。如上文中代码 newBaby[2:3, ::–1]），第一个冒号表示对行的操作，2:3 表示选第三行。第二个冒号表示对列操作，只有一个冒号而没有写起始值和终止值表示选取所有列。第三个冒号表示对选出来的行元素如何排列，"–"表示逆序操作，"–1"，表示逆序排列。"–2"表示逆排序后，再隔一个取一个元素。而"+2"表示取行且隔一个取一个元素。

【医学案例 3-2】 numpy 数组的简单运算。

数据存储的目的一方面是用于查询，另一方面是为进一步的运算获得结果，numpy 提供的一些内置函数可以很方便地进行运算操作。

医院科室对来访、就诊人员都要进行体温检测，并将测试的温度存储。下面是该科室某时段测到的来访人员、就诊人员的温度数据（单位：℃）：

36.2，36.5，36.3，36.1，36.5，36.4，36.3，36.6，36.2，36.0，35.9，37.1。

假设现需要将这些温度数据的单位转换成华氏温度并对这些温度数据做一些运算，如求平均值，找出大于 37℃的温度数据等，下面的代码就是实现的上述功能，通过代码读者可体会到 numpy 数据运算的高效性。

【参考代码】

```
# 导入 numpy 库
import numpy as np
# 准备数据
temp_list=[36.2, 36.5, 36.3, 36.1, 36.5, 36.4, 36.3, 36.6, 36.2, 36.0, 35.9, 37.1]
# 利用 numpy 创建数组
temp=np.array(temp_list, np.float64)
# 将摄氏温度转换成华氏温度
f_heat=temp*1.8+32
# 将结果保留 1 位小数
f_heat_1=np.around(f_heat, 1)
# 查找大于 37.0 的数据
up_temp=temp[temp>37.0]
print("转换成华氏温度为：", f_heat)
print("大于 37.0 的温度数据有：", up_temp)
print("华氏温度保留 1 位小数后的结果：", f_heat_1)
```

【运行结果】

转换成华氏温度为: [97.16　97.7　97.34　96.98　97.7　97.52　97.34　96.8　42.8　97.16　96.8　96.62　98.78]

大于 37.0 的温度数据有：[37.1]

华氏温度保留 1 位小数后的结果：[97.2　97.7　97.3　97.0　97.7　97.5　97.3　96.8　42.8　97.2　96.8　96.6　98.8]

【代码与结果解释】

上述代码比较简单，这里不作过多解释，读者可通过代码中的注释理解。通过上述案例可以发现 numpy 对数据的操作相对简单和直观，效率也很高。当然 numpy 对数据的操作远不止上述内容。例如，求中位数、平均值、最大值等，这些内容将在以后的章节中详细介绍。

【医学案例 3-3】　numpy 对文件读取操作。

一般来说医学数据的数据量都比较大，因此这些数据通常情况下都是以文件的形式来保存的，numpy 也提供了操作文件的方法。下面以案例的形式讲解 numpy 如何读取文件的。

血糖值是糖尿病患者的重要诊疗观测指标。某患者在医院从 0 时开始每 15 分钟测量一次血糖，持续了 24 小时。测量血糖结果保存在 csv 格式文件中，文件名为 data.csv，如图 3-3 所示。根据文件中数据，求出 24 小时血糖的平均值。

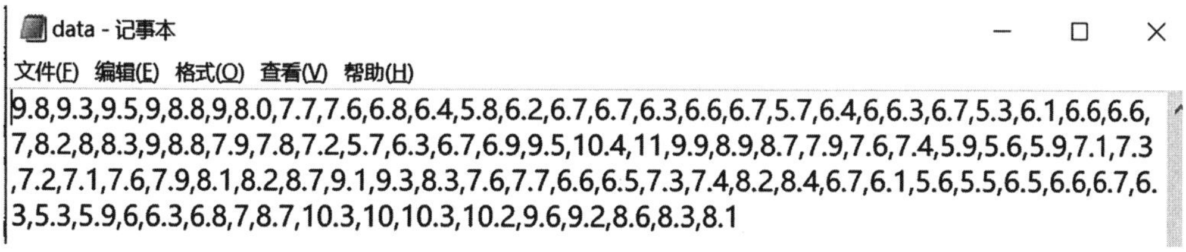

图 3-3　CSV 文件内容

【参考代码】

```
# 导入包
import numpy as np
# 调用 loadtxt() 函数读取 CSV 数据
data=np.loadtxt("data.csv", delimiter=",")
# 调用 mean() 函数求平均值
print("24 小时血糖的平均值为:", np.mean(data))
```

【运行结果】

24 小时血糖的平均值为：7.555208333333333

【代码与结果解释】

本案例是介绍 numpy 如何读取 csv 文件，csv 文件是以逗号分隔值分隔的一种纯文本文件，它是一种通用的、相对简单的文件格式，被商业和科学领域广泛应用。最广泛的应用是在程序之间转移表格数据，而这些程序本身是在不兼容的格式上进行操作的（往往是私有的和无规范的格式）。

numpy 读取 csv 文件是用 loadtxt() 函数，需要说明的是 loadtxt() 函数也可以用来读取文本文件，其格式如下：

numpy.loadtxt(fname, dtype=float, comments='#', delimiter=None, converters=None, skiprows=0, usecols=None, unpack=False, ndmin=0)

函数参数具体意义如下：

fname：读取的文件名。

dtype：读取数据的数据类型，默认为 float。

comments：如果行的开头为 # 就会跳过该行。

delimiter：数据之间分隔符，默认为空格。

converters：对数据进行预处理。如 converters={0:add_one}，这里的参数是用一个字典来表示的，表示从第 0 列开始调用 add_one 函数进行预处理。

skiprows：跳过前几行，如果设置 skiprows=2，表示读取时跳过前两行，默认值为全部读取。

usecols：读取指定列，如 usecols=[0, 1,3] 表示只读取 0，1，3 这三列。

unpack：默认值为 True，是指会把每一列当成一个向量输出，而不是合并在一起。

其实 numpy 不仅可以对 CSV 文件和文本文件进行读写，而且还可以对二进制文件进行读写，如果是对二进制文件读取，只需要调用其 load() 函数即可，由于篇幅有限此函数不在此展开讲述，读者可自行查询此函数的相关用法及参数意义。

【医学案例 3-4】　numpy 对文件进行写操作。

通过前面的医学案例，我们知道了 numpy 如何读取一个文本文件。那么 numpy 可以将数据保存成文本文件吗？答案是肯定的，numpy 可以对文本文件进行写操作。

患者住院后每天早晚都需要进行体温测量，医院一般都会将患者住院期间的体温数据保存下来，假设某患者住院期间的温度数据如下：

37.5，37.3，37.4，37.4，37.5，37.8，38.1，38.2，37.9，37.8，37.6，37.3，37.2，36.5，36.4，36.4

请用 numpy 库相关函数将上述数据保存在文本文件中。

【参考代码】

```
# 导入库
import numpy as np
# 准备数据
temp_list=[37.5, 37.3, 37.4, 37.4, 37.5, 37.8, 38.1, 38.2, 37.9, 37.8, 37.6, 37.3, 37.2, 36.5, 36.4, 36.4]
arr=np.array(temp_list, np.float64)
# 调用 savetxt() 函数保存数据
np.savetxt('temp.txt', arr, fmt='%.2f', newline=" ")
```

【运行结果】

运行结果见图 3-4。

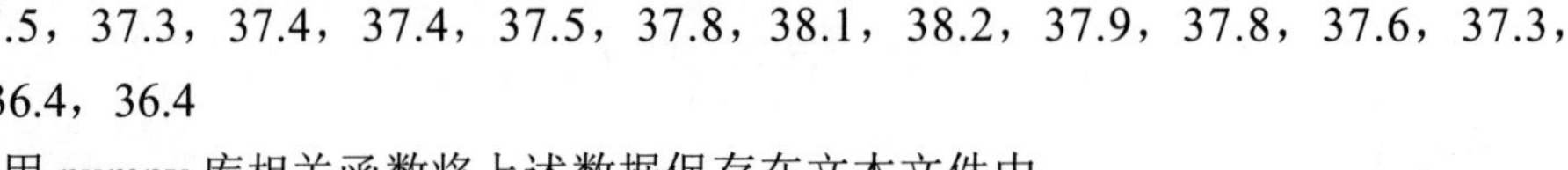

📄temp - 记事本　　　　　　　　　　　　　　　　　　　　　　　　　　　　－　□

文件(F)　编辑(E)　格式(O)　查看(V)　帮助(H)

37.50 37.30 37.40 37.40 37.50 37.80 38.10 38.20 37.90 37.80 37.60 37.30 37.20 36.50 36.40 36.40

图 3-4　运行结果

【代码与结果解释】

numpy 将数据写入文本文件可调用 savetxt() 函数实现。该函数的格式如下：

numpy.savetxt(fname, array, fmt='%.18e', delimiter=None, newline='\n', header=' ', footer=' ', comments='#', encoding=None)

该函数主要参数意义如下：

fname：文件、字符串或产生器，可以是 .gz 或 .bz2 的压缩文件。

array：存入文件的数组（一维数组或者二维数组）。

fmt：写入文件的格式，如 %d，%.2f，%.18e，默认值是 %.18e，可选项。

delimiter：分隔符，通常情况是 str，可选。

newline：数据之间分隔符，默认为换行，本案例数据之间分隔符为空格。

header：将在文件开头写入的字符串。

footer：将在文件尾部写入的字符串。

comments：将附加到 header 和 footer 字符串的字符串，以将其标记为注释。默认值为'#'。

encoding：用于编码输出文件的编码。

3.2.2　pandas 模块

1. pandas 简介

pandas 与 numpy 一样是 Python 语言的一个扩展程序库。pandas 是一个开放源码、BSD 许可的库，提供高性能、易于使用的数据结构和数据分析工具。pandas 名字衍生自术语"panel data"（面板数据）和"Python data analysis"（Python 数据分析）。

pandas 是一个强大的分析结构化数据的工具集，它的基础是 numpy。pandas 可以从各种文件格式如 CSV、JSON、SQL、Excel 中导入数据。pandas 可以对各种数据进行运算操作，如归并、再成形、选择，还有数据清洗和数据加工特征。pandas 广泛应用在学术、金融、统计学等各个数据分析领域。

pandas 常用于数据处理，是 Python 的一个数据分析包，是一个表格容器，是基于 numpy 的一种工具，而 numpy 是数值计算的扩展包，它能高效地处理 N 维数组、复杂函数、线性代数。同时，因为 numpy 只能存储同一种数据类型，而 pandas 则可以存储多种数据类型，这一特点体现出了 pandas 处理数据的优势。

pandas 的主要数据结构是 Series（一维数据）与 DataFrame（二维数据），这两种数据结构足以处理金融、统计、社会科学、工程等领域里的大多数典型用例。

Series 是一种类似于一维数组的对象，它由一组数据（各种 numpy 数据类型）以及一组与之相关的数据标签（即索引）组成。

DataFrame 是一个表格型的数据结构，它含有一组有序的列，每列可以是不同的值类型（数值、字符串、布尔型）。DataFrame 既有行索引也有列索引，它可以被看作由 Series 组成的字典。

2. pandas 库的安装

pandas 库在 Windows 系统下的安装，可以首先运行命令窗口（按【WIN+R】组合键，在弹出对话框中输入 cmd），使用如下命令安装：

pip install pandas

3. pandas 的 Series 数据结构

Series 是带标签的一维数组，我们可以把它理解为类字典结构：标签是 key，取值是 value，其创建的语法格式为：

pandas.Series(data, index)

Series 作为数组，其数据存放在 data 参数里面，index 参数表示数组的索引，与 data 参数数具有相同的长度。

【医学案例 3-5】 大学生身高数据统计分析。

某医科大学每年会对入学的新生进行体检，表 3-2 为 5 名男同学的体检身高数据。本案例将利用 pandas 的 Series 结构对这 5 名同学的身高进行相关统计分析。

表 3-2　新生男同学身高数据

姓名	身高（cm）
姜铁山	175
黄振岳	170
李子浩	181
赵云	169
吴彬	177

【参考代码】

```
# 导入 pandas 库
import pandas as pd
# 准备数据
data=[175, 170, 181, 169, 177]
index=["姜铁山","黄振岳","李子浩","赵云","吴彬"]
# 创建 Series
height=pd.Series(data, index)
print("索引号为'李子浩'的身高数据是:", height["李子浩"])
print("身高数据最小值:", height.min(), "身高数据最大值:", height.max())
print("身高数据平均值:", height.mean(), "身高数据中值:", height.median())
print("身高数据标准差:", height.std())
```

【运行结果】

索引号为'李子浩'的身高数据是：181
身高数据最小值：169 身高数据最大值：181
身高数据平均值：174.4 身高数据中值：175.0
身高数据标准差：4.979959839195493

【代码与结果解释】

上述代码比较简单，读者可根据代码中的注释进行理解。这里使用了 pandas 的一些函数，如最小值函数 min()，最大值函数 max() 等。需要强调的是 Python 本身也内置了一些数学中常用的统计函数，同时 numpy 中也有这些相关统计函数。当然在不同的库中相同的函数也有可能使用方法上略有不同，这个需要读者在使用中去体会。后续章节我们将会详细讨论。

4. pandas 的 DataFrame 数据结构

DataFrame 数据结构是一种形如 excel 表格或者关系数据库表形式的数据结构，通常每列可以存放不同类型的数据，构造此数据结构的语法格式如下：

pandas.DataFrame(data, index, columns, dtype)

其中各参数的意义如下：

data 参数：可以来自 ndarray、series、map、lists、dict、constant、另一个 DataFrame 等数据结构中的数据。

index 参数：行标题。

columns 参数：列标题。

dtype 参数：列数据元素的数据类型。

【医学案例 3-6】　大学生新生体检数据生成及行列增加。

通过对 DataFrame 数据结构的概念学习，我们知道了 DataFrame 数据结构是一种形如 excel 表格的结构，因此我们在处理这些数据的时候经常会遇到增加一行或一列的操作，DataFrame 是如何来实现这些操作的呢？下面我们以案例的形式来讲解。

某医科大学对新生进行新生体检不仅包括了身高还包括了其他一些指标，如体重、心率等，本案例以表 3-3 为数据源，创建一个 DataFrame 数据结构。同时对此结构进行增加一列、增加一行操作。

表 3-3　大学新生体检数据

姓名	性别	身高（cm）	体重（kg）	心率（次/分）
姜铁山	男	175	60	70
黄振岳	男	170	65	73
苏珊	女	162	52	70
李子浩	男	181	75	75
代丫	女	165	55	71
赵云	男	169	70	72
吴彬	男	177	71	75

【参考代码】

```
# 导入 pandas 库
import pandas as pd
# 添加东亚文字对齐选项
pd.set_option("display.unicode.east_asian_width", True)
# 准备数据
myData=[["姜铁山", "男", 175, 60, 70],
        ["黄振岳", "男", 170, 65, 73],
        ["苏珊", "女", 162, 52, 70],
```

```
                ["李子浩", "男", 181, 75, 75],
                ["代丫", "女", 165, 55, 71],
                ["赵云", "男", 169, 70, 72],
                ["吴彬", "男", 177, 71, 75]]
# 初始化列标签
myColumns=["姓名", "性别", "身高 (cm)", "体重 (kg)", "心率 (次/分)"]
# 创建 DataFrame 数据结构
healthExamData=pd.DataFrame(data=myData, columns=myColumns)
# 初始化添加的学号数据
studentNo=[2019001, 2019002, 2019003, 2019004, 2019005, 2019006, 2019007]
# 添加学号列
healthExamData.insert(0, "学号", studentNo)
# 列标签增加 "学号" 列
myColumns=["学号"] + myColumns
# 初始化新增行数据
repeatData=[[2018008, "罗斯", "女", 168, 60, 80]]
# 创建留学生数据
repeatStudents=pd.DataFrame(data=repeatData, columns=myColumns)
# 添加留级学生 repeatStudents 的数据到 healthExamData 后面
healthExamData=healthExamData.append(repeatStudents, ignore_index=True)
print(healthExamData)
```

【运行结果】

	学号	姓名	性别	身高（cm）	体重（kg）	心率（次/分）
0	2019001	姜铁山	男	175	60	70
1	2019002	黄振岳	男	170	65	73
2	2019003	苏珊	女	162	52	70
3	2019004	李子浩	男	181	75	75
4	2019005	代丫	女	165	55	71
5	2019006	赵云	男	169	70	72
6	2019007	吴彬	男	177	71	75
7	2018008	罗斯	女	168	60	80

【代码与结果解释】

上述代码大部分相对比较简单，读者可根据代码中的注释来理解相关代码。这里主要解释一下插入一列和追加一行的方法，插入一列的格式为：

DataFrame.insert(列号, 列标题, 数据)

因此例中代码 healthExamData.insert(0, "学号", studentNo)，表示在第 0 列插入一列，列标题为"学号"，数据为 studentNo。

追加一行的格式为：

DataFrame.append（data），因此上述代码中

healthExamData=healthExamData.append（repeatStudents，ignore_index=True） 表 示 将 repeatStudents 这一行数据增加到 DataFrame 中，其中 ignore_index=True 表示 index 按顺序号排列。

【医学案例 3-7 】 另一种方法实现 DataFrame 数据结构的行列添加。

医学案例 3-6 增加一行是用的 append() 方法，该方法实际上是采用的追加方式，也可以理解为 DataFrame 数据结构的合并，其实 DataFrame 数据结构增加行列方法还有很多种，同样以医学案例 3-6 题目为例，下面用其他方法实现行列的增加。

【参考代码】

```python
# 导入 pandas 库
import pandas as pd
# 添加东亚文字对齐选项
pd.set_option("display.unicode.east_asian_width", True)
# 准备数据
myData=[["姜铁山","男", 175, 60, 70],
        ["黄振岳","男", 170, 65, 73],
        ["苏珊","女", 162, 52, 70],
        ["李子浩","男", 181, 75, 75],
        ["代丫","女", 165, 55, 71],
        ["赵云","男", 169, 70, 72],
        ["吴彬","男", 177, 71, 75]]
myColumns=["姓名","性别","身高 (cm)","体重 (kg)","心率 (次/分)"]
# 创建 DataFrame 数据结构
healthExamData=pd.DataFrame(data=myData, columns=myColumns)
# 创建将添加的学号数据
studentNo=[2019001, 2019002, 2019003, 2019004, 2019005, 2019006, 2019007]
# 添加学号列 , 即添加列
healthExamData.insert(0, "学号", studentNo)
# 在第 1 行增加留学生行数据
healthExamData.iloc[1]=[2018008, "罗斯","女", 168, 60, 80]
print(healthExamData)
# 设置学号为索引号
healthExamData=healthExamData.set_index("学号")
# 修改学号为 2019001 的心率为 72
healthExamData.at[2019001, '心率']=72
print(healthExamData)
# 追加行数据
healthExamData.loc[2019008]=['钱七', '男', 175, 63, 78]
print(healthExamData)
```

【运行结果】

	学号	姓名	性别	身高（cm）	体重（kg）	心率（次/分）
0	2019001	姜铁山	男	175	60	70
1	2018008	罗斯	女	168	60	80
2	2019003	苏珊	女	162	52	70
3	2019004	李子浩	男	181	75	75
4	2019005	代丫	女	165	55	71
5	2019006	赵云	男	169	70	72
6	2019007	吴彬	男	177	71	75

学号	姓名	性别	身高（cm）	体重（kg）	心率（次/分）
2019001	姜铁山	男	175	60	72
2018008	罗斯	女	168	60	80
2019003	苏珊	女	162	52	70
2019004	李子浩	男	181	75	75
2019005	代丫	女	165	55	71
2019006	赵云	男	169	70	72
2019007	吴彬	男	177	71	75

学号	姓名	性别	身高（cm）	体重（kg）	心率（次/分）
2019001	姜铁山	男	175	60	72
2018008	罗斯	女	168	60	80
2019003	苏珊	女	162	52	70
2019004	李子浩	男	181	75	75
2019005	代丫	女	165	55	71
2019006	赵云	男	169	70	72
2019007	吴彬	男	177	71	75
2019008	钱七	男	175	63	78

【代码与结果解释】

该案例与医学案例 3-6 的区别在于增加行的方式不一样，当没有设置索引号时可以用 DataFrame.iloc[行号]=[] 方式来增加一行。当设置有索引时可以用 DataFrame.at[索引，列名]=值的方式来修改相应值。当设置有索引时可以用 DataFrame.loc[索引]=[值] 来追加一行或修改某一行的值。

【医学案例 3-8】 DataFrame 数据格式的属性查看及相关运算。

DataFrame 作为一种数据结构，它就有相应的属性，如索引号、维数等。同时 pandas 提供了丰富的函数操作 DataFrame 数据结构中的数据，以便于数据的分析，这些操作包括数据的插入、删除、查看、统计（求和、平均、极值、方差）等。

同样利用某医科大学对新生进行新生体检数据，我们通过该数据构建一个 DataFrame，并查看其相关属性，同时对数据进行查询和计算。

【参考代码】

```
# 导入 pandas 库
import pandas as pd
# 准备数据
myData=[["姜铁山","男", 175, 60, 70],
        ["黄振岳","男", 170, 65, 73],
        ["苏珊","女", 162, 52, 70],
        ["李子浩","男", 181, 75, 75],
        ["代丫","女", 165, 55, 71],
        ["赵云","男", 169, 70, 72],
        ["吴彬","男", 177, 71, 75]]
myColumns=["姓名","性别","身高 (cm)","体重 (kg)","心率 (次/分)"]
# 创建 DataFrame 数据结构
healthExamData=pd.DataFrame(data=myData, columns=myColumns)
# 显示 healthExamData 的形状
print("healthExamData 的形状:", healthExamData.shape)
# 显示 healthExamData 的维数
print("DataFrame 的维数:", healthExamData.ndim)
# 显示 healthExamData 的索引号
print("DataFrame 的索引号:", healthExamData.index)
# 显示 healthExamData 的列名
print("DataFrame 的列名: ", healthExamData.columns)
# 显示 healthExamData 的数据, '\n' 为换行
print("DataFrame 的数据:", '\n', healthExamData.values)
# 查询女性并计算其 BMI 值
femaleDf=healthExamData.query("性别=='女'")
femaleDf=femaleDf.eval("BMI=体重 (kg)/(身高 (cm)* 身高 (cm)/10000)")
print(femaleDf)
```

【运行结果】

healthExamData 的形状：(7, 5)

DataFrame 的维数：2

DataFrame 的索引号：RangeIndex(start=0, stop=7, step=1)

DataFrame 的列名：Index（['姓名', '性别', '身高 (cm)', '体重 (kg)', '心率 (次/分)'],
dtype='object'）

DataFrame 的数据：

[['姜铁山' '男' 175 60 70]

 ['黄振岳' '男' 170 65 73]

 ['苏珊' '女' 162 52 70]

 ['李子浩' '男' 181 75 75]

['代丫' '女' 165 55 71]

['赵云' '男' 169 70 72]

['吴彬' '男' 177 71 75]]

	姓名	性别	身高（cm）	体重（kg）	心率（次/分）	BMI
2	苏珊	女	162	52	70	19.814053
4	代丫	女	165	55	71	20.202020

【代码与结果解释】

本案例代码相对较简单，读者可根据注释理解代码。本案例是通过构建一个 DataFrame 数据结构，进行 DataFrame 数据结构的属性展示，同时进行列运算，从上面的代码看出，通过 DataFrame 数据结构进行数据运算相当简便，也益于理解。

【医学案例 3-9】 DataFrame 数据格式的数据访问。

一般可以将 pandas 的 Series 看成是一个一维数据结构，将 DataFrame 看成一个二维数据结构。有时候我们需要对 DataFrame 结构的某些行、某些列、某些块进行访问，这些操作我们都可以通过切片方式来完成。

本案例同样用前上一个案例的数据来实现 DataFrame 数据的行、列、块的操作。

【参考代码】

```
# 导入 pandas 库
import pandas as pd
# 准备数据
myData=[["姜铁山", "男", 175, 60, 70],
        ["黄振岳", "男", 170, 65, 73],
        ["苏珊", "女", 162, 52, 70],
        ["李子浩", "男", 181, 75, 75],
        ["代丫", "女", 165, 55, 71],
        ["赵云", "男", 169, 70, 72],
        ["吴彬", "男", 177, 71, 75]]
myColumns=["姓名", "性别", "身高 (cm)", "体重 (kg)", "心率 (次/分)"]
# 创建 DataFrame 数据结构
healthExamData=pd.DataFrame(data=myData, columns=myColumns)
# 访问姓名某一列
print(healthExamData['姓名'])
# 访问多列
print(healthExamData[['姓名', '心率 (次/分)']])
# 访问行
print(healthExamData[2:3])
# 访问块
print(healthExamData.iloc[0:2, 0:2])
```

【运行结果】

0   姜铁山

```
1    黄振岳
2    苏珊
3    李子浩
4    代丫
5    赵云
6    吴彬
Name: 姓名，dtype: object
      姓名        心率（次/分）
0    姜铁山        70
1    黄振岳        73
2    苏珊          70
3    李子浩        75
4    代丫          71
5    赵云          72
6    吴彬          75
      姓名      性别      身高（cm）    体重（kg）    心率（次/分）
2    苏珊      女        162          52          70
      姓名      性别
0    姜铁山    男
1    黄振岳    男
```

【代码与结果解释】

通过上面的代码可以发现，DataFrame 数据结构数据访问方式如下：

访问列：DataFrame[列名]。

访问多列：DataFrame[[列名 1], [列名 2], …]。

访问行：DataFrame[m:n]，m 表示起始行号，n 表示终止行号，取的数据不包括终止行数据。DataFrame 数据结构也可通过 DataFrame.loc[索引号] 方式来访问行数据。

访问块：DataFrame.iloc[m1:n1, m2:n2], m、n 分别代表行、列号，与其他数据结构切片一样取的数据也不包括终止行或列数据。

3.3　医学数据的描述性分析

医学数据分析是指使用适当的统计分析方法（如聚类分析、相关性分析等）对收集来的大量数据进行分析，从中提取有用信息和形成结论，并加以详细研究和概括总结的过程。

医学数据分析的目的在于，将隐藏在一大批看似杂乱无章的数据信息中的有用数据提炼出来，以找出所研究对象的内在规律。医学数据分析可以划分为如下三类。

1. 描述性医学数据分析

从一组医学数据中可以摘要并且描述这份医学数据的集中和离散情形。常见的分析方法有对比分析法、平均分析法、交叉分析法。

2. 探索性医学数据分析

从海量医学数据中（如电子病历）找出规律，并产生分析模型和研究假设。常见的分析方法有相关分析、因子分析、回归分析。

3. 验证性医学数据分析

验证科研假设测试所需的条件是否达到，以保证验证性分析的可靠性。常见的分析方法有相关分析、因子分析、回归分析。

由于篇幅有限，本节只讨论描述性医学数据分析。其他内容读者可参考相关资源学习。下面我们就来具体讨论描述性医学数据分析的指标。

3.3.1 平均数

平均数（average，mean）是指一组数据中所有数据之和再除以数据的个数。平均数具有良好的数学性质，对于生活中常见的较为对称的以正态分布为基础的各种现象，有广泛的应用，考虑了数列中每个元素的情况，信息量全。当数据呈对称分布或接近对称分布时，均值与另外两个指标中位数、众数相等或接近相等，均值常常作为集中趋势的代表值。

$$\text{mean} = \frac{a_1 + a_2 + a_3 + \cdots + a_n}{n} \tag{3-1}$$

式中，a_n 表示数列中的每个元素，n 表示所有元素个数的总数。

numpy 调用平均值的函数为：

numpy.mean(data, axis, dtype)，其参数的意义如下：

data：数据，必须是数组。

axis：假设 a 为 m*n 的数组，axis 不设置值，对 m*n 个数求均值，返回一个实数 axis=0：压缩行，对各列求均值；返回 1*n 矩阵 axis=1：压缩列，对各行求均值；返回 m*1 矩阵。

dtype：数据类型，默认为 float64。

pandas 调用平均值的方法与 numpy 类似。下面以 DataFrame 为例：

DataFrame.mean(axis)，其参数的意义如下：

axis=1 表示按行求平均值，axis=0 表示按列求平均值。

3.3.2 最值

在数学分析中，在给定范围内（相对极值）或函数的整个域（全局或绝对极值），函数的最大值和最小值被统称为最值（极数、极值）。皮埃尔·德·费马特（Pierre de Fermat）是第一位提出函数的最大值和最小值的数学家之一。

在集合论中最值的定义为，集合的最大和最小值分别是集合中最大和最小的元素。在无限集，如实数集合，没有最小值或最大值。

在 numpy 和 pandas 中可直接调用 min() 和 max() 方法来实现最值的计算。

3.3.3 中位数

中位数（median）是指一组数据集或样本位于中间位置的数。对于有限个数的数据集或样本，可以通过把所有数据集或样本按高低排序，找出正中间的一个数作为中位数（奇数个数）。如果观察值有偶数个，则中位数通常取最中间的两个数值的平均数作为中位数。

数据集或样本 $x_1, x_2, \cdots, x_n$ 按大小顺序（顺序、降序皆可）排列为 $x'_1, x'_2, \cdots, x'_n$，中位数 median 为：

$$\text{median} = \begin{cases} x'_{\frac{n+1}{2}}, \text{odd} \\ \dfrac{1}{2} \times \left(x'_{\frac{n}{2}} + x'_{\frac{n}{2}+1} \right), \text{even} \end{cases} \qquad (3\text{-}2)$$

在 numpy 和 pandas 中可直接调用 median() 方法来实现中位数的计算。

3.3.4 众数

众数（mode）指一组数据集或样本中出现次数最多的数据值，也是数据集或样本观测值在频数分布表中频数最多的那一组数值，主要应用于大面积普查研究。例如，1，2，3，3，4 的众数是 3。

如果有两个或两个以上个数出现次数都是最多的，那么这几个数都是这组数据的众数。例如，1，2，2，3，3，4 的众数是 2 和 3。

在 numpy 中没有直接求众数的函数，可以通过以下代码实现众数的获得：

import numpy as np

#bincount()：统计非负整数的个数，不能统计浮点数

counts=np.bincount(nums)

返回众数

np.argmax(counts)

在 pandas 的 DataFrame 数据结构中可以直接调用 mode() 函数实现众数的获得。DataFrame 数据结构调用 mode() 方法语法如下：

DataFrame.mode(axis=0, numeric_only=False)

参数的意义如下：

axis：对列或行求众数，axis=0 表示对行求众数，axis=1 表示对列求众数。

numeric_only：对哪些数据求众数，numeric_only=True 表示只对数值型的数据求众数。

3.3.5 极差

极差又称范围误差或全距（range），以 R 表示，是用来表示统计资料中的变异量数（measure of variation），该值为最大值与最小值之间的差距，即最大值减最小值后所得数据。计算公式：

$$R=\text{max}–\text{min}（其中，\text{max} 为最大值，\text{min} 为最小值）$$

极差用来评价一组数据的离散度。在日常生活中常见，如比赛中去掉最高最低分就是极差的具体应用。极差大说明变异程度大，极差小说明变异程度小。通常用来表示变量的变动范围。

numpy 和 pandas 均可通过调用 ptp 函数实现极差值的获取。

3.3.6　标准差

标准差又称均方差，数学符号 σ（sigma），在概率统计中最常使用作为测量一组数值的离散程度，是一组数值自平均值分散开来的程度表现。一个较大的标准差，代表大部分的数值和其平均值之间差异较大；一个较小的标准差，代表这些数值较接近平均值。其计算公式如下：

$$SD = \sqrt{\frac{1}{n}\sum_{i=1}^{n}(x_i - \mu)^2} \tag{3-3}$$

式中，μ 表示平均值（$\bar{x}$）。

在 numpy 中可以调用 std() 函数来获得标准差。numpy.std() 求标准差的时候默认是除以 n 的，即是有偏的，np.std() 无偏样本标准差方式为加入参数 ddof=1。

在 pandas 中亦可以调用 std() 函数来获得标准差。pandas.std() 默认是除以 n–1 的，即是无偏的，如果想和 numpy.std() 一样有偏，需要加上参数 ddof=0，即 pandas.std(ddof=0)。

3.3.7　变异系数

当进行两个或多个资料变异程度的比较时，如果度量单位与平均数相同，可以直接利用标准差来比较。如果单位和（或）平均数不同时，比较其变异程度就不能采用标准差，而需采用标准差与平均数的比值（相对值）来比较。

变异系数（CV）可以消除单位和（或）平均数不同对两个或多个资料变异程度比较的影响。变异系数越小，变异（偏离）程度越小，风险也就越小；反之，变异系数越大，变异（偏离）程度越大，风险也就越大。其计算公式如下：

$$CV = \frac{std}{mean} \tag{3-4}$$

式中，std 表示其标准差，mean 表示其平均值。

显然，在 numpy 和 pandas 中均可调用相应的 std() 和 mean() 函数来实现变异系数的计算。

3.3.8　协方差

协方差在概率论和统计学中用于衡量两个变量的总体误差。而方差是协方差的一种特殊情况，即当两个变量是相同的情况。

协方差表示的是两个变量的总体的误差，这与只表示一个变量误差的方差不同。如果两个变量的变化趋势一致，也就是说如果其中一个大于自身的期望值，另外一个也大于自身的期望值，那么两个变量之间的协方差就是正值。如果两个变量的变化趋势相反，即其中一个大于自身的期望值，另外一个却小于自身的期望值，那么两个变量之间的协方差就是负值。

协方差可以通俗的理解为：两个变量在变化过程中是同方向变化？还是反方向变化？同向或反向程度如何？

自变量变大，因变量也变大，说明两个变量是同向变化的，这时协方差就是正的。自变量大，因变量变小，说明两个变量是反向变化的，这时协方差就是负的。从数值来看，协方差的数值越大，两个变量同向程度也就越大。反之亦然。

其计算公式如下：

$$cov(X,Y) = E[(X - E[X])(Y - E[Y])]$$　　　　　　　（3-5）

公式简单解释一下是：如果有 X、Y 两个变量，每个时刻的"X 值与其均值之差"乘以"Y 值与其均值之差"得到一个乘积，再对这每时刻的乘积求和并求出均值。

numpy 和 pandas 均可直接调用 cov() 函数实现协方差的获得。

【医学案例 3-10】　pandas 对 excel 文件读写及医学数据的描述性分析。

在 studentExData.xls 文件中，存有一组某医科大学对新生进行的新生体检数据，运用相关知识，计算出统计信息。

【参考代码】

```
# 导入库
import pandas as pd
excelFileName="studentExdata.xls"
try:
    # 获取数据
    studentInfo=pd.read_excel(excelFileName)
    # 将索引号修改为学号
    studentInfo=studentInfo.set_index("学号")
    # 查询性别为男的数据
    maleDf=studentInfo.query("性别=='男'")
    # 计算男性身高最小值
    minHeight=maleDf['身高 (cm)'].min()
    # 计算男性身高最大值
    maxHeight=maleDf['身高 (cm)'].max()
    # 计算男性身高中位数
    medianHeight=maleDf['身高 (cm)'].median()
    # 计算男性身高众数
    modeHeight=maleDf['身高 (cm)'].mode()
    # 计算男性身高标准差
    stdHeight=maleDf['身高 (cm)'].std()
    print('男性身高最小值:', minHeight)
    print('男性身高最大值:', maxHeight)
    print('男性身高中位数:', medianHeight)
    print('男性身高众数:', modeHeight)
    print('男性身高标准差:', stdHeight)
    print(maleDf.describe())
maleDf.to_excel("maleData.xls", "男性数据")
except FileNotFoundError:
    print("打开文件出错！")
# 存储男性数据到 excel 表
```

【运行结果】

男性身高最小值：173

男性身高最大值：180

男性身高中位数：174.0

男性身高众数：0   173

dtype：int64

男性身高标准差：2.949576240750525

	身高（cm）	体重（kg）	心率（次/分）
count	5.000000	5.00000	5.00000
mean	175.200000	68.20000	73.00000
std	2.949576	5.80517	2.12132
min	173.000000	60.00000	70.00000
25%	173.000000	65.00000	72.00000
50%	174.000000	70.00000	73.00000
75%	176.000000	71.00000	75.00000
max	180.000000	75.00000	75.00000

【代码与结果解释】

上述大部分代码可根据注释理解。其中 try/except 是捕捉异常的关键字，异常即是一个事件，该事件会在程序执行过程中发生，影响了程序的正常执行。

一般情况下，在 Python 无法正常处理程序时就会发生一个异常。异常是表示 Python 对象的一个错误。当 Python 脚本发生异常时我们需要捕获处理它，否则程序会终止执行。在这里 try/except 语句用来检测 try 语句块中的错误，从而让 except 语句捕获异常信息并处理。如果你不想在异常发生时结束你的程序，只需在 try 里捕获它。完整的异常处理语法如下：

```
try:
〈语句〉          #运行别的代码
except〈名字〉:
〈语句〉          # 如果在 try 部分引发了'name'异常
except〈名字〉,〈数据〉:
〈语句〉          # 如果引发了'name'异常，获得附加的数据
else:
〈语句〉          # 如果没有异常发生
```

studentInfo=pd.read_excel(excelFileName) 中 pd.read_excel() 为 pandas 读取 excel 文件函数，其返回值类型为 DataFrame 类型。pd.read_excel() 的语法格式为：

pandas.read_excel(filename, sheet_name, usecols, index_col)

filename：需要操作的文件名。

sheet_name：需要操作的工作表名，默认为第一个工作表。

usecols：要操作的工作的那些列，默认值为全部列。

index_col：设置索引号，默认值为0。

当然这里有打开 excel 工作表，将 DataFrame 存储为 excel 表，其语法格式如下：

DataFrame.to_excel(filename, sheet_name, columns, startcol)

filename：将 DataFrame 存储的文件名。

sheet_name：将 DataFrame 存储的工作表名。

columns：将 DataFrame 存储的列名称。

startcol：指定存储的开始列。

需要注意的是 DataFrame 存储为 excel 需要依赖 xlwt 库，因此本案例在操作前需要先安装 xlwt 库。

另外，pandas 还可以操作 csv 等格式文件，操作方法与上述语法相差不多，同时对于 excel 的操作还可以通过 openpyxl 库来实现。由于篇幅有限，读者可自行查阅相关资料学习。

上述代码中还用到 DataFrame.describe() 函数，该函数的物理意义在于观察这一系列数据的范围、大小、波动趋势等，便于判断后续对数据分析采取哪类模型更合适。该函数的格式如下：

DataFrame.describe(percentiles=None, include=None, exclude=None)

参数的意义如下：

percentiles：这个参数可以设定数值型特征的统计量，默认是 [.25, .5, .75]，也就是返回 25%、50%、75% 数据量时的数据。例如，有一组数据为：1，2，3，4，5。这 5 个数据就有 4 个间隔，因此这一组数据的 25%（四分之一分位）值为 2，50%（二分之一分位）为 3，75%（四分之三分位）为 4。

include：这个参数默认是只计算数值型特征的统计量，当输入 include=['O']，会计算离散型变量的统计特征。

exclude：include 参数是你可以指定选哪些，而 exclude 参数就是你可以指定不选哪些，这个参数默认不丢弃任何列，相当于无影响。

3.3.9　相关系数

1. 相关系数概念

相关性分析是指研究两个变量之间是否存在某种依存关系，并对具体有依存关系的两个变量计算其相关方向以及相关程度，从而衡量两个变量的相关密切程度。相关性不等于因果性，例如，人的身高和体重之间关系，空气中相对湿度与降雨量之间关系。

如果有两个变量 X、Y，就可以计算出相关系数的值。

（1）当相关系数为 0 时，X 和 Y 两变量无关系。

（2）当 X 的值增大（减小），Y 值增大（减小），两个变量为正相关，相关系数在 0.00 与 1.00 之间。

（3）当 X 的值增大（减小），Y 值减小（增大），两个变量为负相关，相关系数在 –1.00 与 0.00 之间。

相关系数的绝对值越大，相关性越强。相关系数越接近于 1 或 –1，相关度越强。相关系数越接近于 0，相关度越弱。

通常情况下通过以下取值范围判断变量的相关强度：

0.8 ~ 1.0	极强相关
0.6 ~ 0.8	强相关
0.4 ~ 0.6	中等程度相关
0.2 ~ 0.4	弱相关
0.0 ~ 0.2	极弱相关或无相关

统计学中三大相关系数分别为 Pearson、Spearman、Kendall。反映的都是两个变量之间变化趋势的方向以及程度，其值范围为–1 到+1，0 表示两个变量不相关，正值表示正相关，负值表示负相关，绝对值越大表示相关性越强。本节只介绍 Pearson 相关系数及其实现，其他内容读者可参考相关资料学习。

2. Pearson（皮尔逊）相关系数

皮尔逊相关也称为积差相关（或积矩相关），是英国统计学家皮尔逊于 20 世纪提出的一种计算直线相关的方法。在统计学中，皮尔逊相关系数（Pearson correlation coefficient），又称皮尔逊积矩相关系数（Pearson product-moment correlation coefficient，简称 PPMCC 或 PCCs），是用于度量两个变量 X 和 Y 之间的相关（线性相关），其值介于–1 与 1 之间。

皮尔逊相关性系数是协方差与标准差的比值，其公式为：

$$\rho = \frac{\sum_i (x_i - \overline{x})(y_i - \overline{y})}{\sqrt{\sum_i (x_i - \overline{x})\sum_i (y_i - \overline{y})^2}} \tag{3-6}$$

皮尔逊相关系数等于它们之间的协方差除以它们各自标准差的乘积。

公式的分母是变量的标准差，这就意味着计算皮尔逊相关系数时，变量的标准差不能为 0（分母不能为 0），也就是说两个变量中任何一个的值不能都是相同的。如果没有变化，用皮尔逊相关系数是没办法算出这个变量与另一个变量之间是不是有相关性的。就好比我们想研究人跑步的速度与心脏跳动的相关性，如果无论你跑多快，心跳都不变（即心跳这个变量的标准差为 0），或者你心跳忽快忽慢的，却一直保持一个速度在跑（即跑步速度这个变量的标准差为 0），这显然是不合理的。因此，我们无法通过皮尔逊相关系数的计算来判断心跳与跑步速度到底相不相关。

在 scipy 包的 stats 模块中有 pearsonr(x, y) 函数，其语法格式为：

scipy.stats.pearsonr(x, y)

功能：计算数据集 x，y 的线性相关系数。函数返回值有相关系数 r 和 p 值（two-tailed p-value）。

【医学案例 3-11】 计算身高与体重的相关性系数。

本案例利用 scipy 库中的 pearsonr() 函数来研究人体的身高和体重的相关性。其中身高和体重的数据分别为：

身高（cm）：175.0，170，179，188，169，173，175，176，183，168，172，177，174

体重（kg）：60.0，65，64，71，60，66，64，67，70，62，68，69，66

【参考代码】

```
from scipy import stats as st
import numpy as np
```

height=np.array([175.0, 170, 179, 188, 169, 173, 175, 176, 183, 168, 172, 177, 174])

weight=np.array([60.0, 65, 64, 71, 60, 66, 64, 67, 70, 62, 68, 69, 66])

r, p=st.pearsonr(height, weight)

print("相关系数为 %f, p 值为 %f"%(r, p))

【运行结果】

相关系数为 0.678334, p 值为 0.010814。

【代码与结果解释】

本案例中使用了另外一个库 Scipy, Scipy 与 numpy 一样都是用于计算的库, Scipy 在 numpy 的基础上增加了众多的数学计算、力学计算以及工程计算中常用的模块, 如线性代数、常微分方程数值求解、信号处理、图像处理、稀疏矩阵等。该库的安装方法与其他库的安装方法一样。

从以上分析可以看出, 身高与体重的相关系数为 0.678334, 根据取值范围判断变量的相关性为强相关。

3.4 医学数据文件的读取与写入

医学数据从信息系统中导出后一般存放于各种格式的文件当中, 如何利用 Python 相关模块获取这些文件格式当中的数据成为后续利用这些数据的前提, 本节将介绍如何利用 Python 相关库获取不同文件格式数据内容。

3.4.1 基于表格的二维数据获取

二维表格式的医学数据通常存储在 CSV 文件、Excel 文件和文本文件当中, 其数据的获取和导出都有多种方式, 常见的有基于 pandas 库函数和第三方 xlrd、xlwt、openpyxl 库函数。关于 pandas 库, 下节内容会展开较为详细全面的介绍, 这里仅涉及文件的读取。

1. pandas 读取 CSV 文件、Excel 文件和文本文件

1)读取 CSV 文件和导出 CSV 文件

CSV 文件是一种以逗号分隔的文本文件, 常用于医学数据的存储。Python 的 pandas 模块提供了 pandas.read_csv() 函数用于读取 CSV 文件和 DataFrame.to_csv() 函数用于导出 CSV 文件。如果存在以逗号分隔的 txt 格式文件, 也可以转换为 CSV 格式后调用该函数读取。

pandas.read_csv() 函数的语法格式如下:

pandas.read_csv(filename, sep=',', header='infer')

该函数有很多参数, 列出的部分主要参数意义如下:

filename: 读取的文件名, 可以是相对路径也可以是绝对路径, 甚至可以是 URL 地址, 该参数不能省略。

sep: 字符型, 每行数据内容的分隔符号, 该参数可省略, 默认是逗号。另外常见的还有 tab 制表符、空格等, 根据数据实际的情况输入参数。

header: 整数型, 表示第几行用作表头, 该参数可省略, 默认是自动推断, 会把第一行作为表头。

DataFrame.to_csv() 函数的语法格式如下：

DataFrame.to_csv(path=None, sep=',', na_rep='')

该函数有很多参数，列出的部分主要参数意义如下：

path：字符型，导出的文件路径，如果未提供，结果将作为字符串返回。

sep：字符型，导出文件每行数据的分隔符号，该参数可省略，默认是逗号。

na_rep：字符型，缺失数据填充，默认是空白。

【医学案例 3-12】 甲状腺疾病 CSV 文件记录的读取和导出。

文件 thyroid.csv 来自澳大利亚某医院开源数据（数据略有删减），是关于甲状腺疾病的记录。请使用 pandas 的 read_csv() 函数打开读取该文件，然后显示其首尾数据，最后再调用 to_csv() 函数重新把这些数据存储在新文件中。

【参考代码】

```
import pandas as pd
thyroidData=pd.read_csv("thyroid.csv")
print(thyroidData)
thyroidData.to_csv("thyroid_new.csv")
```

【运行结果】

	age	sex	sick	pregnant	…	FTI	TBG measured	TBG referral	source
0	29	F	f	f	…	?	f	?	other
1	29	F	f	f	…	?	f	?	other
2	41	F	f	f	…	?	t	11	other
3	36	F	f	f	…	?	t	26	other
4	32	F	f	f	…	?	t	36	other
…	…	…	…	…	…	…	…	…	…
9167	56	M	f	f	…	77	f	?	SVI
9168	22	M	f	f	…	99	f	?	SVI
9169	69	M	f	f	…	89	f	?	SVI
9170	47	F	f	f	…	88	f	?	other
9171	31	M	f	f	…	65	f	?	other

[9172 rows×25 columns]

2）pandas 读取 Excel 文件和导出 Excel 文件

pandas 读写 Excel 也同样方便，提供了 read_excel() 函数来读取 Excel 文件，该函数依赖处理 Excel 的 xlrd 模块。同样地，pandas 提供了 to_excel() 函数来导出存储 Excel 文件，该函数依赖 xlwt 模块。在使用 read_excel() 或 to_excel() 前需要提前安装 xlrd 或 xlwt 模块，具体的安装命令是：pip install xlrd 和 pip install xlwt。

pandas.read_excel() 函数的语法格式如下：

pandas.read_excel(filename, sheet_name=0, header=0)

该函数有很多参数，列出的部分主要参数，其意义如下：

filename：待读取的文件名，可以是 xls、xlsx、xlsm、xlsb、odf、ods 和 odt 格式文件，可以设置为绝对路径或相对路径，也可以是 URL 地址。

sheet_name：对于有多个工作表的 Excel 文件，读取指定的 Excel 的工作表，pandas 默认读取第一个工作表。

header：整数型，表示第几行用作表头，该参数可省略，默认情况下，pandas 假定第一行为表头，如果 Excel 不是从第一行开始，header 参数用于指定将哪一行作为表头。

DataFrame.to_excel() 函数的语法格式如下：

DataFrame.to_excel(filename, sheet_name='Sheet1', na_rep='')

该函数有很多参数，列出的部分主要参数意义如下：

filename：导出的文件路径，通过指定文件名将单个数据框对象写到 xlsx 文件。

sheet_name：字符型，导出到指定的工作表中，该参数可省略，默认是'Sheet1'。

na_rep：字符型，缺失数据填充，默认是空白。

【医学案例 3-13】 甲状腺疾病 Excel 文件记录的读取和导出。

thyroid.xls 同样来自澳大利亚某医院开源数据（数据略有删减），甲状腺疾病数据采用 Excel 文件存储，请使用 pandas 的 read_excel() 函数打开读取该文件，然后显示其首尾数据，最后再调用 to_excel() 函数把这些数据存储在新的文件中。

【Python 代码实例】

```python
import pandas as pd
thyroidData=pd.read_excel("thyroid.xls")
print(thyroidData)
thyroidData.to_excel("thyroid_new.xls")
```

【运行结果】

	age	sex	sick	pregnant	…	FTI	TBG measured	TBG referral	source
0	29	F	f	f	…	?	f	?	other
1	29	F	f	f	…	?	f	?	other
2	41	F	f	f	…	?	t	11	other
3	36	F	f	f	…	?	t	26	other
4	32	F	f	f	…	?	t	36	other
…	…	…	…	…	…	…	…	…	…
9167	56	M	f	f	…	77	f	?	SVI
9168	22	M	f	f	…	99	f	?	SVI
9169	69	M	f	f	…	89	f	?	SVI
9170	47	F	f	f	…	88	f	?	other
9171	31	M	f	f	…	65	f	?	other

[9172 rows×25 columns]

3）pandas 读取文本文件

pandas 模块提供了 pandas.read_table() 函数可以用于读取诸如制表符分隔的文本文件。

pandas.read_table() 函数的语法格式如下：

pandas.read_table(filename, sep=',', header='infer')

该函数有很多参数，基本用法和 pandas.read_csv() 函数一致，列出的部分主要参数意义如下：

filename：读取的文件名，可以是相对路径也可以是绝对路径，甚至可以是 URL 地址。

sep：字符型，使用的分隔符号，该参数可省略，默认是 tab 制表符，可以根据数据实际的情况设置该参数。

header：整数型，表示第几行用作表头，该参数可省略，默认是自动推断，会把第一行作为表头。

【医学案例 3-14】 甲状腺疾病文本文件记录的读取。

thyroid.data 同样来自澳大利亚某医院开源数据（数据略有删减），甲状腺疾病数据采用文本文件存储，使用 tab 制表符作为分隔，请使用 pandas 的 read_table() 函数打开读取该文件，然后显示其首尾数据。

【参考代码】

```
import pandas as pd
thyroidData=pd.read_table("thyroid.data")
print(thyroidData)
```

【运行结果】

	age	sex	sick	pregnant	…	FTI	TBG measured	TBG referral	source
0	29	F	f	f	…	?	f	?	other
1	29	F	f	f	…	?	f	?	other
2	41	F	f	f	…	?	t	11	other
3	36	F	f	f	…	?	t	26	other
4	32	F	f	f	…	?	t	36	other
…	…	…	…	…	…	…	…	…	…
9167	56	M	f	f	…	77	f	?	SVI
9168	22	M	f	f	…	99	f	?	SVI
9169	69	M	f	f	…	89	f	?	SVI
9170	47	F	f	f	…	88	f	?	other
9171	31	M	f	f	…	65	f	?	other

[9172 rows×25 columns]

4）pandas 读取和导出其他格式文件

除了前述的 CSV 文件、Excel 文件和文本文件，pandas 还提供了读取和导出其他格式文件的函数，例如，pandas.read_sql() 和 DataFrame.to_sql() 函数用来读取和导出 SQL 表格，pandas.read_json() 和 DataFrame.to_json() 函数用来读取和导出 JSON 格式文件，pandas.read_html() 和 DataFrame.to_html() 函数用来读取和导出 HTML 格式文件。

2. xlrd 库、xlwt 库和 xlutils 库

1）xlrd 库的安装和使用

Python 操作 Excel 主要用到 xlrd 和 xlwt 这两个第三方库，即 xlrd 是读 Excel 的库，xlwt 是写 Excel 的库，具体的安装命令是在 Windows 或者 Linux 命令行中输入：pip install xlrd 完成第三方库的安装。

（1）导入 xlrd 模块

import xlrd　　# 导入 xlrd 模块

在导入 xlrd 模块后，就可以使用 xlrd 读取 Excel 完成指定表单、指定行或列、指定单元格的读取。

（2）打开 Excel 文件读取数据

data=xlrd.open_workbook(filename)　　# 文件名以及路径

（3）获取 Excel 中工作表数量

data.nsheets　　# 返回工作表的数量

（4）获取 Excel 中的一个工作表

table=data.sheets()[0]　　# 通过索引顺序获取

table=data.sheet_by_index(sheet_indx)　　# 通过索引顺序获取

table=data.sheet_by_name(sheet_name)　　# 通过名称获取

以上三个函数都会返回一个 xlrd.sheet.Sheet() 对象

names=data.sheet_names()　　# 返回 Excel 中所有工作表的名字

data.sheet_loaded(sheet_name or indx)　　# 检查某个工作表是否导入完毕

（5）对 Excel 工作表中的行的操作

nrows=table.nrows　　# 获取该工作表中的有效行数

table.row(rowx)　　# 返回由该行中所有的单元格对象组成的列表

table.row_slice(rowx)　　# 返回由该列中所有的单元格对象组成的列表

table.row_types(rowx, start_colx=0, end_colx=None)　　# 返回由该行中所有单元格的数据类型组成的列表

table.row_values(rowx, start_colx=0, end_colx=None)　　# 返回由该行中所有单元格的数据组成的列表

table.row_len(rowx)　　# 返回该行的有效单元格长度

（6）对 Excel 工作表中的列的操作

ncols=table.ncols　　# 获取列表的有效列数

table.col(colx, start_rowx=0, end_rowx=None)　　# 返回由该列中所有的单元格对象组成的列表

table.col_slice(colx, start_rowx=0, end_rowx=None)　　# 返回由该列中所有的单元格对象组成的列表

table.col_types(colx, start_rowx=0, end_rowx=None)　　# 返回由该列中所有单元格的数据类型组成的列表

table.col_values(colx, start_rowx=0, end_rowx=None)　　# 返回由该列中所有单元格的数据组成的列表

table.col_len(colx)　　# 返回该列的有效单元格长度

（7）对 Excel 工作表中的单元格的操作

table.cell(rowx, colx)　　# 返回指定坐标 (rowx, colx) 处的单元格对象

table.cell_type(rowx, colx)　　# 返回单元格中的数据类型

table.cell_value(rowx, colx)　　# 返回单元格中的数据值

（8）单元格的常用数据类型

0. empty 空

1. string 字符串

2. number 数字

3. date 日期

4. boolean 布尔

5. error 错误

6. blank 空白表格

【医学案例 3-15】 心肌梗死并发症数据集的读取。

心肌梗死是现代医学中最具挑战性的问题之一。在所有国家，心肌梗死的发病率仍然很高。对于高度发达国家的城市人口来说尤其如此，他们面临长期的压力因素、不规则且并不总是均衡的营养。心肌梗死患者的病情过程不同，可以在没有并发症的情况下发生，也可以在并发症不会使长期预后恶化的情况下发生。同时，大约一半的急性期和亚急性期患者出现并发症，导致病情恶化甚至死亡。即使是经验丰富的专家也不能总是预见这些并发症的发展。因此，预测心肌梗死的并发症以便及时采取必要的预防措施是一项重要任务。

Myocardial infarction complications Data Set.xlsx 是心肌梗死并发症数据集，该数据包含 1700 行（患者）、124 列（不同的属性特征，前三列分别是患者 ID、年龄、性别）。通常，第 2 ～ 112 列可用作预测的输入数据，可能的并发症（输出）列在第 113 ～ 124 列中。请使用 xlrd 读取该文件，获取并打印工作表名称、行数和列数，然后分别使用 row_values() 和 cell_value() 函数获取并打印第 3 行的前 10 列数据。

【参考代码】

```
import xlrd
data=xlrd.open_workbook('Myocardial infarction complications Data Set.xlsx')
sheet1_name=data.sheet_names()[0]
sheet1=data.sheet_by_index(0)
print('工作表名称：' + sheet1_name)
n_row=sheet1.nrows
n_col=sheet1.ncols
print('工作表行数：' + str(n_row))
print('工作表列数：' + str(n_col))
rowx=2      # 索引下标是 从 0 开始
colx=10
rows=sheet1.row_values(rowx, start_colx=0, end_colx=colx)
print(rows)
for i in range(0, colx):
    x=sheet1.cell_value(rowx, i)
    print(x, end='\t')
```

【运行结果】

工作表名称：data

工作表行数：1700

工作表列数：124

[3.0, 52.0, 1.0, 0.0, 0.0, 0.0, 2.0, '?', 2.0, 0.0]

　3.0 52.0　1.0 0.0 0.0 0.0 2.0 ?　2.0 0.0

2）xlwt 库的安装和使用

在 Windows 或者 Linux 命令行中输入：pip install xlwt 完成对应第三方库的安装。

（1）导入 xlrd 模块

import xlwt # 导入 xlwt 模块

在导入 xlwt 模块后，就可以使用 xlwt 向 Excel 工作表中写入数据。

（2）创建工作簿

wb=xlwt.Workbook()　　 # 创建 workbook 对象

（3）添加工作表

sheet=wb.add_sheet("New Sheet", cell_overwrite_ok=True)　　 # 添加工作表

（4）设置单元格宽度

sheet.col(0).width=200*30　　 # 设置第一列列宽

（5）设置单元格样式

style=xlwt.XFStyle()　　 # 初始化样式

font=xlwt.Font()　　 # 初始化字体

font.name="Times New Roman"　　 # 设置字体名，如 Times New Roman

font.bold=False　　 # 设置是否加粗

font.height=20*11　　 # 设置字体高度，11 号字体

borders=xlwt.Borders()　　 # 初始化边框

borders.left=6

borders.right=6

borders.top=6

borders.bottom=6

style.font=font　　 # 为样式赋值字体

style.borders=borders　　 # 为样式赋值边框

（6）写入单元格

sheet.write(i, j, content, style)　　 # 写入普通单元格

参数含义：行索引 i、列索引 j、需要写入的值 content、样式设置 style。

（7）写入合并单元格

sheet.write_merge(topRow, bottomRow, leftCol, rightCol, content, style)

参数含义：开始的行下标 topRow、结束的行下标（包含）bottomRow、开始的列下标 leftCol、结束的列下标（包含）rightCol、写入的内容 content、样式设置 style。

（8）保存工作簿

wb.save(path)

【医学案例 3-16】 心肌梗死并发症数据集的写入。

Myocardial infarction complications Data Set.xlsx 是心肌梗死并发症数据集，该数据包含 1700 行（患者）、124 列（不同的属性特征，前 3 列分别是患者 ID、年龄、性别）。本案例同样使用该数据集，将文件第 3 行的前 10 列数据以行的形式保存到新的 Excel 文件 'new. xls' 中。

【参考代码】

```
import xlrd
import xlwt
data=xlrd.open_workbook('Myocardial infarction complications Data Set.xlsx')
sheet1=data.sheet_by_index(0)
xlsx=xlwt.Workbook(encoding="utf-8")        # 编码格式为 UTF-8 格式
table=xlsx.add_sheet('提取的数据', True)
rowx=2
colx=10
for i in range(0, colx):
    x=sheet1.cell_value(rowx, i)
    table.write(i, 0, x)
xlsx.save('new.xls')
```

【运行结果】

运行结果见图 3-5。

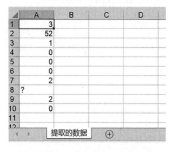

图 3-5　心肌梗死并发症数据集基于 xlwt 库生成的文件

3）xlutils 库的安装和使用

在 Windows 或者 Linux 命令行中输入：pip install xlutils 完成 xlutils 模块的安装。xlutils 模块提供了一组用于处理 Excel 文件的实用程序，这些实用程序可能需要 xlrd 和 xlwt 模块中的一个或两个。xlutils 模块提供的实用程序包括：

xlutils.copy：xlrd 的复制工具。

Xlutils.display：显示关于 xlrd 相关对象信息的实用函数。

xlutils.filte：一个迷你框架，用于分割和过滤 Excel 文件到新的 Excel 文件。

Xlutils.margins：用于查找 Excel 文件中包含多少有用数据的工具。

xlutils.save：用于序列化 xlrd 的工具。

xlutils.styles：用于使用样式表示的格式化信息的工具。

（1）导入相关模块

```
import xlrd
import xlutils.copy
```

（2）打开 Excel 文件

```
rb=xlrd.open_workbook(file_name, formatting_info=True)        # 使用 xlrd 打开文件
```

（3）复制工作簿对象

```
wb=xlutils.copy.copy(rb)        # 使用 xlutils.copy 复制工作簿
```

（4）获得工作表

ws=wb.get_sheet(0)

（5）写入内容

ws.write(i, j, content)

（6）保存

wb.save(file_name_new)

【医学案例 3-17】　心肌梗死并发症数据集的数据添加。

本案例同样使用心肌梗死并发症数据集，在原文件内容的基础上，添加一行患者数据，患者 ID 是 1701、年龄为 55 岁、性别为男，为简单起见，剩下列的信息全填 0，并将新数据保存到新的 Excel 文件'new1.xls'中。

【参考代码】

```
import xlrd
import xlutils.copy
data=xlrd.open_workbook('Myocardial infarction complications Data Set.xlsx')
sheet=data.sheet_by_index(0)
n_row=sheet.nrows
n_col=sheet.ncols
ws=xlutils.copy.copy(data)
sheet1=ws.get_sheet(0)
sheet1.write(n_row, 0, 1701)
sheet1.write(n_row, 1, 55)
sheet1.write(n_row, 2, 1)
for i in range(3, n_col):
    sheet1.write(n_row, i, 0)
ws.save('new1.xls')
```

【运行结果】

运行结果如图 3-6 所示。

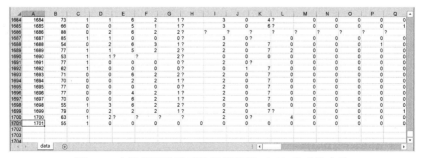

图 3-6　心肌梗死并发症数据集基于 xlutils 生成的文件

3. openpyxl 库

openpyxl 是一个读写 Excel 2010 文档的 Python 第三方库，相比上述模块，openpyxl 是一个比较综合的工具，能够同时读取和修改 Excel 文档。其他很多的与 Excel 相关的项目基本只支持读或者写 Excel 一种功能。

1）openpyxl 的安装

在 Windows 或者 Linux 命令行中输入：pip install openpyxl 完成 openpyxl 模块的安装。

2）openpyxl 的基本用法

openpyxl 中有三个不同层次的类，workbook 是对工作簿的抽象，worksheet 是对表格的抽象，cell 是对单元格的抽象，每一类都包含了许多属性和方法。

获取一个表则需要先创建一个 workbook 对象，然后使用该对象的方法来得到一个 worksheet 对象。

如果要获取表中的数据，那么得到 worksheet 对象以后再从中获取代表单元格的 cell 对象。

一个 workbook 对象代表一个 Excel 文档，因此在操作 Excel 之前，都应该先创建一个 workbook 对象。对于创建一个新的 Excel 文档，直接进行 workbook 类的调用即可，对于一个已经存在的 Excel 文档，可以使用 openpyxl 模块的 load_workbook() 函数进行读取，该函数包括多个参数，但只有 filename 参数为必传参数。filename 是一个文件名，也可以是一个打开的文件对象。

workbook 对象常见属性如下：

active：获取当前活跃的 worksheet。

worksheets：以列表的形式返回所有的 worksheet（表格）。

read_only：判断是否以 read_only 模式打开 Excel 文档。

encoding：获取文档的字符集编码。

properties：获取文档的元数据，如标题、创建者、创建日期等。

sheetnames：获取工作簿中的表（列表）。

workbook 提供的方法如下：

get_sheet_by_name：通过表格名称获取 worksheet 对象。

get_active_sheet：获取活跃的表格（新版建议通过 active 属性获取）。

remove_sheet：删除一个表格。

create_sheet：创建一个空的表格。

copy_worksheet：在 workbook 内拷贝表格。

有了 worksheet 对象以后，可以通过这个 worksheet 对象获取表格的属性，得到单元格中的数据，修改表格中的内容。openpyxl 提供了非常灵活的方式来访问表格中的单元格和数据，常用的 worksheet 属性如下：

title：表格的标题。

dimensions：含有数据的表格的大小，即左上角的坐标: 右下角的坐标。

max_row：表格的最大行。

min_row：表格的最小行。

max_column：表格的最大列。

min_column：表格的最小列。

rows：按行获取单元格（cell 对象），返回数据类型为生成器（generator）。

columns：按列获取单元格（cell 对象），返回数据类型为生成器。

values：按行获取表格的内容（数据），返回数据类型为生成器。

常用的 worksheet 方法如下：

iter_rows：按行获取所有单元格，内置属性有（min_row, max_row, min_col, max_col）。

iter_columns：按列获取所有的单元格。

append：在表格末尾添加数据。

merged_cells：合并多个单元格。

unmerged_cells：移除合并的单元格。

worksheet 对象的属性和方法大部分都是返回的是一个 cell 对象，一个 cell 对象代表一个单元格，可以使用 Excel 坐标的方式来获取 cell 对象，也可以使用 worksheet 的 cell 方法获取 cell 对象。

cell 对象常用的属性如下：

row：单元格所在的行。

column：单元格所在的列。

value：单元格的值。

coordinate：单元格的坐标。

【医学案例 3-18】　心肌梗死并发症数据集的数据读取和添加。

与案例 3-17 一样，本案例使用心肌梗死并发症数据集，在原文件内容的基础上，添加一行患者数据，患者 ID 是 1701、年龄为 55 岁、性别为男，为简单起见，剩下列的信息全填 0，并将新数据保存到新的 Excel 文件'new2.xlsx'中。

【参考代码】

```
from openpyxl import load_workbook
wb=load_workbook('Myocardial infarction complications Data Set.xlsx')
ws_name=wb.sheetnames[0]
ws=wb.get_sheet_by_name(ws_name)
ws.cell(row=1701, column=1).value=1701
ws.cell(row=1701, column=2).value=55
ws.cell(row=1701, column=3).value=1
for i in range(4, 125):
    ws.cell(row=1701, column=i).value=0
wb.save('new2.xlsx')
```

运行结果与前述案例一致。

3.4.2　PDF 数据的获取

PDF 作为可移植文档格式（portable document format），是由 Adobe System 用于与应用程序、操作系统、硬件无关的方式进行文件交换所开发出的文件格式。PDF 文件以 PostScript 语言图像模型为基础，无论在哪种打印机上都可以保证精确的颜色和准确的打印效果，即 PDF 会忠实地再现原稿的每一个字符、颜色以及图像。PDF 格式文件已成为数字化信息事实上的一个工业标准。

在日常生活和实践中，需要用 Python 从 PDF 文件中提取数据，然后将其导出成其他格式或者直接进行数据处理。PDF 处理常见操作有：读取、写入、格式转换（PDF 提取文本写入 TXT、根据 URL 写入 PDF 等）、批处理（多个 DPF 合并为一个、切分 PDF）等。但是，由于 PDF 格式的核心结构相当复杂，目前并没有多少 Python 库可以很好地执行这部分工作。在这里主要简单介绍几个目前常用的 PDF 相关第三方库：PDFMiner、PyPDF2、PDFPlumber、pdf2htmlex、pdf2image、pdf2xlsx 等。

1. PDFMiner

PDFMiner 是一个从 PDF 文档中提取信息的工具。与其他 PDF 相关的工具不同，它完全专注于获取和分析文本数据。PDFMiner 允许获取文本在页面中的确切位置和诸如字体或线条的其他信息。它有一个 PDF 转换器，可以将 PDF 文件转换为其他文本格式（如 HTML）。它还有一个可扩展的 PDF 解析器，可以用于文本分析以外的其他目的。

PDFMiner 内置两个好用的工具：pdf2txt.py 和 dumppdf.py。pdf2txt.py 能从 PDF 文件中提取文本内容，它提取所有要以编程方式呈现的文本，即表示为 ASCII 或 Unicode 字符串的文本。它无法识别转换成图片的文本。它还为每个文本部分提取相应的位置、字体名称、字体大小、书写方向（水平或垂直）。当访问受限时，需要为受保护的 PDF 文档提供密码，否则不能从没有提取权限的 PDF 文档中提取任何文本。dumppdf.py 以伪 XML 格式转储 PDF 文件的内部内容。该程序主要用于调试目的，但也可以提取一些有意义的内容（如图像）。

PDFMiner 只支持 Python2 而不支持 Python3，在 Python3 中 PDFMiner3k 具有同样的功能。PDFMiner3k 的安装方法和前述的其他第三方库的安装方法一样：pip install pdfminer3k。

PDF 不像 WORD、TXT 可以随意读取内容，PDF 更像一张图片，大部分情况下，没有逻辑结构，并且不能自适应页面大小的调整。PDFMiner 尝试通过猜测它们的布局来重建它们的结构，但是不保证一定能工作，因此读取 PDF 就是一件比较困难的事。另外，解析 PDF 是一件非常耗时和内存的工作，因此 PDFMiner 只在需要的时候才去解析，以减少时间和内存的使用。要解析 PDF 至少需要两个核心类：PDFParser 和 PDFDocument，PDFParser 从 PDF 文件中提取数据，PDFDocument 保存获取的数据。另外还需要 PDFPageInterpreter 去处理页面内容，PDFDevice 将其转换为需要的格式。PDFResourceManager 用于保存共享内容，如字体或图片。

【医学案例 3-19】 全球结核病报告 2020 文件的读取。

世界卫生组织（WHO）自 1997 年以来每年发布一份全球结核病报告。本报告的目的是，以全球承诺和战略为背景，全面及时评估结核病流行情况，以及全球、区域和国家层面应对工作的进度。报告主要使用 WHO 每年定期收集的数据。2020 年，有 198 个国家和地区领地报告了数据，占全球人口及估计结核病病例数量的 99% 以上。

文件"全球结核病报告 2020.pdf"是 WHO 发布的 2020 年中文版全球结核病报告执行摘要。读取该 PDF 文件中的文本内容，并保存输出到文本文件"全球结核病报告 2020. pdfminer.txt"中。原文件部分内容如图 3-7 所示。

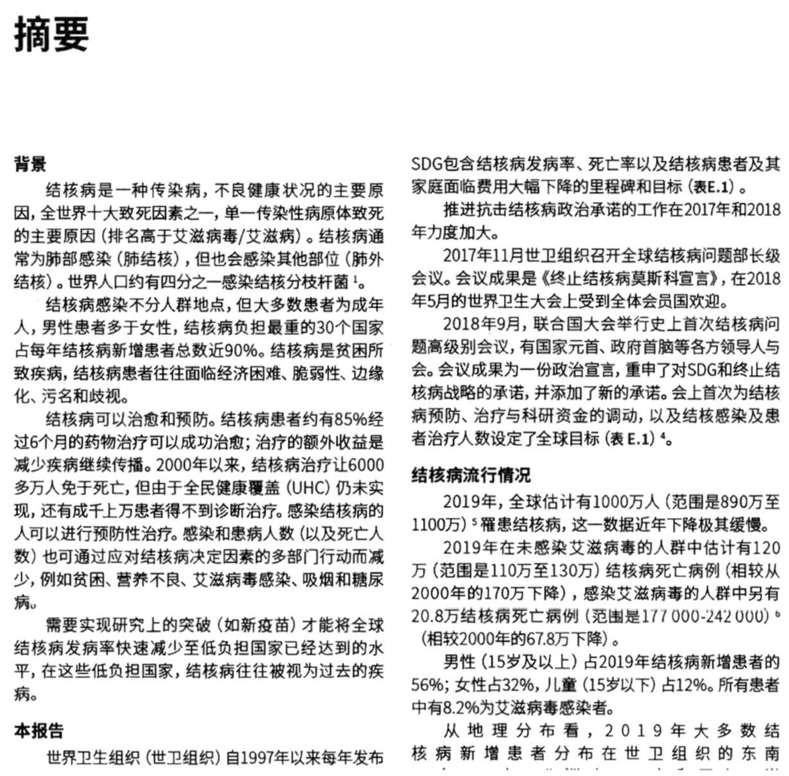

摘要

背景

结核病是一种传染病,不良健康状况的主要原因,全世界十大致死因素之一,单一传染性病原体致死的主要原因(排名高于艾滋病毒/艾滋病)。结核病通常为肺部感染(肺结核),但也会感染其他部位(肺外结核)。世界人口约有四分之一感染结核分枝杆菌[1]。

结核病感染不分人群地点,但大多数患者为成年人,男性患者多于女性,结核病负担最重的30个国家占每年结核病新增患者总数近90%。结核病是贫困所致疾病,结核病患者往往面临经济困难、脆弱性、边缘化、污名和歧视。

结核病可以治愈和预防。结核病患者约有85%经过6个月的药物治疗可以成功治愈;治疗的额外收益是减少疾病继续传播。2000年以来,结核病治疗让6000多万人免于死亡,但由于全民健康覆盖(UHC)仍未实现,还有成千上万患者得不到诊断治疗。感染结核病的人可以进行预防性治疗。感染和患病人数(以及死亡人数)也可通过应对结核病决定因素的多部门行动而减少,例如贫困、营养不良、艾滋病毒感染、吸烟和糖尿病。

需要实现研究上的突破(如新疫苗)才能将全球结核病发病率快速减少至低负担国家已经达到的水平,在这些低负担国家,结核病往往被视为过去的疾病。

本报告

世界卫生组织(世卫组织)自1997年以来每年发布

SDG包含结核病发病率、死亡率以及结核病患者及其家庭面临费用大幅下降的里程碑和目标(表E.1)。

推进抗击结核病政治承诺的工作在2017年和2018年力度加大。

2017年11月世卫组织召开全球结核病问题部长级会议。会议成果是《终止结核病莫斯科宣言》,在2018年5月的世界卫生大会上受到全体会员国欢迎。

2018年9月,联合国大会举行史上首次结核病问题高级别会议,有国家元首、政府首脑等各方领导人与会。会议成果为一份政治宣言,重申了对SDG和终止结核病战略的承诺,并添加了新的承诺。会上首次为结核病预防、治疗与科研资金的调动,以及结核感染及患者治疗人数设定了全球目标(表E.1)[4]。

结核病流行情况

2019年,全球估计有1000万人(范围是890万至1100万)[5]罹患结核病,这一数据近年下降极其缓慢。

2019年在未感染艾滋病毒的人群中估计有120万(范围是110万至130万)结核病死亡病例(相较从2000年的170万下降),感染艾滋病毒的人群中另有20.8万结核病死亡病例(范围是177 000-242 000)[6](相较2000年的67.8万下降)。

男性(15岁及以上)占2019年结核病新增患者的56%;女性占32%,儿童(15岁以下)占12%。所有患者中有8.2%为艾滋病毒感染者。

从地理分布看,2019年大多数结核病新增患者分布在世卫组织的东南

图 3-7　全球结核病报告 2020.pdf 文件的部分内容

【参考代码】

```python
from pdfminer.converter import PDFPageAggregator
from pdfminer.layout import LAParams
from pdfminer.pdfparser import PDFParser, PDFDocument
from pdfminer.pdfinterp import PDFResourceManager, PDFPageInterpreter
from pdfminer.pdfdevice import PDFDevice
# 获取文档对象
fp=open("全球结核病报告 2020.pdf", "rb")
# 创建一个与文档关联的解释器
parser=PDFParser(fp)
#PDF 文档的对象
doc=PDFDocument()
# 连接解释器和文档对象
parser.set_document(doc)
doc.set_parser(parser)
# 初始化文档,当前文档没有密码,设为空字符串
doc.initialize("")
# 创建 PDF 资源管理器
resource=PDFResourceManager()
```

```
# 参数分析器
laparam=LAParams()
# 创建一个聚合器
device=PDFPageAggregator(resource, laparams=laparam)
# 创建 PDF 页面解释器
interpreter=PDFPageInterpreter(resource, device)
# 创建写入的文本文件
file=open("全球结核病报告 2020.pdfminer.txt", "w", encoding="utf–8")
# 使用文档对象得到页面的集合
for page in doc.get_pages():
    # 使用页面解释器读取
    interpreter.process_page(page)
    # 使用聚合器来获得内容
    layout=device.get_result()
    for out in layout:
        if hasattr(out, "get_text"):
            file.write(out.get_text()+'\n')
```

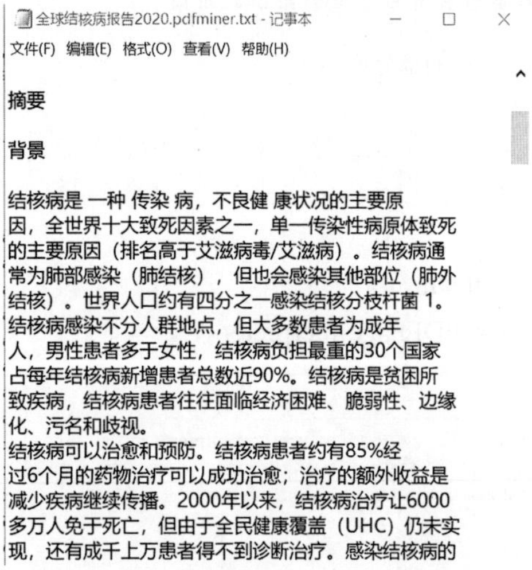

运行后生成"全球结核病报告 2020.pdfminer.txt",打开内容如图 3-8 所示。

图 3-8　使用 PDFMiner 提取全球结核病报告 2020.pdf 得到的文本文件

2. PyPDF2

PyPDF2 作为 PDF 工具包构建的 Python 库,它能够提取文档信息(标题,作者等)、逐页拆分文档、逐页合并文档、剪切页面、合并多页成单页、加密和解密 PDF 文件等。它可以在任何 Python 平台上运行,而不需要依赖于任何外部库。它还可以完全在 StringIO 对象而不是文件流上工作,从而允许在内存中操作 PDF。因此,对于管理或操作 PDF 文件的网站来说,它是一个有用的工具。通过在 Windows 或者 Linux 命令行中输入:pip install PyPDF2 完成 PyPDF2 模块的安装。

PyPDF2 库包含了 PDFFileReader、PDFFile-Merger、PageObject 和 PDFFileWriter 四个常用的主要的调用类。PDFFileReader 初始化一个 PDFFileReader 对象,此操作可能需要一些时间,因为 PDF 流的交叉引用表被读入内存。PDFFileMerger 将多个 PDF 合并为一个 PDF,它可以实现连接、切片、插入或以上任意组合的操作。PageObject 类表示 PDF 文件中的单个页面,通常该对象将通过访问 PDFFileReader 类的 getPage() 方法创建,但也可以使用 createBlankPage() 静态方法创建一个空页面。PDFFileWriter 类支持将 PDF 文件写入另一个类(通常是 PDFFileReader)生成的页面。

【医学案例 3-20】　英文版全球结核病报告 2020 文件的读取。

文件 "GLOBAL_TUBERCULOSIS_REPORT_2020.pdf" 是世界卫生组织发布 2020 年的英文版全球结核病报告执行摘要。读取该 PDF 文件中的文本内容，并保存输出到文本文件 "GLOBAL_TUBERCULOSIS_REPORT_2020.PyPDF2.txt" 中。原文件部分内容如图 3-9 所示。

Executive Summary

Background

Tuberculosis (TB) is a communicable disease that is a major cause of ill health, one of the top 10 causes of death worldwide and the leading cause of death from a single infectious agent (ranking above HIV/AIDS). TB is caused by the bacillus *Mycobacterium tuberculosis*, which is spread when people who are sick with TB expel bacteria into the air; for example, by coughing. The disease typically affects the lungs (pulmonary TB) but can also affect other sites (extrapulmonary TB). About a quarter of the world's population is infected with *M. tuberculosis*.[1]

TB can affect anyone anywhere, but most people who develop the disease are adults, there are more cases among men than women, and 30 high TB burden countries account for almost 90% of those who fall sick with TB each year. TB is a disease of poverty, and economic distress, vulnerability, marginalization, stigma and discrimination are often faced by people affected by TB.

TB is curable and preventable. About 85% of people who develop TB disease can be successfully treated with a 6-month drug regimen; treatment has the additional benefit of curtailing onward transmission of infection. Since 2000, TB treatment has averted more than 60 million deaths, although with access still falling short of universal health coverage (UHC), many millions have also missed out on diagnosis and care. Preventive treatment is available for people with TB infection. The number of people developing infection and disease (and thus the number of deaths) can also be reduced through multisectoral action to address TB determinants such as poverty, undernutrition, HIV infection, smoking and diabetes.

Research breakthroughs (e.g. a new vaccine) are need-

The 2020 edition complements and expands on the United Nations (UN) Secretary-General's 2020 progress report on TB, which was prepared with WHO support as requested in the political declaration of the UN high-level meeting on TB in 2018.[3]

In recognition of the enormous health, social and economic impacts of the COVID-19 pandemic, the report includes a provisional assessment of how the pandemic will affect the TB epidemic, people with TB and progress towards global TB targets.

Global commitments and strategy to end TB

In 2014 and 2015, all Member States of WHO and the UN committed to ending the TB epidemic, through their adoption of WHO's End TB Strategy and the UN Sustainable Development Goals (SDGs). The strategy and SDGs include milestones and targets for large reductions in TB incidence, TB deaths and costs faced by TB patients and their households (**Table E.1**).

Efforts to step up political commitment to the fight against TB intensified in 2017 and 2018.

A WHO global ministerial conference on TB was organized in November 2017. The outcome was the Moscow Declaration to End TB, which was welcomed by all Member States at the World Health Assembly in May 2018.

In September 2018, the UN General Assembly held its first-ever high-level meeting on TB, attended by heads of state and government as well as other leaders. The outcome was a political declaration in which commitments to the SDGs and End TB Strategy were reaffirmed and new ones added. Global targets for the funding to be mobilized for TB prevention, care and research, and for the number of

图 3-9　GLOBAL_TUBERCULOSIS_REPORT_2020.pdf 文件的部分内容

【参考代码】

```
from PyPDF2 import PdfFileReader
pdf_file="GLOBAL_TUBERCULOSIS_REPORT_2020.pdf"
pdf=PdfFileReader(pdf_file)
number_of_pages=pdf.getNumPages()
print('页码数：' + str(number_of_pages))
file=open("GLOBAL_TUBERCULOSIS_REPORT_2020.PyPDF2.txt", "w", encoding="utf-8")
for pages in range(2, number_of_pages):
```

```
page=pdf.getPage(pages)
page_content=page.extractText()
file.write(page_content)
```

运行后生成"GLOBAL_TUBERCULOSIS_REPORT_2020.PyPDF2.txt"，打开内容如图 3-10 所示。

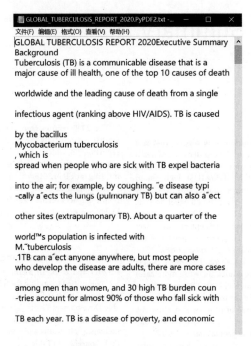

图 3-10　使用 PyPDF2 提取得到的文本文件

3. PDFPlumber

目前，很多公开的数据表格都是以 PDF 文档格式发布的。但是不管是 PDFMiner 还是 PyPDF2，都不能很好地支持 PDF 表格的读取。PDFPlumber 是一个可以处理 PDF 的小众第三方库，可以获取 PDF 中的每个文本字符、矩形和行的详细信息，也可以进行表格提取和可视化调试。主要应用于机器生成的 PDF 上，而非扫描的 PDF 文档。通过在 Windows 或者 Linux 命令行中输入：pip install pdfplumber 完成 PDFPlumber 模块的安装。

PDFPlumber 提供了两种读取 pdf 的方式：

pdfplumber.open("path/to/file.pdf")

pdfplumber.load(file_like_object)

这两种方法都返回 pdfplumber.PDF 类的实例。

pdfplumber.pdf 是最上层的类，表示单个 PDF，并且具有两个主要属性：

metadata：从 PDF 的信息中获取元数据键/值对字典。通常包括创建日期、修改日期、制作者等。

pages：一个包含 pdfplumber.Page 实例的列表，每一个实例代表 PDF 每一页的信息。

pdfplumber.Page 类是 pdfplumber 的核心，大多数操作都围绕这个类进行，它具有以下几个属性：

page_number：页码顺序，第一页从 1 开始，第二页为 2，依此类推。

width：页面宽度。

height：页面高度。

对于每一个 pdfplumber.pdf 和 pdfplumber.Page 的实例都提供了对 4 种对象操作的方法。以下属性均返回所对应对象的 Python 列表：

chars：代表每一个独立的字符。

annos：代表注释里的每一个独立的字符。

lines：代表一个独立的一维的线。

rects：代表一个独立的二维的矩形。

curves：代表一系列连接的点。

images：代表一个图像。

pdfplumber.Page 对象可以调用以下表格提取方法：

find_tables(table_settings={})：返回 Table 对象的列表。

extract_tables(table_settings={})：返回从页面上找到的所有表中提取的文本，并以结构 table -> row -> cell 的形式表示为列表的列表的列表。

extract_table(table_settings={})：返回从页面上最大的表中提取的文本，以列表的列表的形式显示，结构为 row -> cell。

debug_tablefinder(table_settings={})：返回 TableFinder 类的实例。

相对于 PDFMiner 和 PyPDF2，PDFPlumber 能够有效区分表格，准确率也提高了很多，表头的识别完全正确。但是对于表格中有换行的，识别还不是很正确。而且只能识别完全由框线包围的规范表格，对于无框线或者缺框线的不规范表格无法识别或者结果缺失行或列。总的来说，PDFMiner 是目前比较好的 PDF 表格提取库。

【医学案例 3-21】 英文版全球结核病报告 2020 文件的 PDFPlumber 读取。

该案例同样使用世界卫生组织发布 2020 年的英文版全球结核病报告执行摘要文件"GLOBAL_TUBERCULOSIS_REPORT_2020.pdf"。使用 PDFPlumber 读取该 PDF 文件中的文本内容，并保存输出到文本文件"GLOBAL_TUBERCULOSIS_REPORT_2020.pdfplumber.txt"中。原文件部分内容如图 3-11 所示。

【参考代码】

```
import pdfplumber
pdf_file="GLOBAL_TUBERCULOSIS_REPORT_2020.pdf"
pdf=pdfplumber.open(pdf_file)
pages=pdf.pages
number_of_pages=len(pages)
print('页码数：' + str(number_of_pages))
file=open("GLOBAL_TUBERCULOSIS_REPORT_2020.pdfplumber.txt", "w", encoding="utf-8")
for i in range(2, number_of_pages-1):
    page=pages[i]
    page_content=page.extract_text()
```

```
file.write(page_content)
```

运行后生成 "GLOBAL_TUBERCULOSIS_REPORT_2020.pdfplumber.txt"，打开内容如图 3-11 所示。

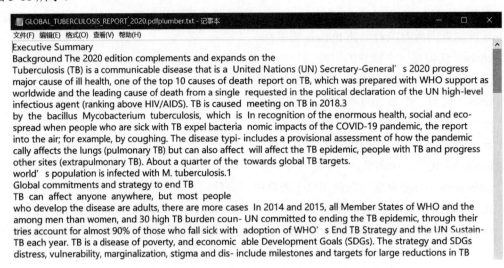

图 3-11　使用 PDFPlumber 提取得到的文本文件

3.4.3　文件与数据库

1. 文件

大多数程序都需要从文件中读取信息或者向文件中存储信息，Python 提供了多种实现方式，前面中我们介绍了基于表格的二维数据的获取和 PDF 数据的获取，这些数据主要是结构化的表格数据，包括 CSV 文件、Excel 文件等。在这里，将更深入全面地介绍文件处理的相关知识与方法，并且这些都是与平台无关的，这意味着，在一个平台上使用程序保存的文件，也可以在不同平台上使用相同的程序打开和读取。

要获取文件中的数据，首先需要打开存储数据的文件对象，文件对象是 Python 对计算机上外部文件的主要接口。然后，将文件中的数据信息读取到计算机内存中，读取的时候可以一次性读取文件的全部内容到内存中，也可以逐行读取文件内容，如果文件内容太大，一次性读取很可能超出内存容量造成内存溢出，因此逐行读取文件内容的方式相对更加可靠一些。在读取完文件数据并对数据做完相关的各种处理分析后，经常需要将得到的结果存储到计算机硬盘中，这就需要涉及文件的写操作。

1）打开文件

Python 中的 open() 函数用于打开一个文件，并返回文件对象，在对文件进行处理过程都需要使用到这个函数，如果该文件无法被打开或者打开失败，会返回错误的相关信息。需要注意的一点，在使用 open() 函数打开文件后，如果不需要再用文件对象的情况下及时调用 close() 函数关闭文件对象是需要养成的一个好习惯。

open() 函数的语法格式如下：

open(file, mode='r', buffering=–1, encoding=None, errors=None, newline=None, closefd=True, opener=None)

该函数参数意义如下：

file：必需的参数，表示将要打开的文件的路径（绝对路径或者当前工作目录的相对路径），也可以是要被封装的整数类型文件描述符。

mode：可选参数，一个字符串用于指定打开文件的模式。默认值是‘r’，这意味着它以文本模式打开并读取文件。其他常见模式有：‘w’，写入并截断已经存在的文件；‘x’，排他性创建文件，如果文件已存在则失败；‘a’，追加写，即如果文件存在则写入都会追加到文件末尾；‘b’，以二进制模式打开文件；‘t’，以文本模式打开文件，该模式是默认的；‘+’，打开文件用于更新（读取与写入）；此外，还有模式的组合，其中模式‘w+’与‘w+b’将分别以文本模式和二进制模式打开文件并清空内容，而模式‘r+’与‘r+b’将分别以文本模式和二进制模式打开文件并不清空内容。

buffering：一个可选的整数，用于设置缓冲策略。传递 0 以切换缓冲关闭（仅允许在二进制模式下），1 选择行缓冲（仅在文本模式下可用），并且＞1 的整数以指示固定大小的块缓冲区的大小（以字节为单位）。

encoding：用于解码或编码文件的编码的名称，只在文本模式下使用。

errors：一个可选的字符串参数，用于指定如何处理编码和解码错误。

newline：区分换行符。

closefd：传入的 file 参数类型，如果 closefd 是 False 并且给出了文件描述符而不是文件名，那么当文件关闭时，底层文件描述符将保持打开状态。

opener：设置自定义开启器，开启器的返回值必须是一个打开的文件描述符。

使用 open() 函数打开文件并创建了文件对象 file，下面是文件对象常用的函数：

file.close()：关闭文件。关闭后文件不能再进行读写操作。

file.flush()：刷新文件内部缓冲，直接把内部缓冲区的数据立刻写入文件，而不是被动的等待输出缓冲区写入。

file.fileno()：返回一个整型的文件描述符，可以用在如 os 模块的 read 方法等一些底层操作上。

file.isatty()：如果文件连接到一个终端设备返回 True，否则返回 False。

file.read([size])：从文件读取指定的字节数，如果未给定或为负则读取所有。

file.readline([size])：读取整行，包括"\n"字符。

file.readlines([sizeint])：读取所有行并返回列表，若给定 sizeint ＞ 0，返回总和大约为 sizeint 字节的行，实际读取值可能比 sizeint 较大，因为需要填充缓冲区。

file.seek(offset[, whence])：移动文件读取指针到指定位置。

file.tell()：返回文件当前位置。

file.truncate([size])：从文件的首行首字符开始截断，截断文件为 size 个字符，无 size 表示从当前位置截断；截断之后后面的所有字符被删除，其中 Windows 系统下的换行代表 2 个字符大小。

file.write(str)：将字符串写入文件，返回的是写入的字符长度。

file.writelines(sequence)：向文件写入一个序列字符串列表，如果需要换行则要自己加入每行的换行符。

2）读取文件

使用 open() 函数正常打开外部文件得到文件对象后，就可以使用前述的文件对象函数来读取文件的数据。Python 中的文本文件都采用字符串的形式，读取文件时会返回字符串形式的文本，如果字符串类型不是所需的，就需要将字符串转换成其他的数据类型。

【医学案例 3-22】 胸外科数据的一次性读取。

文本文件"Thoracic Surgery Data Data Set.arff"是在弗罗茨瓦夫胸外科中心对 2007 至 2011 年因原发性肺癌进行肺大叶切除术的患者进行回顾性收集的数据。有两种方式一次性读取文件全部内容：

方式一

【参考代码】

file=open("Thoracic Surgery Data Data Set.arff", "r", encoding="utf–8")   # 以只读的文本模式打开文件

content=file.read()   # 一次性读取文件所有行 , content 是字符串类型

print(content)   # 打印 content

file.close()   # 关闭文件对象

运行结果 (这里只展示了前几行的结果):

@relation 'Thoracic_Surgery_Data'

@attribute DGN {DGN3, DGN2, DGN4, DGN6, DGN5, DGN8, DGN1}

@attribute PRE4 numeric

@attribute PRE5 numeric

@attribute PRE6 {PRZ2, PRZ1, PRZ0}

@attribute PRE7 {T, F}

@attribute PRE8 {T, F}

@attribute PRE9 {T, F}

@attribute PRE10 {T, F}

@attribute PRE11 {T, F}

@attribute PRE14 {OC11, OC14, OC12, OC13}

@attribute PRE17 {T, F}

@attribute PRE19 {T, F}

……

方式二

【参考代码】

file=open("Thoracic Surgery Data Data Set.arff", "r", encoding="utf–8")   # 以只读的文本模式打开文件

content=file.readlines()   # 一次性读取文件所有行 , content 是列表类型

print(content)   # 打印 content

file.close()   # 关闭文件对象

运行结果 (这里只展示了部分结果):

[″@relation 'Thoracic_Surgery_Data'\n″, '\n', '@attribute DGN {DGN3, DGN2, DGN4, DGN6, DGN5, DGN8, DGN1}\n', '@attribute PRE4 numeric\n', '@attribute PRE5 numeric\n', ……]

read() 和 readlines() 两种方式都能一次性读取文件全部内容, 前者是将整个文件内容以一个很大的字符串返回, 而后者则是返回一个列表, 列表的每个元素是文件每行内容的字符串。

在机器学习和大数据的时代, 文件中存储的数据往往是非常大的, 很多都是以 GB 为单位的, 如果一次性读取一个这么大的文件, 内存很可能都放不下。因而这时我们需要使用 readline() 函数一行一行读取, 取代一次性读取, 不让内存被一次性占满。

【医学案例 3-23】　胸外科数据的逐行读取。

同样使用胸外科数据的文本文件 "Thoracic Surgery Data Data Set.arff"。同样有两种方式逐行读取文件内容:

方式一

【参考代码】

```
file=open("Thoracic Surgery Data Data Set.arff", "r", encoding="utf-8")    # 以只读的文本模式打开文件
    line=file.readline()    # 读取文件第一行
    while(line):    # 判断当前读取的行是否是文件结尾，不是的话继续循环
        print(line, end=' ')    # 打印当前读取的行
        line=file.readline()    # 逐行读取文件剩下的行
file.close()    # 关闭文件对象
```

运行结果与上一个案例的方式一的运行结果一样。

方式二

【参考代码】

```
file=open("Thoracic Surgery Data Data Set.arff", "r", encoding="utf-8")    # 以只读的文本模式打开文件
    for line in file:    # 逐行读取文件
        print(line, end=' ')    # 打印当前读取的行
file.close()    # 关闭文件对象
```

运行结果与方式一的运行结果一样。

3）写入文件

保存数据最简单方式之一就是将数据写到文件当中, 通过将数据信息写入文件后, 即使关闭包含程序输出的终端窗口甚至计算机, 这些保存的数据也依然存在文件当中。可以查看文件, 也可以与别人分享文件, 还可以继续编写程序来将这些输出到文件中的信息进一步读取到内存中进行后续处理。

要将数据或者其他信息写入文件, 同样首先要使用 open() 函数以写的模式打开文件。如果待写入的文件不存在, 函数 open() 将自动创建文件。要注意的是, 以写入（'w'）模式

打开文件时千万要小心，因为如果指定的文件已经存在，Python 将清空该文件，然后再写入数据等信息。

【医学案例 3-24】 胸外科数据的写入文件。

同样使用胸外科数据的文本文件"Thoracic Surgery Data Data Set.arff"。提取原文件的前 25 行内容，然后将这 25 行写入新文件。有两种方式将待写入信息写到文件当中：

方式一

【参考代码】

file=open("Thoracic Surgery Data Data Set.arff", "r", encoding="utf–8")　　# 以只读的模式打开原文件

file_new=open("Thoracic Surgery Data Data Set.write.arff", "w", encoding="utf–8")　# 创建并打开写入的新文件

i=0

for line in file:　　 # 逐行读取原文件

　　i=i+1　　 # 计数

　　if i <=25:

　　　　file_new.write(line)　　 # 将读取的当前行写入文件

file.close()　　 # 关闭文件对象

file_new.close()　　 # 关闭文件对象

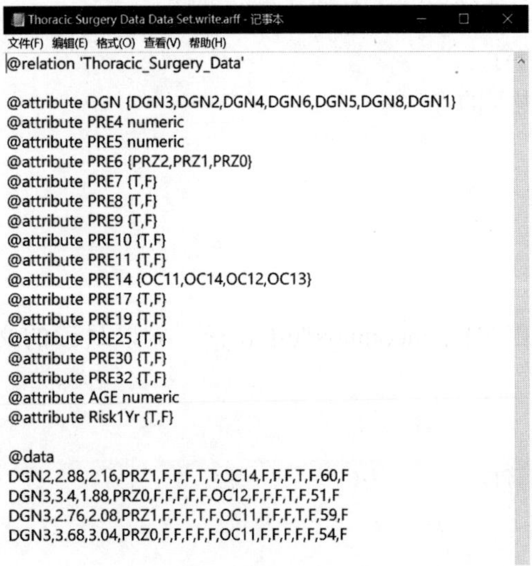

图 3-12　使用 write() 函数逐行写入文件的运行结果

【运行结果】

运行结果见图 3-12。

方式二

【参考代码】

file=open("Thoracic Surgery Data Data Set.arff", "r", encoding="utf–8")　　# 以只读的模式打开原文件

file_new=open("Thoracic Surgery Data Data Set.writelines.arff", "w", encoding="utf–8")　　# 创建并打开写入的新文件

i=0

lines=[]

for line in file:　　 # 逐行读取原文件

　　i=i+1　　 # 计数

　　if i <=25:

　　　　lines.append(line)　　 # 将读取的当前行添加到列表中

file_new.writelines(lines)　　 # 一次性将信息写入文件

file.close()　　 # 关闭文件对象

file_new.close()　　 # 关闭文件对象

方式二运行得到的新文件与方式一得到的完全相同。

write() 和 writelines() 两个函数都能将数据或者文本等信息写入文件，前者是将一个字

符串写入文件，这个待写入的字符串占据文件的一行，通过循环的方式可以实现逐行将信息写入文件；而后者的输入参数是一个字符串列表，列表的每个元素是文件待写入的每行内容，因此该方式是将信息一次性写入文件。

2. 数据库

数据库（database，DB）是指长期存储在计算机内的、有组织、可共享的大量数据的集合。数据库中的数据按一定的数学模型组织、描述和存储，具有较小的冗余、较高的数据独立性和易扩展性，并可为各种用户共享。数据库中的数据可以是文本，也可以是图像、声音或者其他类型，通常由数据库管理系统来控制。在现实中，数据、数据库管理系统及关联应用一起被称为数据库系统，简称为数据库。

数据库有很多种类型，包括关系数据库、非关系数据库、分布式数据库、面向对象数据库、图形数据库和数据仓库等，不同的数据库各有优劣。其中，关系数据库是指采用了关系模型来组织数据的数据库，其在 20 世纪 80 年代成为主流。关系数据库存储的格式可以直观地反映实体间的关系，其中的项被组织为一系列具有列和行的表，与常见的表格比较相似，为访问结构化信息提供了最有效和灵活的方法。主流的关系型数据库有 MySQL、Oracle 和 SQLServer 等。其中，MySQL 是一种开源的基于结构化查询语言的关系数据库，它针对 Web 应用进行设计和优化，可以在任何平台上运行。本节以 MySQL 为例，主要围绕 MySQL 数据库展开。

1）MySQL 数据库的安装和配置

在安装之前需要在 MySQL 官方网站或者其他网站下载相应的版本。本教材选用MySQL 8.0.26 版本。MySQL 安装包下载完成后，按照安装向导提示逐步安装，安装过程步骤比较多，一般选择默认安装就可以。

MySQL 安装完成之后，可以通过 Windows 的服务查看器查看 MySQL 服务的启动情况，如图 3-13 所示。同时可以在该界面对 MySQL 进行相应设置，图 3-13 中 MySQL 的状态为正在运行，表明已经启动了 MySQL 数据库服务，可以通过客户端登录 MySQL 数据库。如果安装时没有选择自动启动，则需要手动启动 MySQL 数据库服务。为了便于通过命令行执行 MySQL，一般需要先配置好环境变量，如把 MySQL Server 的安装路径 "C:\Program Files\MySQL\MySQL Server 8.0\bin" 添加到系统环境变量 PATH 中。

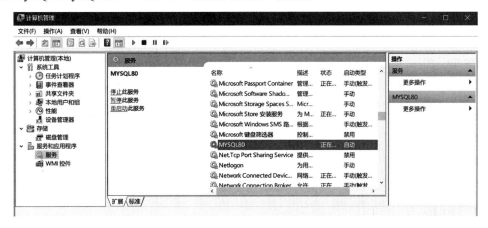

图 3-13　MySQL 启动配置

在启动 MySQL 数据库服务和配置完环境变量后，就可以登录 MySQL 数据库服务器了。其具体方法为在命令行中输入相应命令，格式如下：

mysql -h 服务器 IP 地址 -P 服务器端口号 -u 用户名 -p

如服务器为本机，端口号默认为 3306，用户名为 root，登录 MySQL 数据库服务器的方法为在命令行窗口输入：mysql -h localhost -P 3306 -u root -p，也可以通过点击开始菜单的快捷方式"MySQL 8.0 Command Line Client - Unicode"打开窗口，输入安装 MySQL 数据库时设置的 root 用户的密码，即可登录成功。在命令行输入：show databases; 这个命令后面一定要加分号，表示 sql 语句结束，这个命令用于显示默认安装的数据库，如图 3-14 显示安装成功。退出 MySQL 的命令为：quit。MySQL 数据库操作可以通过命令行进行，但需要记大量的命令，使用起来有所不便。可以借助一些图形界面工具来方便 MySQL 数据库的操作，常见的图形界面工具有 MySQL GUI Tools、phpMyAdmin、Navicat 等。

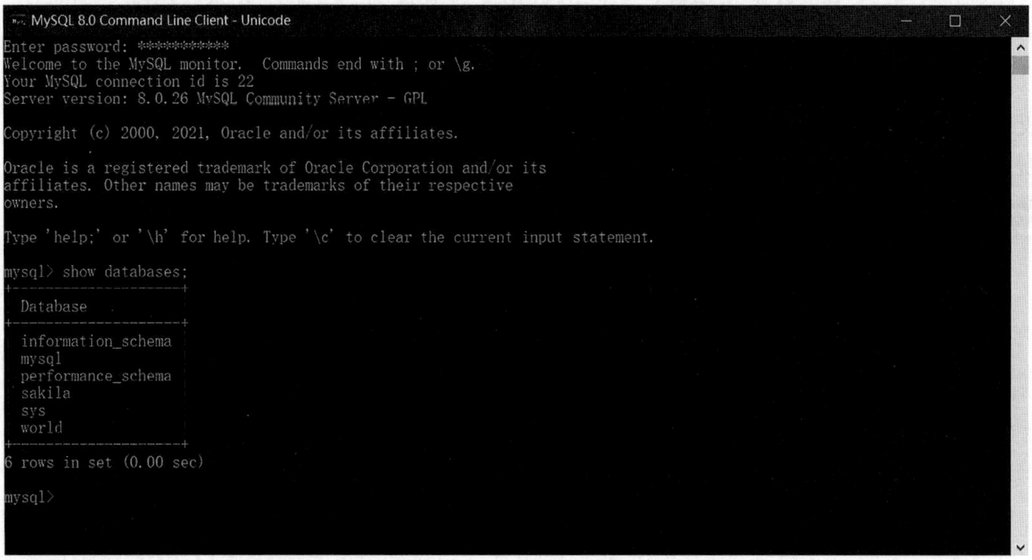

图 3-14　MySQL 服务器登录

先通过 SQL 语句创建心肌梗死测试数据库 mi_test，在数据库 mi_test 中创建患者表 patient，表的字段分别为 id、age、gender、chd、ecg 和 icu，然后在表中插入 3 条虚拟患者的数据。具体 SQL 语句如下：

```
create database mi_test;
use mi_test;
create table patient(
    id int(10) primary key,
    age int(3),
    gender varchar(2),
    chd int(2),
    ecg int(3),
    icu int(3)
);
```

insert into patient values (20210001, 50, "男", 20, 30, 50);

insert into patient values (20210002, 36, "女", 10, 20, 40);

insert into patient values (20210003, 65, "女", 14, 26, 34);

2）基于 PyMySQL 的 MySQL 数据库操作

PyMySQL 是在 Python3 版本中用于连接 MySQL 服务器的一个库，Python2 中则使用 MySQLdb。在命令行中输入：pip install PyMySQL，完成 PyMySQL 的安装。使用 PyMySQL 可以完成 MySQL 数据库的连接、创建表、插入数据、查询数据、更新和删除数据等操作。Python 查询 MySQL 使用 fetchone() 方法获取单条数据，使用 fetchall() 方法获取多条数据。

【医学案例 3-25】 心肌梗死测试数据库的连接和查询。

在前面使用 SQL 语句创建了心肌梗死测试数据库 mi_test，并在数据库表中插入 3 条虚拟患者的数据。请使用 PyMySQL 连接和查询 mi_test 数据库中年龄大于 40 岁的患者信息。

【参考代码】

```
import pymysql
db=pymysql.connect(host="localhost", user="root", passwd="123456", db="mi_test")   # 打开数据库连接
cursor=db.cursor()   # 使用 cursor() 方法获取操作游标
sql="select * from patient where age > %s" % (40)   #SQL 查询语句
cursor.execute(sql)   # 执行 SQL 语句
results=cursor.fetchall()   # 获取所有记录列表
for row in results:
    id=row[0]
    age=row[1]
    gender=row[2]
    chd=row[3]
    ecg=row[4]
    icu=row[5]
    print("id=%s,age=%s,gender=%s,chd=%s,ecg=%s,icu=%s" %(id, age, gender, chd, ecg, icu))   # 打印结果
db.close()   # 关闭数据库连接
```

【运行结果】

id=20210001，age=50，gender=男，chd=20，ecg=30，icu=50

id=20210003，age=65，gender=女，chd=14，ecg=26，icu=34

3.5　医学数据的归一化转换与常见预处理方法

在获取医学数据进行后续数据处理的过程中，不同的数据具有不同的维度和量纲，这会影响数据分析的结果。数据分析少不了数据预处理，预处理的好坏决定了后续分析的效果，为了消除数据之间的量纲影响，需要通过数据归一化等预处理方法来解决数据之间的不一致性。例如，数据归一化后，使得不同的特征具有相同的尺度，各特征均处于同一数

量级，适合进行综合比较评价。另外，数据预处理也是建立机器学习模型的第一步，并影响着机器学习模型的性能，这些方法对于机器学习模型的训练有很大帮助，很多时候不仅可以提高模型的准确度，还可以减少训练时间。因此，数据归一化等预处理方法是数据分析不可缺少的部分，预处理数据的质量决定了后续分析和机器学习模型的效果。

3.5.1　中心化与离散化

1. 中心化

中心化又叫作零均值化，是指变量减去它的均值。数据中心化后变成较为稳定的数据，则不同维度之间的数据相差不会太大，可以有效降低误差，提高准确率。其转换公式为 $x^*=x-u$，其中 u 为变量 x 的均值。中心化其实是一个平移的过程，平移后所有数据的中心是 0。

数据中心化可以编程实现，如变量 x 是 1 到 10 的，那么通过如下简单的代码就可以对数据进行中心化：

```
import numpy as np
x=list(range(1, 11))        # 生成 1 到 10 的列表 x
u=sum(x)/len(x)        # 用 x 的和处于 x 元素的个数得到均值 u
x_t=[]        # 中心化后的数据，初始为空的列表
for i in x:
        x_t.append(i - u)        # 每个元素减去均值得到中心化后的数据
print(x_t)
```

这个例子虽然很简单，但清晰地展示了中心化的核心思想，其中列表的 append() 函数用于在列表末尾添加新的对象，语法为 list.append（obj）。对于更加复杂的数据，同样可以编程实现中心化，也可以调用相关的库函数实现。Scikit-learn 是一个开源机器学习库，支持有监督学习和无监督学习。它还提供用于模型拟合、数据预处理、模型选择和评估以及许多其他实用程序的各种工具，在后面章节中会详细介绍 Scikit-learn，这里只是简单调用其中函数进行数据预处理。使用 Scikit-learn 前需要通过命令：pip install -U scikit-learn 完成 Scikit-learn 库的安装。sklearn.preprocessing 包提供了几个常见的实用功能和变换器类型，用来将原始特征向量更改为更适合机器学习模型的形式。其中，StandardScaler 是一个用来将数据进行归一化和标准化的类，其中的参数 with_std 为假时表示只进行中心化，通过调用 fit() 函数计算用于中心化的均值，然后调用 transform() 函数执行中心化。

【医学案例 3-26】　帕金森病数据集的中心化。

"Parkinsons Data Set.csv" 是帕金森病数据集，该数据集是由一系列生物医学语音测量组成的，表中的每行包含一个录音对应的实例，每一列都是一个特定的语音测量，根据"状态"列将健康人与帕金森病患者区分开来，该列设置为 0 表示健康，1 表示帕金森病，数据集具体内容参见图 3-15。

【参考代码】

```
import pandas as pd
from sklearn import preprocessing
data=pd.read_csv("Parkinsons Data Set.csv")
```

```
        MDVP:Fo(Hz)   MDVP:Fhi(Hz)   MDVP:Flo(Hz)   ...         D2        PPE   status
0          119.992        157.302         74.997   ...   2.301442   0.284654        1
1          122.400        148.650        113.819   ...   2.486855   0.368674        1
2          116.682        131.111        111.555   ...   2.342259   0.332634        1
3          116.676        137.871        111.366   ...   2.405554   0.368975        1
4          116.014        141.781        110.655   ...   2.332180   0.410335        1
..             ...            ...            ...   ...        ...        ...      ...
190        174.188        230.978         94.261   ...   2.657476   0.133050        0
191        209.516        253.017         89.488   ...   2.784312   0.168895        0
192        174.688        240.005         74.287   ...   2.679772   0.131728        0
193        198.764        396.961         74.904   ...   2.138608   0.123306        0
194        214.289        260.277         77.973   ...   2.555477   0.148569        0

[195 rows x 23 columns]
```

图 3-15 帕金森病数据集

X=data.iloc[:, :–1]　# 数据

y=data.iloc[:, –1]　# 最后一列是标签

scaler=preprocessing.StandardScaler(with_std=False).fit(X)　#fit() 函数计算中心化的均值

X_centered=scaler.transform(X)　#transform() 函数执行中心化

pd.DataFrame(X_centered).to_csv("Parkinsons Data Set.zero_centered.csv")

print(data)

print(pd.DataFrame(X_centered))

【运行结果】

运行结果见图 3-16。

```
              0            1            2    ...         19         20         21
0    -34.236641   -39.802918   -41.327631   ...   0.039972  -0.080384   0.078102
1    -31.828641   -48.454918    -2.505631   ...   0.109080   0.105029   0.162122
2    -37.546641   -65.993918    -4.769631   ...   0.084663  -0.039567   0.126082
3    -37.552641   -59.233918    -4.958631   ...   0.107637   0.023728   0.162423
4    -38.214641   -55.323918    -5.669631   ...   0.008003  -0.049646   0.203783
..          ...          ...          ...   ...        ...        ...        ...
190   19.959359    33.873082   -22.063631   ...  -0.104558   0.275650  -0.073502
191   55.287359    55.912082   -26.836631   ...  -0.097207   0.402486  -0.037657
192   20.459359    42.900082   -42.037631   ...  -0.068057   0.297946  -0.074824
193   44.535359   199.856082   -41.420631   ...  -0.019056  -0.243218  -0.083246
194   60.060359    63.172082   -38.351631   ...  -0.035843   0.173651  -0.057983

[195 rows x 22 columns]
```

图 3-16 中心化后的帕金森病数据特征

2. 离散化

离散化（也称为量化或装箱）是一种将连续特征划分为离散特征值的方法。某些具有连续特征的数据集可能受益于离散化，因为离散化可以将连续属性的数据集转换为只有名义属性的数据集。

1）K-bins 离散化

sklearn.preprocessing 包的 KBinsDiscretizer 将连续特征离散化为 k 个 bin，默认情况下，

输出是被单热编码为稀疏矩阵。对于每个特征，在拟合期间计算 bin 边缘及总数目，它们将用来定义区间。离散化类似于为连续数据构建直方图。然而，直方图侧重于对落入特定 bin 的特征进行计数，而离散化侧重于将特征值分配给这些 bin。例如，KBinsDiscretizer（n_bins=5, encode=‘ordinal’, strategy=‘uniform’）表示将连续的数据离散化为 5 个 bin，采用序数编码，即把每个 bin 的标识编码为一个整数，采用均匀策略使得每个 bin 的宽度都相同，然后调用 fit() 函数拟合数据，最后调用 transform() 函数执行离散化。

【医学案例 3-27】 帕金森病数据集的离散化。

该案例同样使用“Parkinsons Data Set.csv”帕金森病数据集，使用 KBinsDiscretizer 将该数据集的一系列生物医学语音测量离散化。

【参考代码】

```
import pandas as pd
from sklearn.preprocessing import KBinsDiscretizer
data=pd.read_csv( "Parkinsons Data Set.csv")
X=data.iloc[:, :–1]        # 数据
y=data.iloc[:, –1]        # 最后一列是标签
est=KBinsDiscretizer( n_bins=5, encode=‘ordinal’, strategy=‘uniform’).fit( X)        # 离散化为 5 个 bin，采用序数编码和均匀策略
X_kbin=est.transform( X)
pd.DataFrame( X_kbin).to_csv( "Parkinsons Data Set.kbin.csv")
```

【运行结果】

运行结果见图 3-17。

	A	B	C	D	E	F	G	H	I	J	K	L	M	N	O	P	Q	R	S	T	U	V	W	X
1		0	1	2	3	4	5	6	7	8	9	10	11	12	13	14	15	16	17	18	19	20	21	
2	0	0	0	0	0	1	0	1	0	1	1	1	1	0	1	0	2	1	4	2	2	1	2	
3	1	0	0	1	1	1	0	1	0	2	2	2	2	1	2	0	2	2	4	3	3	2	3	
4	2	0	0	1	1	1	1	1	1	1	1	2	2	1	2	0	2	2	4	3	3	2	2	
5	3	0	0	1	1	1	1	1	1	2	1	2	2	1	2	0	2	2	4	3	3	2	3	
6	4	0	0	1	1	2	1	2	1	2	2	2	2	1	2	0	2	1	4	3	2	2	3	
7	5	0	0	1	1	1	0	1	0	1	1	1	2	0	1	0	2	1	4	3	3	1	3	
8	6	0	0	1	0	0	0	0	0	0	0	0	0	0	0	0	3	3	3	2	2	0	1	
9	7	0	0	1	0	0	0	0	0	0	0	0	0	0	0	0	3	4	3	1	1	1	1	
10	8	0	0	0	0	1	0	0	0	0	0	0	0	0	0	0	2	4	3	2	3	2	1	
11	9	0	0	0	0	1	0	0	0	0	0	0	0	0	0	0	2	3	4	2	3	2	2	
12	10	0	0	0	0	1	0	0	0	0	0	0	0	0	0	0	2	4	4	2	4	2	2	
13	11	0	0	0	0	1	0	0	0	0	0	0	0	0	0	0	2	3	4	2	4	2	2	
14	12	1	0	1	0	0	0	0	0	0	0	0	0	0	0	0	3	2	1	1	1	1	0	
15	13	1	0	0	0	0	0	0	0	0	0	0	0	0	0	0	3	2	1	2	2	2	1	
16	14	1	0	0	0	0	0	0	0	0	0	0	0	0	0	0	3	2	1	1	2	1	1	
17	15	1	1	0	0	0	0	0	0	0	0	0	0	0	0	0	3	3	1	2	2	1	1	
18	16	1	2	0	0	0	0	0	0	0	0	0	0	0	0	0	2	3	1	2	2	1	1	
19	17	2	1	0	0	0	0	0	0	1	1	0	0	1	0	0	2	4	0	4	4	3	3	
20	18	1	0	0	0	0	0	0	0	2	1	1	2	1	1	0	1	4	2	3	3	3	3	
21	19	1	0	2	0	0	0	0	0	1	1	1	1	1	1	0	1	4	2	3	3	3	2	
22	20	1	0	0	1	0	0	0	0	1	0	1	1	1	1	0	1	4	2	3	2	2	3	

Parkinsons Data Set.kbin

图 3-17　*K*-bins 离散化为 5 个 bin 后的帕金森病数据特征

2）特征二值化

特征二值化是对数值特征进行阈值处理以获得布尔值的过程。这对于假设输入数据是

多变量伯努利分布的下游概率估计器非常有用。在文本处理中，使用二元特征值（为了简化概率推理）也很常见。可以直接利用 sklearn.preprocessing 包的 Binarizer（threshold=0.0）根据阈值将数据二值化为 0 和 1。

【医学案例 3-28】 帕金森病数据集的二值化。

该案例同样使用"Parkinsons Data Set.csv"帕金森病数据集，将该数据集的一系列生物医学语音测量二值离散化。

【参考代码】

```
import pandas as pd
from sklearn.preprocessing import Binarizer
data=pd.read_csv("Parkinsons Data Set.csv")
X=data.iloc[:, :-1]      # 数据
y=data.iloc[:, -1]      # 最后一列是标签
binarizer=Binarizer().fit(X)      # 采用默认参数，即阈值为 0
X_bi=binarizer.transform(X)
pd.DataFrame(X_bi).to_csv("Parkinsons Data Set.bi.csv")
```

【运行结果】

运行结果见图 3-18。

	A	B	C	D	E	F	G	H	I	J	K	L	M	N	O	P	Q	R	S	T	U	V	W
1		0	1	2	3	4	5	6	7	8	9	10	11	12	13	14	15	16	17	18	19	20	21
2	0	1	1	1	1	1	1	1	1	1	1	1	1	1	1	1	1	1	1	0	1	1	1
3	1	1	1	1	1	1	1	1	1	1	1	1	1	1	1	1	1	1	1	0	1	1	1
4	2	1	1	1	1	1	1	1	1	1	1	1	1	1	1	1	1	1	1	0	1	1	1
5	3	1	1	1	1	1	1	1	1	1	1	1	1	1	1	1	1	1	1	0	1	1	1
6	4	1	1	1	1	1	1	1	1	1	1	1	1	1	1	1	1	1	1	0	1	1	1
7	5	1	1	1	1	1	1	1	1	1	1	1	1	1	1	1	1	1	1	0	1	1	1
8	6	1	1	1	1	1	1	1	1	1	1	1	1	1	1	1	1	1	1	0	1	1	1
9	7	1	1	1	1	1	1	1	1	1	1	1	1	1	1	1	1	1	1	0	1	1	1
10	8	1	1	1	1	1	1	1	1	1	1	1	1	1	1	1	1	1	1	0	1	1	1
11	9	1	1	1	1	1	1	1	1	1	1	1	1	1	1	1	1	1	1	0	1	1	1
12	10	1	1	1	1	1	1	1	1	1	1	1	1	1	1	1	1	1	1	0	1	1	1
13	11	1	1	1	1	1	1	1	1	1	1	1	1	1	1	1	1	1	1	0	1	1	1
14	12	1	1	1	1	1	1	1	1	1	1	1	1	1	1	1	1	1	1	0	1	1	1
15	13	1	1	1	1	1	1	1	1	1	1	1	1	1	1	1	1	1	1	0	1	1	1
16	14	1	1	1	1	1	1	1	1	1	1	1	1	1	1	1	1	1	1	0	1	1	1
17	15	1	1	1	1	1	1	1	1	1	1	1	1	1	1	1	1	1	1	0	1	1	1
18	16	1	1	1	1	1	1	1	1	1	1	1	1	1	1	1	1	1	1	0	1	1	1
19	17	1	1	1	1	1	1	1	1	1	1	1	1	1	1	1	1	1	1	0	1	1	1
20	18	1	1	1	1	1	1	1	1	1	1	1	1	1	1	1	1	1	1	0	1	1	1
21	19	1	1	1	1	1	1	1	1	1	1	1	1	1	1	1	1	1	1	0	1	1	1
22	20	1	1	1	1	1	1	1	1	1	1	1	1	1	1	1	1	1	1	0	1	1	1

Parkinsons Data Set.bi

图 3-18　二值化后的帕金森病数据特征

3.5.2　min-max 标准化

min-max 标准化，也叫离差标准化，是对原始数据的线性变换，将特征缩放到给定的最小值和最大值之间，保证变换后的特征在 [0, 1] 之间，转换公式为 $x^* = \dfrac{x - \min}{\max - \min}$，其中 max 和 min 分别为变量 x 的最大值和最小值。sklearn.preprocessing 包的 MinMaxScaler 是 min-max 标准化的一个实现，通过调用相关函数可以轻松完成 min-max 标准化。

【医学案例 3-29】 帕金森病数据集的 min-max 标准化。

该案例同样使用"Parkinsons Data Set.csv"帕金森病数据集，将该数据集的一系列生物医学语音测量缩放到 [0, 1] 之间。

【参考代码】

```
import pandas as pd
from sklearn.preprocessing import MinMaxScaler
data=pd.read_csv("Parkinsons Data Set.csv")
X=data.iloc[:, :–1]        # 数据
y=data.iloc[:, –1]         # 最后一列是标签
min_max=MinMaxScaler().fit(X)
X_min_max=min_max.transform(X)
pd.DataFrame(X_min_max).to_csv("Parkinsons Data Set.min_max.csv")
print(pd.DataFrame(X_min_max))
```

【运行结果】

运行结果见图 3-19。

```
            0          1          2     ...        19         20         21
0     0.184308   0.112592   0.054815   ...   0.585765   0.390661   0.497310
1     0.198327   0.094930   0.278323   ...   0.741337   0.473145   0.671326
2     0.165039   0.059128   0.265288   ...   0.686371   0.408819   0.596682
3     0.165004   0.072927   0.264200   ...   0.738089   0.436977   0.671949
4     0.161150   0.080909   0.260107   ...   0.513798   0.404336   0.757611
..         ...        ...        ...   ...        ...        ...        ...
190   0.499820   0.262986   0.165722   ...   0.260408   0.549049   0.183318
191   0.705488   0.307974   0.138243   ...   0.276956   0.605474   0.257558
192   0.502730   0.281413   0.050727   ...   0.342577   0.558967   0.180580
193   0.642893   0.601807   0.054279   ...   0.452885   0.318222   0.163137
194   0.733274   0.322794   0.071948   ...   0.415095   0.503673   0.215460

[195 rows x 22 columns]
```

图 3-19   min-max 标准化后的帕金森病数据特征

3.5.3 *Z-score* 标准化

Z-score 标准化是减去原始数据的均值然后除以标准差进行的数据标准化。通过 Z-score 标准化的数据符合标准正态分布，即均值为 0，标准差为 1，这样绝大部分变换后的数据都在 [–3, 3] 之间。如果个体特征或多或少不像标准正态分布数据，Z-score 标准化的作用可能会表现糟糕。转换公式为 $x^* = \dfrac{x-u}{\sigma}$，其中 u 和 σ 分别为变量 x 的均值和标准差。StandardScaler 除了用于前面的中心化，也可以用于 Z-score 标准化，参数 with_std 为真时表示进行 Z-score 标准化（with_std 缺省情况下为真），通过调用 fit() 函数计算用于均值和标准差，然后调用 transform() 函数执行 Z-score 标准化。

【医学案例 3-30】　帕金森病数据集的 Z-score 标准化。

该案例同样使用"Parkinsons Data Set.csv"帕金森病数据集,将该数据集的一系列生物医学语音测量进行 Z-score 标准化。

【参考代码】

```python
import pandas as pd
from sklearn.preprocessing import StandardScaler
data=pd.read_csv("Parkinsons Data Set.csv")
X=data.iloc[:, :-1]        # 数据
y=data.iloc[:, -1]         # 最后一列是标签
scaler=StandardScaler().fit(X)
X_zscore=scaler.transform(X)
pd.DataFrame(X_zscore).to_csv("Parkinsons Data Set.zscore.csv")
print(pd.DataFrame(X_zscore))
```

【运行结果】

运行结果见图 3-20。

```
            0          1          2    ...        19         20         21
0    -0.829300  -0.436165  -0.952037   ...  0.480477  -0.210531   0.868886
1    -0.770972  -0.530974  -0.057721   ...  1.311185   0.275077   1.803605
2    -0.909476  -0.723168  -0.109875   ...  1.017682  -0.103629   1.402661
3    -0.909622  -0.649092  -0.114229   ...  1.293840   0.062145   1.806954
4    -0.925657  -0.606245  -0.130608   ...  0.096195  -0.130026   2.267082
..         ...        ...        ...   ...       ...        ...        ...
190   0.483467   0.371185  -0.508265   ... -1.256837   0.721944  -0.817703
191   1.339202   0.612690  -0.618218   ... -1.168475   1.054135  -0.418929
192   0.495578   0.470104  -0.968393   ... -0.818079   0.780338  -0.832410
193   1.078761   2.190044  -0.954180   ... -0.229066  -0.637003  -0.926105
194   1.454817   0.692246  -0.883481   ... -0.430853   0.454802  -0.645055

[195 rows x 22 columns]
```

图 3-20　Z-score 标准化后的帕金森病数据特征

3.5.4　数据的预处理

除了上述的各种数据标准化方法之外,在实际应用中还有其他数据预处理方法,预处理的好坏决定了后续分析的效果。数据预处理包括排序、分组、合并、变换、编码、缺失值处理等常规处理方式。例如,获取的数据是无序的,通过排序可以使得数据的组织方式更有规律,便于后续查找和分析;分组的作用在于可以按组别进行统计相关信息,可以保持组内数据的一致性和组间数据的差异性,便于后续统计和分析;合并能够整合分散的数据和信息,提升数据的利用率,为后续的分析提供更加充分的数据信息;变换将数据从原始特征变成新的特征,更加便于区分和分析;分类特征编码可以将非数值的特征编码成数值特征,利于计算机的处理;而缺失值处理使得计算机能处理数据集当中的缺失值,最大限度地利用数据信息。

1. 排序

在获取数据后，根据待解决的具体问题，通常需要对数据进行排序。例如，对于数值型数据可以根据大小进行排序，对于字符类型的数据可以根据字母顺序进行排序，排序可以按升序排列，也可以按降序排列。对于 Python 内置的列表数据类型，可以通过 sorted() 函数或者列表对象的 sort() 方法来对数据排序。对于更加复杂的数据类型，同样也可以基于 Python 内置的 sorted() 函数或 sort() 方法来排序，但是需要写更多的代码，更简单的方式是使用 pandas 库的 sort_values() 函数来实现。

【医学案例 3-31】 心肌梗死并发症数据集的排序。

Myocardial infarction complications Data Set.xlsx 是心肌梗死并发症数据集，该数据包含 1700 行（患者）、124 列（不同的属性特征，前 3 列分别是患者 ID、年龄、性别）。通常，第 2 ～ 112 列可用作预测的输入数据，可能的并发症（输出）列在第 113 ～ 124 列中。请按照先性别、后年龄的顺序对数据进行升序排序。

【参考代码】

```
import pandas as pd
data=pd.read_excel("Myocardial infarction complications Data Set.xlsx", header=None)
data_sorted=data.sort_values([2, 1], ascending=[True, True])        # 先按第三列的性别进行升序排列，当性别一样时再按第二列的年龄进行升序排列
data_sorted.to_excel("Myocardial infarction complications Data Set.sorted.xls", header=False, index=False)
```

【运行结果】

运行结果见图 3-21。

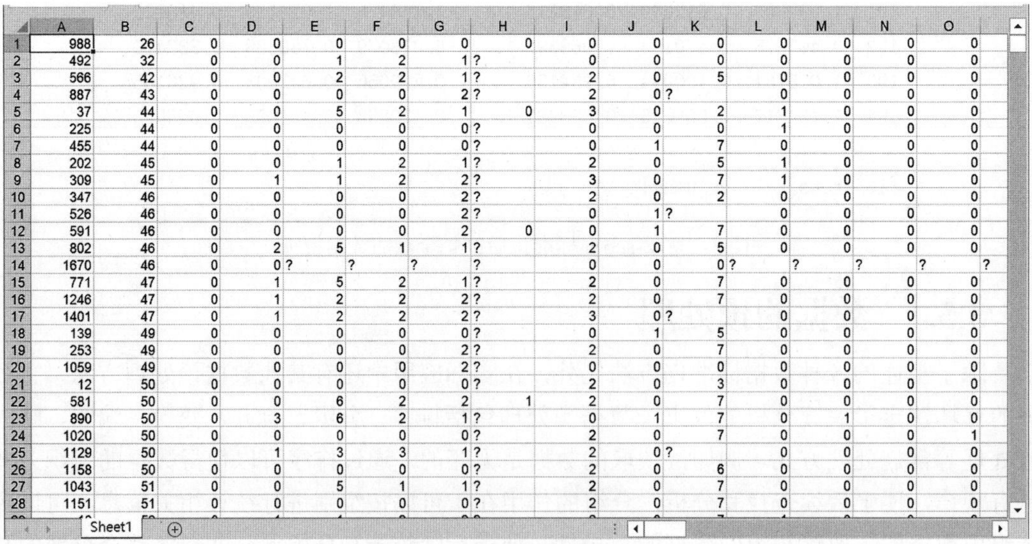

	A	B	C	D	E	F	G	H	I	J	K	L	M	N	O	
1	988	26	0	0	0	0	0	0	0	0	0	0	0	0	0	
2	492	32	0	0	1	2	1	?	0	0	0	0	0	0	0	
3	566	42	0	0	2	2	1	?	2	0	5	0	0	0	0	
4	887	43	0	0	0	0	2	?	2	0	?	0	0	0	0	
5	37	44	0	0	5	2	1	0	3	0	2	1	0	0	0	
6	225	44	0	0	0	0	0	?	0	0	0	1	0	0	0	
7	455	44	0	0	0	0	0	?	0	1	7	0	0	0	0	
8	202	45	0	0	1	2	1	?	2	0	5	1	0	0	0	
9	309	45	0	1	1	2	2	?	3	0	7	1	0	0	0	
10	347	46	0	0	0	0	2	?	2	0	2	0	0	0	0	
11	526	46	0	0	0	0	2	?	0	1	?	0	0	0	0	
12	591	46	0	0	0	0	2	0	0	1	7	0	0	0	0	
13	802	46	0	2	5	1	1	?	2	0	5	0	0	0	0	
14	1670	46	0	0	?	?	?	?	0	0	0	?	?	?	?	?
15	771	47	0	1	5	2	1	?	2	0	7	0	0	0	0	
16	1246	47	0	1	2	2	2	?	2	0	7	0	0	0	0	
17	1401	47	0	1	2	2	2	?	3	0	?	0	0	0	0	
18	139	49	0	0	0	0	0	?	0	1	5	0	0	0	0	
19	253	49	0	0	0	0	2	?	2	0	7	0	0	0	0	
20	1059	49	0	0	0	0	2	?	0	0	0	0	0	0	0	
21	12	50	0	0	0	0	0	?	2	0	3	0	0	0	0	
22	581	50	0	0	6	2	2	1	2	0	7	0	0	0	0	
23	890	50	0	3	6	2	1	?	0	1	7	0	1	0	0	
24	1020	50	0	0	0	0	0	?	2	0	7	0	0	0	1	
25	1129	50	0	1	3	3	1	?	2	0	?	0	0	0	0	
26	1158	50	0	0	0	0	0	?	2	0	6	0	0	0	0	
27	1043	51	0	0	5	1	1	?	2	0	7	0	0	0	0	
28	1151	51	0	0	0	0	0	?	2	0	7	0	0	0	0	

Sheet1

图 3-21 按照先性别、后年龄的顺序进行升序排序的数据

2. 分组

在现实生活中，人们经常用到分组，如按性别分组或按班级分组等。分组更重要的作

用在于可以按组别进行统计相关信息，如按照班级分组后统计班级的平均分等。同样，在生物医学领域也是经常用到分组，如可以把数据根据待研究的因素分成实验组和对照组，通过分析组别之间的差异来研究相关因素的影响。数据分组可以保持组内数据的一致性和组间数据的差异性，便于后续统计和分析。对于数据分组，可以通过 Python 适当的数据类型和循环迭代来实现，不过需要从底层写更多的代码，更简单的方式是可以使用 pandas 库的 groupby() 函数来实现。

【医学案例 3-32】　心肌梗死并发症数据集的分组统计。

Myocardial infarction complications Data Set.xlsx 是心肌梗死并发症数据集，该数据包含 1700 行（患者）、124 列（不同的属性特征，前 3 列分别是患者 ID、年龄、性别）。请先按照性别进行分组，然后按组别对年龄信息进行统计。

【参考代码】

```
import pandas as pd
data=pd.read_excel("Myocardial infarction complications Data Set.xlsx", header=None)
data[1]=data[1].replace('?', 50)       # 将第二列的年龄的缺失值 ? 设置成 50
data_group=data.groupby(2)       # 再按第三列的性别进行分组，得到男、女两组
data_group_age=data_group[1].describe()       # 按男女组别分别计算年龄的统计信息，包括计数、均值、标准差、分位数等
data_group_age.to_excel("Myocardial infarction complications Data Set.group_age.xls")
```

【运行结果】

运行结果见图 3-22。

2	count	mean	std	min	25%	50%	75%	max
0	635	67.54173	9.378279	26	62	68	74	92
1	1065	58.3784	10.89727	27	51	59	65	92

图 3-22　按照性别分组后对年龄信息的统计结果

3. 合并

数据合并是指合并来自于两个或者更多文件来源的数据，通过数据合并能够整合分散的数据和信息，提升数据的利用率，为后续的分析和机器学习提供更加充分的数据信息。合并可以是将具有相同特征的不同样本数据进行合并（行的合并），也可以是将相同样本的不同特征数据合并（列的合并），前者能够增加数据量，后者能够提升数据维度。数据的合并同样可以通过 pandas 库来实现。

【医学案例 3-33】　心肌梗死并发症数据集的合并。

Myocardial infarction complications Data Set.xlsx 是心肌梗死并发症数据集，该数据包含 1700 行（患者）、124 列（不同的属性特征，前 3 列分别是患者 ID、年龄、性别）。请先按照性别将原数据分成两个子数据集，然后再将两个子数据集合并。

【参考代码】

```
import pandas as pd
```

```
data=pd.read_excel("Myocardial infarction complications Data Set.xlsx", header=None)
data0=data[data[2]==0]      # 获取对应女性的子数据集
data1=data[data[2]==1]      # 获取对应男性的子数据集
print('女性个数:' + str(len(data0)))
print('男性个数:' + str(len(data1)))
data_merged=data0.append(data1)      # 将男女两个子数据集合并成一个大数据集
print('合并后的数据个数：' + str(len(data_merged)))
```

【运行结果】

女性个数：635

男性个数：1065

合并后的数据个数：1700

4. 变换

特征变换也是一种常用的数据预处理方式，是指从一组已有的特征通过一定的数学运算得到一组新特征，这里的数学运算通常通过函数映射来实现，前面介绍的 min-max 标准化和 Z-score 标准化都是线性变换，也可以是非线性变换，如取对数、指数和 sigmoid 函数等。数据的变换同样可以通过 pandas 库来实现，可以对所有特征采用统一的变换，也可以分别对每个特征做不同的变换。

【医学案例 3-34】 帕金森病数据集的特征变换。

"Parkinsons Data Set.csv"是帕金森病数据集，该数据集是由一系列生物医学语音测量组成的，表中的每行包含一个录音对应的实例，每一列都是一个特定的语音测量，最后一列"状态"列将健康人与帕金森病患者区分开来，该列设置为 0 表示健康，1 表示患帕金森病。请从原始数据其中筛选出 MDVP:Fo(Hz) 列的特征，由于该列特征数值比较大，对该特征做对数变换，筛选出 'spread1' 列的特征，该列特征为负数，对该特征做指数变换，输出这两个变换后的特征。

【参考代码】

```
import pandas as pd
import math
data=pd.read_csv("Parkinsons Data Set.csv")
X=data.iloc[:, :-1]      # 数据
y=data.iloc[:, -1]      # 最后一列是标签
X['MDVP:Fo(Hz)']=X['MDVP:Fo(Hz)'].apply(math.log)      # 该列特征比较大，取对数
变换缩小
X['spread1']=X['spread1'].apply(math.exp)      # 该列特征为负数，取指数变换变正数
X_transformed=X[['MDVP:Fo(Hz)', 'spread1']]      # 提取变换的两列特征
X_transformed.to_csv("Parkinsons Data Set.transformed.csv", index=False)      # 输出到文件
```

【运行结果】

运行结果见图 3-23。

5. 分类特征编码

大多数的数据特征都是数量特征，如身高、年龄、体重等，这些数值特征都可以用实数表示，并且可以比较大小。然而，在许多实际问题中，还需要用到另一类非数值的特征，如姓名、性别、颜色、词语等，即使可以用数字来表示这类特征，如用数字 0 代表女性、1 代表男性，他们却只能比较相同或者不同，没有顺序，也不能比较大小，这类特征被称作分类特征（categorical features）。

要将分类特征转换为这样的整数编码，我们可以使用 sklearn.preprocessing 包的 LabelEncoder 或 OrdinalEncoder，这个编码器将每个分类特征转换为一个新的整数特征（0 到 n_categories-1）。例如，对 'red'，'green'，'blue'，'white' 四种颜色编码，然后可以得到任意 4 种颜色组成的序列的编码。

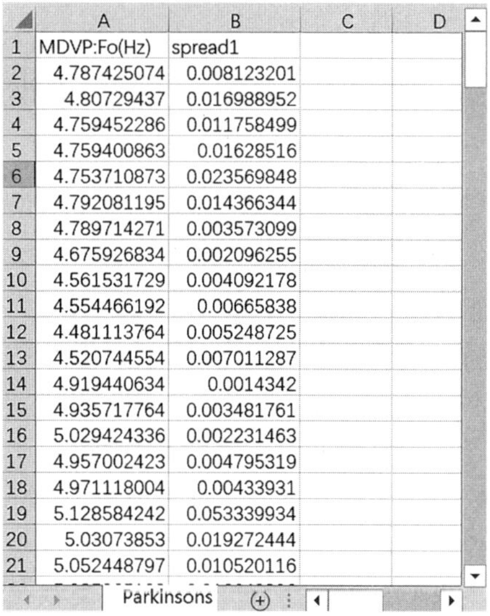

	A	B	C	D
1	MDVP:Fo(Hz)	spread1		
2	4.787425074	0.008123201		
3	4.80729437	0.016988952		
4	4.759452286	0.011758499		
5	4.759400863	0.01628516		
6	4.753710873	0.023569848		
7	4.792081195	0.014366344		
8	4.789714271	0.003573099		
9	4.675926834	0.002096255		
10	4.561531729	0.004092178		
11	4.554466192	0.00665838		
12	4.481113764	0.005248725		
13	4.520744554	0.007011287		
14	4.919440634	0.0014342		
15	4.935717764	0.003481761		
16	5.029424336	0.002231463		
17	4.957002423	0.004795319		
18	4.971118004	0.00433931		
19	5.128584242	0.053339934		
20	5.03073853	0.019272444		
21	5.052448797	0.010520116		

◄ ► Parkinsons ⊕ ◄ ►

图 3-23　非线性特征变换后的结果

```
from sklearn.preprocessing import LabelEncoder
enc=LabelEncoder()
X=['red', 'green', 'blue', 'white']
enc.fit(X)
print(enc.transform(['red', 'red', 'blue', 'white', 'green']))
```

运行如上的代码，可以得到 ['red', 'red', 'blue', 'white', 'green'] 的对应编码 [2 2 0 3 1]，可见 'red'，'green'，'blue'，'white' 分别被编码为 2、1、0、3。该方式解决了分类特征编码的问题，可以自由定义量化数字，缺点是虽然编码得到的数值本身没有任何含义和顺序，但是计算机却认为编码得到的数值和真正的数字一样有顺序和可以比较大小。

另一种将无序、离散的分类特征编码的方式是独热编码，独热编码就是将原始特征变量变换成以原始特征值分类的多维度的变量，并用 0 和 1 二值特征值替代和量化，从而保证每一个离散取值的"无序性、公平性、正交性"。这种类型的编码可以通过 OneHotEncoder 获得，它将每个具有 n_categories 个可能值的分类特征转换为 n_categories 二进制特征向量，向量其中一个元素为 1，其他全部为 0。

【参考代码】

```
from sklearn.preprocessing import OneHotEncoder
enc=OneHotEncoder()
X=[['red'], ['green'], ['blue'], ['white']]
enc.fit(X)
print(enc.transform)[['red'], ['red'], ['blue'], ['white'], ['green']]).toarray())
```

【运行结果】

```
[[0. 0. 1. 0.]
 [0. 0. 1. 0.]
```

    [1. 0. 0. 0.]

    [0. 0. 0. 1.]

    [0. 1. 0. 0.]]

可见'red'，'green'，'blue'，'white'分别被编码为 [0 0 1 0]、[0 1 0 0]、[1 0 0 0]、[0 0 0 1]。

6. 缺失值处理

由于各种原因，许多现实世界的数据集包含缺失值，通常编码为空白、NaN 或其他占位符。然而，这些数据集与后续机器学习输入不兼容，后者假设数组中的所有值都是数字，并且都具有意义。使用不完整数据集的基本策略是丢弃包含缺失值的整行和（或）列。然而，这是以丢失可能有价值的数据为代价的。更好的策略是估算缺失值，即从数据的已知部分推断它们。

sklearn.impute 提供基本的填充方法，一种类型的插补算法是单变量的。它是用于估算缺失值的基本策略，只使用第 i 个特征维中未缺失的值来插补该特征维中的值，可以使用提供的常量值或使用缺失值所在的每一列的统计数据（平均值、中位数或最频繁）来估算缺失值。相比之下，多元插补算法使用整个可用特征维度集来估计缺失值。该方法更加复杂，使用 IterativeImputer 将每个具有缺失值的特征建模为其他特征的函数，并使用该估计进行插补。

【医学案例 3-35】 心肌梗死并发症数据集的年龄缺失值的处理。

Myocardial infarction complications Data Set.xlsx 是心肌梗死并发症数据集，该数据包含 1700 行（患者）、124 列（不同的属性特征，前 3 列分别是患者 ID、年龄、性别）。在前面数据分组一节，已将年龄缺失值（编码为'?'）使用常量 50 来插补的，这里使用均值来插补年龄的缺失值。

【参考代码】

```
import pandas as pd
import numpy as np
from sklearn.impute import SimpleImputer
data=pd.read_excel("Myocardial infarction complications Data Set.xlsx", header=None)
# 先调用 replace 函数将第二列的年龄的缺失值 ? 替换成 nan
data[1]=data[1].replace('?', np.nan)
# 这里根据年龄排序的目的是把缺失的数据都放在最后几行，便于观察
data=data.sort_values(1)
# 设置的策略是将缺失值 nan 插补为非缺失值的均值
imp=SimpleImputer(missing_values=np.nan, strategy='mean')
# 对前三列（第二列为包含缺失值的年龄）按设置策略插补
data_new=imp.fit_transform(data[[0, 1, 2]])
# 输出文件
pd.DataFrame(data_new).to_excel("Myocardial infarction complications Data Set.missing_data.xls", header=False,index=False)
```

【运行结果】

运行结果见图 3-24。

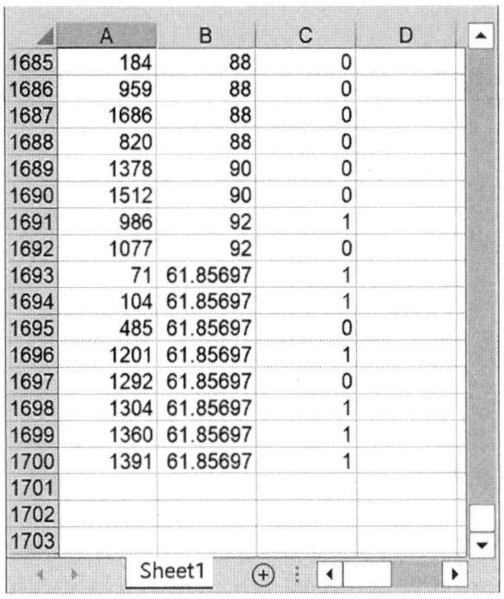

	A	B	C	D
1685	184	88	0	
1686	959	88	0	
1687	1686	88	0	
1688	820	88	0	
1689	1378	90	0	
1690	1512	90	0	
1691	986	92	1	
1692	1077	92	0	
1693	71	61.85697	1	
1694	104	61.85697	1	
1695	485	61.85697	0	
1696	1201	61.85697	1	
1697	1292	61.85697	0	
1698	1304	61.85697	1	
1699	1360	61.85697	1	
1700	1391	61.85697	1	
1701				
1702				
1703				

Sheet1

图 3-24　使用均值来插补年龄缺失值的结果（其中 61.85697 为插补的均值）

习　　题

1. 单选题

1）如果系统中安装有 Python，但未安装 numpy 函数包，可以使用（　　）命令安装

A. pip install numpy　　B. pip install numpy package

C. install numpy　　D. install numpy package

2）csv 文件的分隔符号是（　　）

A. 逗号　　B. 分号　　C. 感叹号　　D. 句号

3）下列关于 numpy 的 savetxt 函数的说法，正确的是（　　）

A. 生成的文件中浮点数以标准小数格式显示，如 3.14

B. savetxt 函数只能将数组保存为 txt 文件

C. 要生成 csv 文件必须设定 delimiter 参数

D. savetxt 的必选参数是文件名称

4）将计算机 D 盘 xxx 文件夹下的 data.csv 文件导入 pandas 的语句是（　　）

A. data=pd.to_csv('D:\\xxx\\data.csv')　　B. data=pd.to_csv('D://xxx//data.csv')

C. data=pd.read_csv('D:\\xxx\\data.csv')　　D. data=pd.read_csv('D:\xxx\data.csv')

5）import pandas as pd

import numpy as np

下列（　　）语句可以创建一个 Series()

A. s=pd.series()　　B. s=np.array（['a', 'b', 'c', 'd']）

C. s=['某医科大学', 'cqmu.edu.cn', 23]　　D. s=pd.Series()

6）电子病历数据预处理常用方法不包括以下（　　）

A. 脱敏处理　　B. 数据清洗　　C. 数据集成　　D. 数据分析

7）常见的电子病历信息抽取任务不包括以下（　　　）

A. 回归分析　　　　　　　B. 命名实体识别　　　　　C. 文本分类　　　　D. 实体关系抽取

8）python 库不能用于读取数据的是（　　　）

A. openpyxl　　　　　　　B. pandas　　　　　　　C.xlwt　　　　　D. xlrd

9）python 库不能用于存储 Excel 格式文件的是（　　　）

A. xlwt　　　　　　　　　B. pandas　　　　　　　C. xlutils　　　　D. xlrd

10）python 库可以用于读取 PDF 格式文件的是（　　　）

A. numpy　　　　　　　　B. PDFMiner　　　　　　C. pandas　　　　D. xlutils

11）使用 open() 函数打开只读的二进制文件时，对于 mode 参数的设置正确的是（　　　）

A. 'r'　　　　　　　　　　B. 'r+'　　　　　　　　C. 'rb'　　　　　D. 'r+b'

12）数据预处理方法可以实现离散化的是（　　　）

A. 中心化　　　　　　　　B. 特征二值化　　　　　C. Z-score 标准化　　D. min-max 标准化

13）数据预处理方法可以将数据变换成区间 [0, 1] 的新特征的是（　　　）

A. 中心化　　　　　　　　B. 分组　　　　　　　　C. Z-score 标准化　　D. min-max 标准化

14）数据预处理方法可以将数据变换成零均值的新特征的是（　　　）

A. 中心化　　　　　　　　　　　　　　　　　B. 分组

C. min-max 标准化　　　　　　　　　　　　　D. 排序

15）数据预处理方法可以将数据变换成标准正态分布的新特征的是（　　　）

A. 排序　　　　　　　　　　　　　　　　　　B. 分组

C. Z-score 标准化　　　　　　　　　　　　　D. min-max 标准化

2. 判断题

1）numpy 是 python 的基本库（　　　）

2）numpy 库的主要用途是矩阵运算（　　　）

3）numpy 只能读取文本文件（　　　）

4）numpy 数组中，索引序号一般从 1 开始（　　　）

5）[[1, 2]] 是一个一维数组（　　　）

6）标准差和方差都是离散趋势指标（　　　）

7）系列（series）是能够保存任何类型的数据（整数，字符串，浮点数，Python 对象等）的一维标记数组，轴标签统称为索引（　　　）

8）可以将计算机磁盘上的 csv 文件导入 pandas 的函数是：pd.read_csv(); 其中 pd 是 pandas 的别名（　　　）

9）可以将计算机磁盘上 xlsx 文件导入 pandas 的函数是：pd.to_excel（　　　）

10）pandas 库中重要的数据结构是：一维数据的 Series 数据结构（用于存储一行或一列数据）二维数据的 DataFrame（数据框）（　　　）

11）CSV 是一种以逗号分隔的文本文件，文件中的数据分隔符只能选择逗号（　　　）

12）可以将计算机磁盘上的 csv 文件导入 pandas 的函数是：pd.read_csv(); 其中 pd 是 pandas 的别名（　　　）

13）电子病历中包含着结构化数据和非结构化数据（　　　）

14）电子病历数据清洗是指隐藏掉其中部分涉及患者隐私的信息（　　　）

15）循环神经网络是一种深度学习网络，能够有效地处理语言、语音和时间序列数据等，在电子病历领域发挥着重要作用（ ）

16）卷积神经网络是一种深度学习网络，通常用来处理具有空间不变性的数据，因而成为医学影像数据分析的一种核心技术（ ）

17）pandas 读取文件只能用于读取 CSV 文件和 Excel 文件（ ）

18）中心化是一个平移过程，中心化后的数据均值为 0（ ）

19）min-max 标准化是一种非线性变换（ ）

20）离散化是一种将离散特征值转化为连续特征值的方法（ ）

3. 简答题

1）查阅相关资料，叙述 numpy 库与 pandas 库的区别与联系？

2）请问 Dataframe 的 query() 函数与 eval() 函数的功能、各参数的含义？

3）python 标准库与第三方库的区别？

4）查阅相关资料，叙述 DataFrame 的 append() 函数添加一行与 DataFrame 的 loc() 函数添加一行的区别？

4. 编程题

1）请使用 pandas 的 read_table() 函数来读取医学案例 3-11 中的 csv 文件。

2）参考医学案例 3-15，获取并打印第 3 列的前 10 行数据。

3）对于医学案例 3-19，在不使用 sklearn 库的情况，思考如何自己实现 min-max 标准化。

4）参考医学案例 3-30，按照先年龄、后性别的顺序对数据进行降序排序。

第 4 章　医学数据的可视化

数据可视化（data visualization）是指用图形的方式来表征数据的规律。借助于图形化手段，将相对晦涩的数据通过可视的、交互的方式进行展示，从而形象、直观地表达数据蕴含的信息和规律。

对于人类观察者来说，由于需要大脑进行再次加工，单纯的数字信息始终是相对晦涩而枯燥的。相对来说，在图形上，人类对于位置、大小、粗细、色彩、深浅等直观的信息能够更好更快地认识。例如，对于这组数据 [220, 463, 392, 144, 542, 697, 882]，观察者很难在短时间内判断出极值。而将这组数据可视化后（图 4-1），就能够很轻易地找出最大和最小的图形。成功的可视化，可以让观测者一眼洞察事实并产生新的理解。

图 4-1　数据可视化示意图

数据可视化并不是在计算机出现之后才有的概念。实际上，早在 17 世纪前，人类就开始了可视化的研究。近年来随着大数据的不断发展，需要有更高效的方法来使用和表达数据，因此对数据可视化的研究也不断加深。

医学领域对于数据可视化的应用也很多。2018 年，大数据可视化公司 Tableau Software 评出了人类历史上最有影响力的五个数据可视化信息图。其中就有两个医学类的图：约翰·斯诺（John Snow）医生绘制的 1854 年伦敦霍乱地图，弗洛伦斯·南丁格尔（Florence Nightingale）绘制的 1855 年克里米亚战争死亡原因统计图。前者使人们意识到霍乱的传播与水源地有关，并促进了公共卫生事业的发展；后者为南丁格尔女士开创护理事业打下了基础。

可视化的信息表现方式很多，本教材只讨论统计图的制作，读者可自行学习数据可视化的更多内容。

统计图是用点的大小和位置、线条的上升和下降、直条的长短或面积的大小、面的形状等各种几何图形的形式表现统计资料中的数据和变化趋势。使统计资料更直观易懂，能够比较形象地展示各种事物间的关系。

统计图是最早使用的数据可视化展现方式，因符合人类感知而被广泛接受，现在已成为基本的可视化展示方式。常见的统计图有折线图、柱形图、饼图等。制作统计图时，要根据实际要求出发，选择合理的图形。

Python 中用于实现数据可视化的工具很多，本教材只讲述三个不同库的使用。matplotlib 是使用最为广泛的库，功能强大；seaborn 基于 matplotlib 开发，提供了很多简化的操作；为了适应互联网环境下交互式展示的需求，可以使用 pyecharts。

4.1　matplotlib 包可视化医学数据

matplotlib 是基于 Python 的一个数据可视化库，而它的诞生本身就与医学有密切关系。

John D. Hunter 在博士研究期间进行可视化癫痫患者的脑电图（EEG）数据时，发现现有的数据可视化工具都无法完成他的要求，因此开发设计了 matplotlib 的最初版本。随着时间的推移，大量的工作者对该库不断改进。现在 matplotlib 已经广泛用于 Python 科学计算界，是最著名的 Python 数据可视化库。它功能强大，完整支持 2D 绘图以及部分支持 3D 绘图。matplotlib 包含了大量的工具，只需要很少的代码，就可以使用这些工具创建各种统计图形，包括简单的直方图、功率谱、条形图、错误图、散点图、正弦曲线等，甚至是一些简单的三维图形。由于功能太多，本节只对部分图形的使用做介绍，其他的图形可以到官网查阅相关的使用说明。

4.1.1　matplotlib 包基本使用

1. 安装和导入

1）安装

与其他的第三方库一样，安装 matplotlib，只需要在 Windows 命令行提示符下输入以下命令即可自动完成安装过程，安装命令如下：

pip install matplotlib

需要注意的是，matplotlib 的版本很多，不同版本间函数的使用略有差异。本教材基于 3.0.1 版讲解，在安装时可以使用以下命令指定版本号：

pip install matplotlib==3.0.1

matplotlib 的使用需要 numpy 库支持，因此最好先安装 numpy 库。

2）导入

matplotlib 是一套面向对象的绘图库，为了方便使用，matplotlib 通过 pyplot 子库提供了一套绘图 API，将众多绘图对象所构成的复杂结构隐藏在这套 API 内部。这样，使用者不需要关心图形到底是怎么画的，而只需要知道该画什么。使用者只需要调用 pyplot 模块所提供的函数就可以实现快速绘图以及设置图形的各种细节。pyplot 子库用法简单，适合快速绘图。当然，反过来说，一些比较特殊的图形，pyplot 子库就无能为力了。

matplotlib.pyplot 子库的导入方式如下：

import matplotlib.pyplot as plt

使用 plt 作为引入模块的别名有助于提高代码可读性。简单地说，在程序的后续代码中，plt 将替代 matplotlib.pyplot。本教材的后续章节中，如果没有特殊说明，都是用 plt 来表示 matplotlib.pyplot 子库。

2. matplotlib 绘图实例

接下来用一个实际的案例来看看如何使用 matplotlib 的 pyplot 子库来进行绘图的。

【医学案例 4-1】　血糖监测数据的可视化。

血糖值是糖尿病患者的重要诊疗观测指标。对某患者，从 0 时开始每隔 15 分钟测量一次血糖，持续 24 小时，共测得血糖 96 次。测量结果保存在 glu.csv 文件中，数据如图 4-2 所示（部分）。order 列表示测量次数，blood_glucose 列表示测得的血糖值。根据文件中的数据制作统计图。

order	blood_glucose
1	9.8
2	9.3
3	9.5
4	9
5	8.8

图 4-2　糖尿病患者血糖监测数据（部分）

案例分析：本案例中数据按照时间序列存储，用折线图来表现数据的变化趋势是比较好的选择。

【参考代码】

```
# 步骤 1：导入需要的库
import numpy as np
import matplotlib.pyplot as plt
# 步骤 2：数据准备
y=np.loadtxt("glu.csv", usecols=1,
                        delimiter=",", skiprows=1)
# 步骤 3：中文显示修正
plt.rcParams["font.family"]="SimSun"
# 步骤 4：创建绘图对象
plt.figure(figsize=(10, 4))
# 步骤 5：调用相关绘图函数
plt.plot(y)
# 步骤 6：外观设置
plt.title('24 小时血糖变化图')
plt.xlabel('测量次数')
plt.ylabel('测量结果 (mmol/L)')
# 步骤 7：结果输出
plt.show()
```

【运行结果】

运行结果见图 4-3。

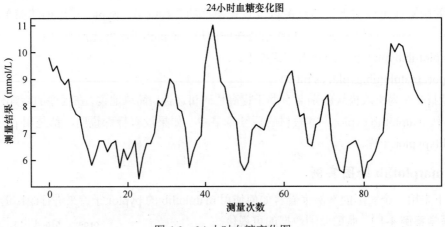

图 4-3　24 小时血糖变化图

【代码与结果解释】

代码第 1～3 行，导入需要的库。

代码第 4～6 行，生成绘图坐标序列。折线图采用的是笛卡儿坐标系，只需要横纵坐标即可。具体到本案例中，横坐标数据序列可以在绘图时自动生成，纵坐标数据利用

numpy 读取数据文件产生。

代码第 7 ~ 8 行，中文显示设置。将默认中文字体设置为宋体。

代码第 9 ~ 10 行，设置绘图区域宽度为 10 英寸（1 英寸=2.54 厘米），高度为 4 英寸。

代码第 11 ~ 12 行，调用 plot() 函数绘制统计图。

代码第 13 ~ 16 行，设置图形的标题、横纵坐标名称等属性。

代码第 17 ~ 18 行，显示输出，通过 show() 函数直接显示图形。

4.1.2　pyplot 绘图步骤

通过刚才的实例可以发现，pyplot 子库绘图一般需要以下几个步骤：

1. 导入库

根据需要导入库。pyplot 子库是必须导入的，其余根据实际需要导入。如医学案例 4-1 中读取数据文件使用的是 numpy 库，也可以使用 pandas 库读取数据文件。

2. 准备绘图需要的数据

根据具体要求通过读取数据文件或者直接将数据写在代码中。大部分的图形都是采用的笛卡儿坐标系，因此通常需要横坐标和纵坐标数据。如果是其他坐标系如极坐标等，数据序列会略有不同，在后面讲到具体图形的时候再做说明。

需要注意的是，pyplot 基于平面直角坐标系的绘图，如散点图、折线图等，需要将横坐标和纵坐标数据，分别保存在两个数据序列中。

如需要绘制三个点，坐标分别为（1, 10）、（2, 20）、（3, 30），则需要准备的数据序列格式为 [1, 2, 3] 和 [10, 20, 30]。这和一般的绘图习惯不一样，在处理数据的时候需要注意。

在实际案例中，为了图形效果，在保证数据真实性的前提下，绘图所使用的数据可以根据实际数据做相应的调整。例如，假设要绘制体温的散点图，用体温数据作为点的大小，比较不同体温的差距。如果采用实际的体温数据，就会发现，相对于体温数据本身（37℃左右），数据之间的差距（1℃左右）相对较小，这样即使放大图形也很难观察出来。这时可以采取将原始数据统一减去 35 的方法，这样点和点之间的差距就比较明显了。

3. 中文显示修正

matplotlib 是一个基于西文字符的工具，它的缺省配置文件中所使用的西文字体无法正确显示中文。如果使用中文字符，最终结果图形上会出现白框。如图 4-4 所示，右侧是正确显示中文的图形，左侧是无法正确显示中文的图形。

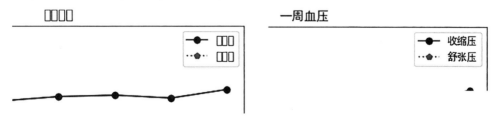

图 4-4　中文的错误与正确显示

为了让图形能正确显示中文，可以有几种解决方案。

1）使用 **matplotlib** 的字体管理器指定字体文件

matplotlib 中有一个字体管理器 matplotlib.Font_manager，通过该管理器的方法 matplotlib.Font_manager.FontProperties(fname) 可以指定一个 TrueTypeFont 字体文件作为图形汇总使用的字体。这样，只要传入 Unicode 字符串，就可以想用什么字体就用什么字体了。

2）在程序开头修改配置字典 **rcParams**

最简单的思路是，既然无法正确显示中文的原因是默认字体为西文，那将默认字体替换为中文字体就能够解决问题。

在绘图前添加如下代码，设置默认字体为宋体。

plt.rcParams['font.family']='SimSun'

该代码的功能，简单说就是用某种中文字体替换 matplotlib 的默认字体。上面代码是使用宋体替换，如果需要使用其他的中文字体，可以参见表 4-1。

表 4-1 常见中文字体的英文名称表

字体名称	字体英文表示	字体名称	字体英文表示
宋体	SimSun	仿宋	FangSong
黑体	SimHei	楷体	KaiTi
微软雅黑	Microsoft YaHei	隶书	LiSu
细明体	MingLiU	幼圆	YouYuan

使用这种方法比较简单，缺点是会影响程序的全局字体设置，在一些不需要中文的地方可能会出现显示错误。例如，坐标轴上刻度值有负数时，负号会显示为方块。为解决这个问题，可以同时添加下面的代码。

plt.rcParams['axes.unicode_minus']=False

当然，如果绘图使用的数据中没有负数，坐标轴刻度也不会出现负数，这行代码就没有必要添加了。

3）在程序中直接指定字体

如果图像中需要显示中文的地方很少，也可采用这样的方法：在有中文输出的地方增加一个属性参数：fontproperties，作用是指定文本采用的字体。

如前例的第 15 行可改为

plt.xlabel('测量时间', fontproperties="SimSun")

这样在图形显示时 X 轴标签文本的字体会使用宋体。这种办法相对比较灵活，缺点是会增加代码量。

4. 创建绘图对象

1）创建绘图对象

plt.figure() 创建一个绘图对象 figure。figure 是承载所有绘图元素的容器，大家可以理解为准备一块用于绘图的画板。这是一个可选命令，如果不调用，在使用绘图函数时，plt会自动创建一个默认的绘图对象。

语法如下：

plt.figure(num=None, figsize=None, dpi=None, facecolor=None, edgecolor=None)

各参数的作用如表 4-2 所示。

表 4-2　figure 函数参数表

参数	说明
num	对象编号或名称，数字为编号，字符串为名称
figsize	指定 figure 的宽和高，单位为英寸；缺省值为 6.4×4.8
dpi	指定绘图对象的分辨率，即每英寸多少个像素，缺省值为 100
facecolor	背景颜色，缺省值为白色
edgecolor	边框颜色，缺省值为白色

figure 对象不能直接绘图，而是需要在 figure 之上创建一个绘图区域（子绘图区），英文名为 Axes，大家可以理解为在画板上铺上画纸。默认情况下，pyplot 会自动创建一个绘图区域，也可以采用下面的办法创建子绘图区。

2）创建绘图区 Axes

使用 plt.subplot() 可以规划 figure 划分为多个子绘图区域，但每条 subplot 命令只会创建一个子绘图区 Axes。语法如下：

plt.subplot(nrows, ncols, index)

前三个参数代表子绘图区的行列数以及创建哪一个绘图区，如果三个参数都小于 10 可以写作一个。与列表、数组等索引不同的是，绘图区的索引序号是从 1 开始，按照从左到右、从上到下的顺序编号。

例如：

plt.subplot(223)

plt.subplot(2, 2, 3)

这两行代码的作用是完全一样的，创建的子绘图区如图 4-5 所示：

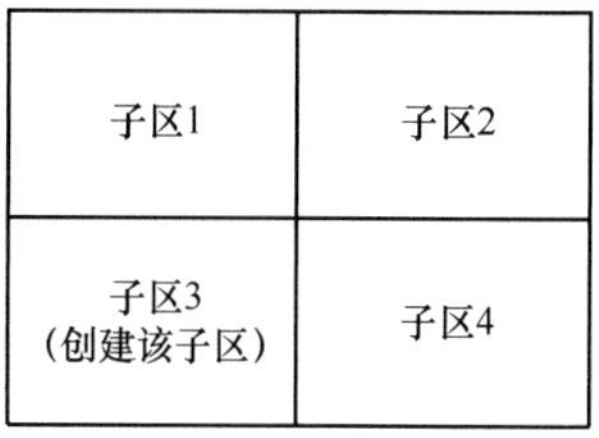

注意此时子区 1、2、4 实际上并不存在。可以理解为将画板 figure 均分为 4 个部分，然后在第 3 个部分铺上画纸 Axes，其余没有铺画纸的部分显然是不能使用的。

index 也可以是一个包含两个整数的序列，指定子图的 (first, last) 索引（从 first 开始，包括 last），例如，制作一个横跨绘图对象下部 3/4 的子图。

图 4-5　子绘图区示意图

plt.subplot(2, 2, (3, 4))

如果没有在代码中使用 subplot() 函数，实际上会默认自动执行以下命令。

plt.subplot(1, 1, 1)

即创建一个 1 行 1 列的绘图区域 Axes。

调用 subplot 之后，创建的绘图区就是当前绘图区域，接下来的绘图和图形设置操作都是在当前绘图区域进行。

5. 在当前绘图区域上绘制图形

根据需求确定一种或多种图形，调用相应绘图函数绘图，同时设定函数的相关绘图参数。

在同一绘图区域可调用多个函数，结果会叠放在一起。例如，在一个平面坐标系上同时绘制线图和条形图。

pyplot 提供了多个基础图形函数，常用的如表 4-3 所示。

表 4-3　pyplot 常用绘图函数表

函数	说明
plt.plot(x, y)	绘制根据 x、y 的线图
plt.boxplot(data, notch, position)	绘制箱形图
plt.bar(left, height, width, bottom)	绘制条形图
plt.barh(width, bottom, left, height)	绘制横向条形图
plt.polar(theta, r)	绘制极坐标图
plt.pie(data, explode)	绘制饼图
plt.scatter(x, y)	绘制散点图，其中，x 和 y 长度相同
plt.step(x, y, where)	绘制阶梯图
plt.hist(x, bins, normed)	绘制直方图
plt.vlines()	绘制垂直图
plt.stem(x, y, linefmt, markerfmt)	绘制火柴图

6. 设置图形属性

绘图完成后，可对图形做一些设置，如图形标题、坐标轴标签等，这样可以更直观地表示数据。

修改坐标轴，可以参考表 4-4。

表 4-4　修改坐标轴函数

函数	说明
plt.xlim(xmin, xmax)	当前 x 轴取值范围
plt.ylim(ymin, ymax)	当前 y 轴取值范围
plt.xlabel(string)	当前 x 轴标签
plt.ylabel(string)	当前 y 轴标签
plt.xticks(array, [labels])	当前 x 轴刻度位置的标签和值
plt.yticks(array, [labels])	当前 y 轴刻度位置的标签和值

常见的图形属性设置函数如表 4-5 所示。

表 4-5　图形属性函数

函数	说明
plt.title(string)	为当前绘图区域添加标题
plt.legend()	为当前绘图区域添加图例
plt.text(x, y, label)	添加数据文本标签

以上图形属性的设置本教材会在后面的案例中陆续再做讲述。

其余的图形属性设置还有很多，这里不再一一讲述，大家可以查阅官方文档的相应部分。

7. 输出绘图对象

绘图对象的输出有两种方式，即图形用户界面（graphical user interface，GUI）输出方式和非 GUI 输出方式。两种方式输出的都是 figure 绘图对象。

简单地说，GUI 方式的输出是把绘图对象直接显示在屏幕上，使用 plt.show()；而非 GUI 方式的输出则是把绘图对象保存为某种格式的文件，使用 plt.savefig()。

plt.show()

直接显示绘图结果。

plt.savefig(fname, dpi)

参数分别为保存文件名字符串以及图像分辨率。默认文件格式为 .png。

两种方式可以同时使用，但是如果不是采用的图形对象，那么在输出时可能需要先执行 savefig()，再执行 show()。否则文件会只有背景而没有图形。

这 7 个步骤就是使用 pyplot 绘图的基本步骤。在具体执行时，部分步骤不一定是必须的，如所绘制的图形不需要中文字符，那么就没必要进行第 3 步设置中文字体。编程时根据实际情况进行取舍，但是 1、2、5、7 是必需的步骤。

4.1.3 pyplot 常用绘图函数

pyplot 的绘图函数很多，本小节选择几个比较常用的绘图函数进行说明，其余函数的格式和语法可以自行查阅 matplotlib 的官方说明文档，还可以在官方给出的案例中进行学习。

1. 绘制线图

线图是实际应用中最常见的统计图形。线图包括折线图和曲线图，通常用于表示随时间序列变化的数据或者某些函数的曲线图。

绘制线图（包括曲线折线），常用 pyplot 中的 plot() 函数，格式及常用参数如下：

pyplot.plot(x, y, color, linestyle, marker, linewidth, label)

x：横坐标数据，列表或数组，可选参数（绘制多条曲线时，各条曲线的 x 不能省略）。

y：纵坐标数据，列表或数组，必选参数。

color：可选，表示折线的颜色。

linestyle：可选，表示折线的风格类型。

marker：可选，表示折线上数据标记点的类型。

这三个参数是折线的格式参数，使用字符串作为参数值。

可选具体字符串如表 4-6～表 4-8 所示：

表 4-6 color 颜色参数可选字符

颜色字符	说明	颜色字符	说明
'b'	蓝色 blue	'm'	洋红色 magenta
'g'	绿色 green	'y'	黄色 yellow
'r'	红色 red	'k'	黑色 black

颜色字符	说明	颜色字符	说明
'c'	青绿色 cyan	'w'	白色 white
'#008000'	RGB 颜色（十六进制色彩）	'0.8'	灰度值字符串

表 4-7　linestyle 线条风格参数可选字符

风格字符	说明	风格字符	说明
'-'	实线	':'	虚线
'--'	破折线	'' ''	无线条
'-.'	点划线		

表 4-8　marker 数据点参数可选字符

标记字符	说明	标记字符	说明
'.'	点标记	's'	实心方形标记
','	像素标记（极小点）	'p'	实心五角标记
'o'	实心圈标记	'*'	星形标记
'v'	倒三角标记	'h'	竖六边形标记
'^'	上三角标记	'H'	横六边形标记
'>'	右三角标记	'+'	十字标记
'<'	左三角标记	'x'	x 标记
'1'	下花三角标记	'D'	菱形标记
'2'	上花三角标记	'd'	瘦菱形标记
'3'	左花三角标记	'|'	垂直线标记
'4'	右花三角标记		

颜色、线条风格、数据点参数可以按顺序写在同一个字符串中，作为 format_string 参数值。

例如：

plot(y, color="b", linestyle="-", marker="o")

plot(y, "b-o")

这两行代码都表示蓝色、实线、实心点标记。

plot(y, "y--D")：表示黄色，破折线，菱形标记。

linewidth：可选，线条粗细，默认为 1，即 1 像素。

label：可选，线条名称字符串，用于给折线命名，一般在设置图例中使用。

其余参数：数据点有关的参数除了 marker 以外，偶尔会用到的还有 markerfacecolor、marksize 等。

markerfacecolor：可选，数据点颜色，默认 markerfacecolor='blue'。

marksize：可选，数据点尺寸，默认 markersize=20。

Plot() 函数是用于绘制折线图的函数，那么曲线图怎么办呢？解决方法很简单，缩小横坐标之间的距离。距离越小，两个点之间线段越短，折线在外观上越平滑。当线段足够短的时候，折线就会呈现出曲线的外观。

当绘制多条折线时，如果线条设置比较简单。也可以采用调用一次 plot() 函数，可以设置多个线条相关参数，同时画多条折线。但是这样操作容易出错，而且后期设置图例时也不方便，因此不提倡。

【医学案例 4-2】 血压变化图。

患者从周一开始每天测量一次血压，一周后获得血压测试值如下，依据数据绘制分别绘制一周收缩压和舒张压的相应折线图。

收缩压 159，153，147，150，151，149，155

舒张压 107，115，87，86，110，90，112

【参考代码】

```
import matplotlib.pyplot as plt
systolic=[159, 153, 147, 150, 151, 149, 155]   # 收缩压数据
diastolic=[107, 115, 87, 86, 110, 90, 112]   # 舒张压数据
plt.plot（systolic, color="b", linestyle="-", marker="o"）   # 绘制收缩压折线
plt.plot（diastolic, color="r", linestyle=":", marker="p"）   # 绘制舒张压折线
plt.show()
```

【运行结果】

运行结果见图 4-6。

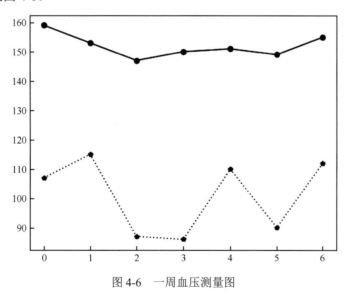

图 4-6　一周血压测量图

【代码与结果解释】

从图 4-6 中可以明显看出，患者的舒张压相对收缩压起伏波动较大。这样可以更有针对性地对患者进行治疗。单纯的阅读数据是很难在第一时间得出判断的。

代码第 2～3 行是数据准备，这个案例数据量比较少，可以直接将具体数据写入代码中。

代码第 4～5 行是调用两次 plot() 函数绘制折线图。采用的格式化参数也可使用格式字符串的方式，即将第 4～5 行改为如下代码：

```
plt.plot(systolic, "b-o")
```

plt.plot(diastolic, "r:p")

也可以采用一次调用的办法，将第 4 ～ 5 行改为如下一行：

plt.plot(systolic, "b-o", diastolic, "r:p")

结果是完全一样的。

从参考代码中可以发现，绘图时只设置了纵坐标数据，但这并不意味着没有横坐标。实际上，在平面坐标系中绘图，横纵坐标都是必需的。只是当使用 plot() 函数绘图时，如果没有设定横坐标，函数会自动产生形如 [0, 1, 2, …] 的从 0 开始步长为 1 的整数序列作为横坐标数据。如本案例中，收缩压第 1 个数据点的位置坐标是（0, 159），依此类推。

【医学案例 4-3】 添加图形设置的血压变化图。

医学案例 4-2 中的图虽然绘制成功，但是实际使用时，观察者只能看到图中有两条折线，却并不知道这两条折线代表的信息。因为图形的说明信息并不完整。还需要添加图形名称、坐标轴名称等信息，即修改图形设置。

【参考代码】

```
import matplotlib.pyplot as plt
plt.rcParams["font.family"]="SimSun"   # 设置中文字体为宋体
systolic=[159, 153, 147, 150, 151, 149, 155]   # 收缩压数据
diastolic=[107, 115, 87, 86, 110, 90, 112]   # 舒张压数据
plt.plot(systolic, "b-o", label="收缩压")
plt.plot(diastolic, "r:p", label="舒张压")
plt.title("一周血压测量图")   # 添加图形标题
plt.ylabel("血压 (mmHg)")   # 添加纵轴标签
plt.ylim([60, 200])   # 调整纵轴范围
plt.xticks([0, 2, 4, 6],
           ["周一","周三","周五","周日"])   # 调整横轴刻度标签
plt.legend()   # 添加图例
plt.show()
```

【运行结果】

运行结果见图 4-7。

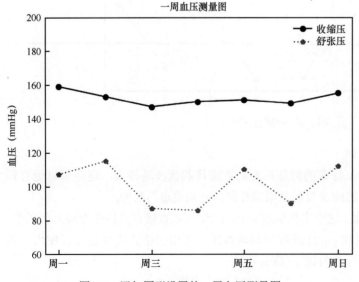

图 4-7　添加图形设置的一周血压测量图

上述代码与结果解释如下：

代码第 2 行为中文显示设置，将默认显示字体设置为宋体。

代码第 7 行使用 title 函数，为图形添加标题。

代码第 8 行使用 ylabel 函数，为纵轴添加标签。由于 matplotlib 是一个基于西文的工具，因此大家可以发现这个纵轴标签的文字排版是从下到上的文字左转 90° 的排版方式，而非中文语境习惯上使用的从上到下的文字排版。这种排版极难调整，这是在设计的时候需要注意的。另外，xlabel 函数是为横轴添加标签，用法与 ylabel 函数一样。

代码第 9 行使用 ylim 函数，用于设定 y 坐标轴范围。默认情况下，绘图时 y 坐标轴并不是从原点开始的，而是根据纵坐标数据系列自动生成坐标轴范围的起点和终点，如图 4-6 所示。如果想自行设定，参考本案例，使用 ylim 函数手动设置 y 坐标轴范围，用法如下：

ylim((bottom, top))

bottom 为起点，top 为终点。

xlim 函数用于手动设置 x 坐标轴范围，用法和 ylim 函数类似。

需要注意的是，坐标轴范围如果设置不正确有可能会影响图形的观感，如本案例里，可以很明显地发现相对收缩压折线（实线）来说，舒张压折线（虚线）的波动是比较大的，但是假设把 ylim 设置为（0, 1000），呈现在观察者面前的是如下的图形（图 4-8）：

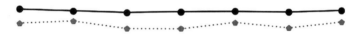

图 4-8　不恰当的血压折线图

这样看起来两条折线的波动比较接近了。很显然，这会误导图形的观测者。

代码第 10～11 行使用 xticks 函数，这是一个完整的逻辑行。默认情况下，坐标轴的刻度是自动确定的，xticks 函数的作用是设置横轴刻度以及刻度标签。函数用法如下：

xticks(ticks, labels)

ticks 参数为一个序列，表示需要显示哪些刻度位置。

labels 参数也是一个序列，长度应和 ticks 参数序列一致，表示对应 ticks 参数的刻度标签。

在本案例中，[0, 2, 4, 6] 表示显示这几个值对应的刻度，["周一","周三","周五","周日"] 表示刻度对应的标签文本。

代码第 12 行使用 legend 函数，为图形添加图例。该函数通过绘图函数中的 label 参数值确定图例。

2. 绘制散点图

散点图（scatter diagram）可以提供两类关键信息：

特征之间是否存在数值或者数量的关联趋势，其趋势是线性的还是非线性的。观察数据中是否存在噪点，以及直观地判断噪点是否会对模型产生很大的影响。

通过 plot() 函数的参数可以发现，linestyle 可以设置为无线条，因此实际上可以使用 plot() 函数来绘制散点图。当然，通常情况下，绘制散点图，常用 pyplot.scatter() 函数，格式及常用参数如下：

pyplot.scatter(x, y, s, c, marker, alpha)

参数说明：

x，y：表示点的横坐标和纵坐标数据，必选项。

s：可选项，表示散点图中点的大小。如果是个单独值，表示每个点都是同样的大小；若是一维序列，可以设置表示图中各个点的不同大小。

c：可选项，表示散点图中点的颜色，若是一维序列，则散点图中各个点的颜色可以不同。

marker：可选项，表示散点的形状类型。

alpha：可选项，0～1之间的小数，表示散点的透明度。

【医学案例 4-4】 儿童体重与体表面积关系散点图。

stats.csv 文件中保存了部分 3 岁儿童的体重和体表面积数据。如表 4-9 所示（部分）：

表 4-9　部分 3 岁儿童的体重和体表面积

体重（千克）	体表面积（平方米）
11.000	5.283
11.800	5.299
12.000	5.358
12.300	5.292
13.100	5.602
13.700	6.014
14.400	5.830

读取文件，分别以体重和体表面积数据为横坐标和纵坐标，绘制散点图。

【参考代码】

```
import numpy as np
import matplotlib.pyplot as plt
plt.rcParams['font.family']='SimSun'
data=np.loadtxt("stats.csv", delimiter=",", skiprows=1)
weight=data[:, 0]
area=data[:, 1]
plt.scatter(weight, area)
plt.xlabel("体重 (千克)")
plt.ylabel("体表面积 (平方米)")
plt.show()
```

【运行结果】

运行结果见图 4-9。

【代码与结果解释】

从图 4-9 中可以发现，体重和体表面积大体上呈线性相关。这有助于后期进一步进行数据分析。

代码第 3-5 行：准备数据，原始数据为二维数组，从中分别切取出横坐标与纵坐标数据进一步修改。

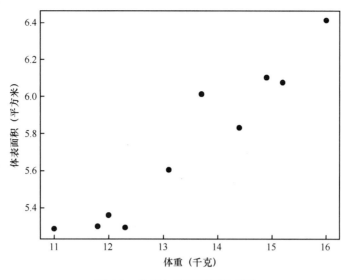

图 4-9 体重与体表面积散点图

下面希望将数据点设置为红色，大小 1000，半透明的散点图。

将第 5 行代码改为

plt.scatter(weighteight, area, c="red", s=1000, alpha=0.5)

重新运行后结果如图 4-10 所示：

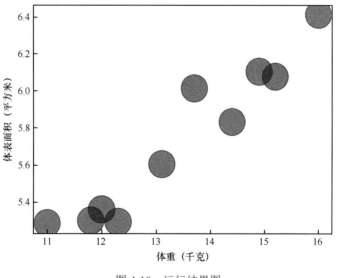

彩图

图 4-10 运行结果图

这个结果可以清楚地看到半透明的效果。

3. 绘制柱形图

1）柱形图

柱形图又称长条图、柱状图，也称条图、条状图、棒形图，是一种以长方形的长度（高度）为数据值的统计图。柱形图用来比较两个或以上相互独立的指标（不同时间或者不同条件），只有一个变量，通常利用于较小的数据集分析。主要用来将数据分类展示：横轴表示数据的类型，纵轴表示对应类型的数字。柱形图亦可横向排列，称为横向柱形图。

一般使用 pyplot 中的 bar() 函数制作柱形图。格式如下：

pyplot.bar(x, height, width, bottom, align, tick_label)

参数说明：

x：柱体的横坐标，通常为一个整数序列，必选参数。

height：柱体的高度，即 y 轴的数值，必选参数。

width：柱体的宽度，可选项，默认值为 0.8。这个值并不是一个固定值。

bottom：柱体底部的纵坐标，可选项，默认值为 0。用来定义柱体的起始位置高度，多用于堆叠柱形图。

x、height、width、bottom 这四个参数确定了柱体的位置和大小，具体定位如下：

$(x - width / 2, bottom)$ 为左下角位置。

$(x + width / 2, bottom + height)$ 为右上角位置。

通过设置不同的 bottom 参数，可以轻松实现堆叠柱形图。

align：可选项，柱体横坐标对齐标准，可选项，{'center', 'edge'}，默认值 center，表示 x 坐标为柱体中点，edge 表示 x 为柱体左边界。

tick_label：可选项，横坐标刻度值，也可使用图形属性设置。

还可以设置以下和柱体外观有关的可选参数：

color：柱体颜色，pyplot 绘图时，所有函数中的 color 参数用法都是一致的。

hatch：柱体填充图案，不设置则为纯色填充，可取值为：/, |, ¬, +, x, o, O, ., *。

edgecolor（ec）：边缘颜色；linestyle（ls）：边缘样式；linewidth（lw）：边缘粗细。这三个是和柱体边缘相关的参数。

【医学案例 4-5】 死因统计柱形图。

某医院 5 年各类疾病死亡人数如表 4-10 所示，根据该数据绘制相应柱形图。

表 4-10　某医院各类疾病死亡人数统计表

疾病种类	死亡人数	疾病种类	死亡人数
外伤和中毒	32	呼吸系统疾病	29
恶性肿瘤	187	心血管疾病	44
脑血管疾病	42	内分泌疾病	38

【参考代码】

```
import matplotlib.pyplot as plt
import numpy as np
plt.rcParams['font.family']='SimSun'
data=np.array([32, 187, 42, 29, 44, 38])
x=np.arange(data.size)
barLabels=["外伤和中毒","恶性肿瘤","脑血管疾病","呼吸系统疾病","心血管疾病",
          "内分泌疾病"]
plt.bar（cause, data, tick_label=barLabels）
plt.xlabel（"死亡原因"）
```

plt.ylabel（"死亡人数"）

plt.show()

【运行结果】

运行结果见图 4-11。

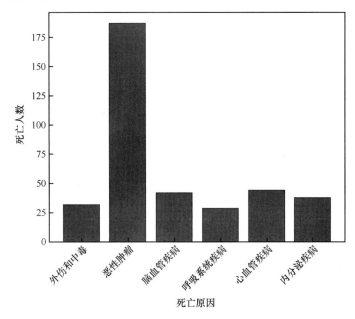

图 4-11　死因统计柱形图

【代码与结果解释】

从图中可以看出死于恶性肿瘤的人数远高于其他 5 种疾病。

代码第 5 行：建立横坐标数组。注意原始数据中其实是没有横坐标的，但是绘制柱形图必须要有横坐标。最简单的方法是建立一个从 0 开始的整数数组作为横坐标序列。因为本案例为 6 项数据，所以本行代码其实可以使用 np.arange（6）来建立。但在实际使用中，这样的代码当原始数据出现增减项的时候，还需要再次更改。因此通常使用第 5 行的代码。

代码第 6 行：建立横坐标数据标记数组。平面坐标系中横纵坐标轴的数据标记都是数字，在实际使用中有时需要将数字改为特定的标记，如本案例。第 6 行事先建立一个标记序列，在绘图时用这个序列的内容替换横坐标中的对应数字。这个替换可以通过设置 tick_label 参数进行，也可以通过设置图形的 xticks 属性进行。很显然，这个数组的元素个数和横坐标的元素个数应该是相等的。在实际应用中，如果元素较少，可以在 tick_label 参数设置时直接将数组写入，而不需要提前建立。

2）横向柱形图

横向柱形图类似 bar() 方法，函数名称：barh()，语法为：

pyplot.barh(y, width, height, left)

这 4 个参数分别对应 bar() 函数的 x、height、width、bottom 参数，使用时可以看成是 bar 的旋转，其用法完全一样。

将案例 4～5 代码第 7 行改为如下代码：

plt.barh(cause, data, tick_label=barLabels)

运行结果如图 4-12 所示：

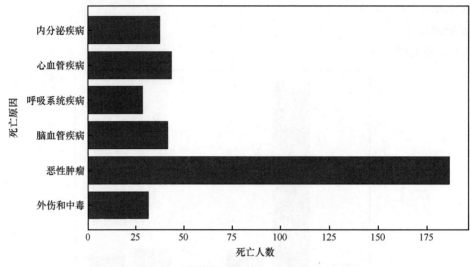

图 4-12 死因统计横向柱形图

3）堆叠柱形图与并列柱形图的绘制

堆叠柱形图是柱形图的变形，拥有更多维度的表现力。当需要比较的两类或多类数据中存在同样的子分类，并且子分类数据的和是有意义的时候，可以采用堆叠柱形图。它不仅可以清晰地比较某一个大类数据中不同子类型数据之间的差异，还可以比较总数的差别。

【医学案例 4-6】 死亡病例分性别统计。

某院急诊科对 5 年来死因排名前三的三种疾病（循环系统疾病、恶性肿瘤、呼吸系统疾病）的死亡病例做统计，获得数据如表 4-11 所示，针对统计结果绘制堆叠柱形图展示。

表 4-11 死亡病例分性别统计表

死因	男	女
循环系统疾病	383	251
恶性肿瘤	195	156
呼吸系统疾病	206	135

【参考代码】

```
import matplotlib.pyplot as plt
import numpy as np
plt.rcParams['font.family']='SimSun'
dataM=np.array([383, 195, 206])
dataF=np.array([251, 156, 135])
cause=np.arange(dataM.size)
barLabels=["循环系统疾病", "恶性肿瘤", "呼吸系统疾病"]
plt.bar(cause, dataM, tick_label=barLabels, label="男性")
plt.bar(cause, dataF, bottom=dataM, label="女性")
plt.xlabel（"死亡原因"）
```

plt.ylabel（"死亡人数"）

plt.legend()

plt.show()

【运行结果】

运行结果见图 4-13。

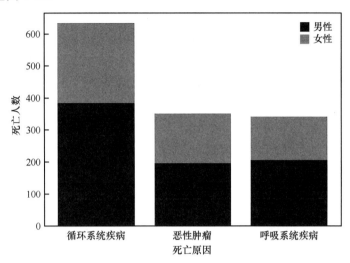

图 4-13 死亡病例分性别堆叠柱形图

【代码与结果解释】

从统计图上很明显地看出，循环系统疾病的死亡病例大大超过恶性肿瘤与呼吸系统疾病，此外，每种疾病的死亡病例中男性超过女性。

本案例是典型的堆叠柱形图案例。堆叠柱形图每类数据都有 2 个或 2 个以上的子分类，即每个柱体都是由 2 个或 2 个以上的柱体堆叠而成。针对本案例，思路很简单，先使用一次 bar() 函数绘制男性数据的柱体，然后再用一次 bar() 函数绘制女性数据的柱体。要达到堆叠效果，第二次调用 bar() 函数的时候，需要修改柱体底部的起始位置，即 bottom 参数。此外，为了让阅读者能够获取有效的信息，可以使用图例提示。

代码第 8 行，label 参数是柱体的标签，要添加图例必须设置这个参数。

代码第 9 行，设置 bottom 参数，参数值是一个数组。很容易想到，第 2 组柱体的起始位置就是第 1 组柱体的结束位置，那么第 1 组的结束位置就是柱体的高度。

> 思考：如果有三组数据，那么第三次调用 bar() 函数时，bottom 参数该如何设置？

【医学案例 4-7】 死亡病例分性别统计并列柱形图。

与堆叠柱形图类似，并列柱形图也用来表示存在子分类的数据。两者不同之处是：并列柱形图更着重于展示各组数据间的相互比较，而且不关心每类数据的和。

采用医学案例 4-6 的数据，用并列柱形图显示。

【参考代码】

```
import matplotlib.pyplot as plt
import numpy as np
```

```
plt.rcParams['font.family']='SimSun'
dataM=np.array([383, 195, 206])
dataF=np.array([251, 156, 135])
cause=np.arange(dataM.size)
barLabels=["循环系统疾病", "恶性肿瘤", "呼吸系统疾病"]
plt.bar(cause, dataM, width=0.4, tick_label=barLabels, label="男性")
plt.bar(cause+0.4, dataF, width=0.4, label="女性")
plt.xlabel（"死亡原因"）
plt.ylabel（"死亡人数"）
plt.legend()
plt.show()
```

【运行结果】

运行结果见图 4-14。

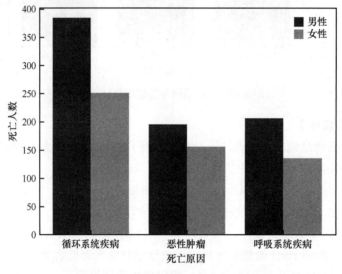

图 4-14　死亡病例分性别统计并列柱形图

【代码与结果解释】

与刚才的堆叠柱形图相比，并列柱形图更能看出每种疾病男性和女性之间的差异。

并列柱形图的绘制思路与堆叠柱形图类似，都是两次调用 bar() 函数来实现。不同的是，并列柱形图需要考虑的是柱体横向排列而非纵向堆叠。实现方法很简单，第一组柱体的横坐标是（0，1，2），那么只需要将第 2 组柱体的横坐标略向右侧偏移一段距离即可实现并列排列。通常偏移的这段距离即为柱体的宽度 width。

代码第 8 行，设置 width 柱体宽度为 0.4，如果不更改原始宽度，柱体在图上过宽会影响显示效果。

代码第 9 行，第 2 次调用 bar() 函数时的横坐标为原始坐标加上宽度 0.4。

> **思考：** 发现横坐标的刻度并没有对齐到并列的柱体中央。为什么会出现这种情况？如何修正？

4. 绘制直方图

直方图又称频数分布图。用矩形面积表示频数，由一系列高度不等的纵向条组成，表示数据分布的情况（注意和柱形图区分）。它将数据按照一定的区间分组，横轴表示分组区间，而纵轴表示位于这一区间数据的个数。

使用 plt.hist() 函数来实现。

pyplot.hist(x, bins, range, color, edgecolor)

x：要绘制直方图的数据；需要一个数组或者一个序列。

bins：设置直方图分布区间的个数，默认为 10。

range：可选项，设置直方图的小矩形的最小值与最大值。

color：可选项，填充颜色（默认为蓝色）。

edgecolor：可选项，边框颜色。

【医学案例 4-8】 体重数据分析。

某医院统计某公司参加体检者的体重数据，共 1936 人，保存在 weight.csv 文件中，要求分为 20 个统计区间，绘制相应直方图。

【参考代码】

```
import matplotlib.pyplot as plt
import numpy as np
data=np.loadtxt("weight.csv", dtype="int")
plt.hist(data, bins=20, color="r", edgecolor="k")
plt.xlabel("体重 (kg)")
plt.ylabel("人数")
plt.show()
```

【运行结果】

运行结果见图 4-15。

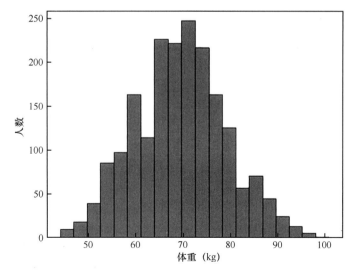

图 4-15　体重统计直方图

【代码与结果解释】

从运行结果很容易看出在 70～80kg 这个区域分布人数最多。如果想看出更多的信息，可适当调整坐标轴和绘图区域的相关设置。

5. 绘制饼图

饼图又称为扇图、圆图，是用扇形的面积，或者说是圆心角的度数来表示数量。它用来表示组数不多的品质资料或间断性数量资料的内部构成，各部分百分比之和必须是 100%。饼图从性质上讲为构成图的一种，表示事物全体中各部分比重的统计图形。

pyplot 中绘制饼图使用 plt.pie() 函数。基本格式如下：

pyplot.pie(x, explode, labels, colors, autopct, shadow, startangle, counterclock)

x：数据（原始数据，不需要转换为百分比）。

explode：数组格式，每一块饼图离开中心距离，每个元素的默认值为 0，就是不离开中心。

labels：数组格式，每一块饼图外侧显示的说明文字。

colors：数组格式，每一块饼图的颜色。

autopct：控制饼图内百分比设置，可以使用 format 字符串默认值为'%1.1f'：指小数点后保留一位有效数值。

shadow：是否阴影，默认值为 False，即没有阴影，将其改为 True 则整张图都有阴影。

startangle：起始绘制角度，默认图是从 0°，即 x 轴正方向逆时针画起，或为 3 点钟方向；如设定 startangle=90，即为 90°，则从 y 轴正方向画起，或称为 12 点方向。

counterclock：指定指针方向；布尔值，可选参数，默认为 True，即逆时针；将值改为 False，即可改为顺时针。

【医学案例 4-9】 儿科住院患儿/患者分类统计。

某年度某医院儿科住院患者疾病分类统计如下：

消化系统 187，循环系统 55，呼吸系统 546，神经系统 253，其他 81。

要求根据以上数据绘制饼图。

【参考代码】

```
import matplotlib.pyplot as plt
plt.rcParams["font.sans-serif"]=["SimSun"]
data=[187, 55, 546, 253, 81]
pieLabel=["消化系统","循环系统","呼吸系统","神经系统","其他"]
pieColor=["r", "g", "pink", "y", "b"]
pieExplode=[0, 0.1, 0, 0, 0]
plt.pie（data, explode=pieExplode, labels=pieLabel, colors=pieColor,
        autopct="%.1f%%", shadow=True）
plt.show()
```

【运行结果】

运行结果见图 4-16。

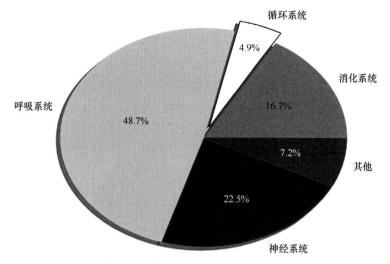

图 4-16　住院患者分类统计图

【代码与结果解释】

从结果可以看出，因呼吸系统疾病住院的患者最多。

第 4 ～ 6 行，分别建立标签数组、颜色数组、突出数组。这些数组可以直接写在 pie() 函数的参数中，之所以要提前创建这些数组，主要有两个原因：① pie() 函数部分的代码过长，不方便查看；②如果这些数组在后面的代码中还要用到（如多个同类型饼图），提前建立数组变量可以在后面的代码中反复使用，也方便统一进行修改。

【医学案例 4-10】　调整后的儿科住院患者分类统计。

绘制饼图需要注意的是，通常情况下，饼图的各部分应该按降序排列。习惯上将最大的一块放在从 12 点钟方向开始的位置，接下来放第 2 块，以此类推。如果原始数据没有排序，那么在数据准备的时候就应该先执行排序操作。因此，这段代码尚有调整的余地。另外，上面代码的展示的结果是一个椭圆，而习惯上使用的是一个标准正圆。

接下来对代码进行一定的修改。保持原始数据不变，将需要排序的数据和标签生成一个 pandas 的 Series，利用 pandas 的排序函数 sort_values 完成排序。

【参考代码】

```
import matplotlib.pyplot as plt
import pandas as pd
plt.rcParams["font.family"]="SimSun
data=[187, 55, 546, 253, 81]
pieLabel=["消化系统","循环系统","呼吸系统","神经系统","其他 "]
pieSer=pd.Series(data, index=pieLabel)
pieSer.sort_values(ascending=False, inplace=True)
pieColor=["r", "g", "pink", "y", "b"]
pieExplode=[0, 0.1, 0, 0, 0]
plt.axis("equal")
plt.pie(pieSer, explode=pieExplode, labels=pieSer.index, colors=pieColor,
        autopct="%.1f%%", shadow=True, startangle=90)
```

plt.title("儿科住院患者分类统计图")

plt.show()

【运行结果】

运行结果见图 4-17。

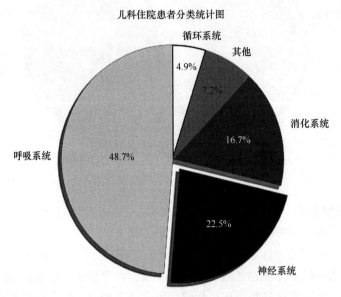

图 4-17　调整后的住院患者分类统计图

【代码与结果解释】

第 6 行，将原始数据转换为 Series，并将分类名作为 index。

第 7 行，使用 sort_values 对 Series 排序，参数 ascending=False 表示降序排序。

第 10 行，axis() 函数是 pyplot 中用于对坐标轴进行快捷设定的函数。字符串"equal"表示横纵轴为相等的缩放比例，这样椭圆就会呈现为正圆。

第 12 行，在调用 pie() 函数时，增加了参数 startangle=90，用于设定饼图的起始位置。

6. 箱形图的绘制

箱形图又叫箱式图、盒图、箱须图。它由五个数值点组成：极小值（minimum），下四分位数（Q1），中位数（median），上四分位数（Q3），极大值（maximun）。也可以往箱形图里面加入平均值（mean）。下四分位数、中位数、上四分位数组成一个"带有隔间的盒子"。上四分位数到最大值之间建立一条延伸线，这个延伸线称为"触须"（whisker）。

由于现实数据中总是存在各式各样的"无效数据"，也称为"离群点"，于是为了不因这些少数的离群数据导致整体特征的偏移，将这些离群点单独汇出，而箱形图中触须两级修改成最小观测值与最大观测值。

在分析数据的时候，箱形图能够有效地帮助识别数据的特征：直观地识别数据集中的异常值（查看离群点）。判断数据集的数据离散程度和偏向（观察盒子的长度、上下隔间的形状，以及触须的长度）。

pyplot 的 boxplot 函数用于绘制箱形图，基本格式与常用参数如下：

plt.boxplot(x, notch, labels)

参数说明：

x：绘图原始数据，可以使用二维数组。

notch：箱形图的类型，默认为 False 绘制矩形箱形图，True 表示绘制锯齿状箱形图。

labels：可选，数组格式，各个箱体的标签。

【医学案例 4-11】 心率数据分析。

连续监测某心脏疾病患者的每分钟心跳数据，共 24 小时。治疗一个疗程后，再次做 24 小时监测，将两次数据保存在 heartrate.csv 文件中。根据数据绘制治疗前和治疗后箱形图。

【参考代码】

```
import matplotlib.pyplot as plt
import numpy as np
plt.rcParams["font.sans-serif"]=["SimSun"]
boxData=np.loadtxt("heartrate.csv", dtype="int", skiprows=1, delimiter=",")
boxLabel=["治疗前", "治疗后"]
plt.boxplot(boxData, labels=boxLabel)
plt.ylabel("心率 (次/分)")
plt.show()
```

结果如图 4-18 所示：

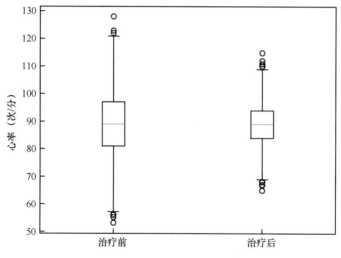

图 4-18　治疗前后心率数据箱形图

【代码与结果解释】

比较两个箱形图可以发现，第 2 次监测结果中位数和上下四分位数稍高，但是虚线相对较短，盒子相对较小，说明第 2 次监测数据更集中，异常情况较少出现。这对临床治疗有一定积极意义。

使用箱形图的时候要注意，boxplot() 函数的 labels 参数是箱形图在横坐标上的标签。与其他绘图函数的 label 参数完全是两码事。labels 参数的作用类似于 bar() 函数的 tick_label 参数。

matplotlib 的功能虽然强大，但是并不是万能的。对于一些专业的统计图形，单纯使用

matplotlib 很难实现。例如，临床统计中常用来进行生存分析的生存曲线；医学统计中常用的 Meta 分析，用于展示结果的森林图和漏斗图。这些图都很难用 matplotlib 快速实现。幸运的是，python 强大的第三方库中提供了不少针对性的函数库，如生存分析的 lifelines 库、Meta 分析的 PythonMeta 库等。这些库都是基于 matplotlib 实现，操作相对简单，不需要再去编写复杂的代码，而只是通过函数调用就能实现。这些库是 matplotlib 的非常有用的补充。接下来要讲的 seaborn 库，也是如此。

seaborn 与 matplotlib 的区别在于，seaborn 的绘图风格以及色彩搭配都经过了专门的设计，在默认设置的情况下，使得 seaborn 的绘图结果相比 matplotlib 更具有美感。另外，在 matplotlib 的基础上，seaborn 进行了高级的 API 封装，这样在绘图时能够使用较少的代码调用 matplotlib 的函数，作图相对更加容易。但是与 matplotlib 相比，seaborn 不能看作 matplotlib 的替代品，而应该是 matplotlib 的补充。

4.2　seaborn 包可视化医学数据

4.2.1　seaborn 包的介绍及安装

seaborn 包是一个基于 matplotlib 的 Python 数据可视化包，它是在 matplotlib 的基础上进行了封装，提供多个内建主题渲染，从而可用简单的 API 接口实现相对复杂的图形绘制。它能高度兼容 numpy 和 pandas 包的数据结构以及 scipy 与 statsmodels 等统计模式，提供的面向数据集制图函数可对行列索引和数组进行操作，并包含对整个数据集进行内部的语义映射与统计整合，以此生成风格多样的图表。seaborn 的优点在于简单易用，而且它构建在 matplotlib 的基础之上，而不是替代物。seaborn 的代码更简洁，成套的图像效果和背景风格可由用少量代码实现输出，但主要缺点是定制化能力较差。matplotlib 可以实现高度定制化绘图，用其绘图时需要设置更多的参数，因此代码更加复杂一些，但其自由度也更高。

seaborn 包在 Windows 系统下的安装，可以首先运行命令窗口（按【WIN+R】组合键，在弹出对话框中输入 cmd），使用如下命令安装：

pip install seaborn==0.11.1

4.2.2　seaborn 中的风格和颜色设置

相比较于可定制度较高的 matplotlib，seaborn 提供了许多内置好的主题和高级接口，可直接控制 matplotlib 绘制的图像的外观。seaborn 的风格设置主要分为两类，其一是风格（style）设置，其二是环境（context）设置。

1. set() 函数

设置风格的通用接口，通过它可以设置背景色、风格、字形、字体等，基本格式如下：

seaborn.set(context=None, style=None, palette=None, font='sans-serif', font_scale=1, color_codes=True)

context：设置标签的风格，可选参数值有 paper、notebook、talk、poster。

style：定义风格模板，可选参数值有 darkgrid（默认风格）、whitegrid、dark、white、ticks。

palette：定义颜色调色盘。

font：定义字体。

font_scale：缩放字体元素的大小，可选。

2. set_style() 函数

变换不同风格模板时专用设置接口，基本格式如下：

seaborn.set_style(style=None, rc=None)

style：设置此参数可改变全局的风格，可选参数值如表 4-12 所示。

表 4-12　set_style() 函数参数

darkgrid（默认风格）	whitegrid	dark	white	ticks
灰色网格	白色网格	黑色	白色	十字叉

rc：可设置参数以覆盖预先设置的 seaborn 风格字典中的值。此项参数可用于解决图中中文显示乱码的问题，将在后面的代码中展示用法。

3. color_palette() 函数

seaborn 风格多变的另一大特色就是支持个性化的颜色配置。color_palette() 是一个基于 RGB 原理设置颜色的函数，能传入任何 matplotlib 所支持的颜色。它可接收一个调色板对象作为参数并返回一个颜色列表来定义一个调色板，同时可以使用 n_colors 参数设置颜色数量，n_colors 将一个渐变的调色板分成均匀间隔的 n 种颜色，基本格式如下：

seaborn.color_palette(palette=None, n_colors=None , desat=None)

context：设置颜色模式。六种基本模式：deep（默认模式），muted，bright，pastel，dark，colorblind。

n_colors：调色板中的颜色数，默认值为 10。

desat：每种颜色的去饱和比例。

4. xkcd_palette() 函数

seaborn 不但可以使用其自带的调色板调色，也可以直接用颜色名字指定生成个性化的调色板。xkcd_palette() 可接收一个字符串列表作为参数，以 RGB 元组形式返回对象中的颜色列表，基本格式如下：

seaborn.xkcd_palette（colors）

colors：设置颜色的字符串列表，其字符串必须都来源于 seaborn.xkcd_rgb 字典的键。

5. palplot() 函数

接收一个颜色列表参数，将其平行画出。

color_palette() 函数的代码实例

```
import seaborn as sns        # 导入所需的模块
import matplotlib.pyplot as plt        # 将 deep 风格的颜色列表平行画出
sns.palplot(sns.color_palette(palette='deep', n_colors=10))
plt.show()
```

运行结果见图4-19。

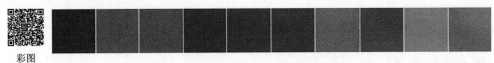

彩图

图 4-19　产生并画出调色板

4.2.3　seaborn 中的分布型主要作图函数

seaborn 将其所有的 API 分为三类：可视化数据分布、绘制统计关系和分类数据绘图。seabon 提供了三个高级函数，分别包含了这三类的大部分特征，这三个函数是：displot() 函数、relplot() 函数和 catplot() 函数。

displot() 函数是分布类图表的接口，在它下面集成有四个轴级函数，通过指定 kind 参数可以画出 histplot() 直方图、kdeplot() 核函数密度估计图、ecdfplot() 累积分布图、rugplot() 边际分布图。

在分析医疗数据和数据建模的时候，通常变量是如何分布的是首先被观察到的。分布可视化技术可以帮助快速探知样本数据的观测范围，中心趋势，以及数据是否有严重偏向、是否有双模态证据、是否存在显著异常值。displot() 函数可画出多种图像，有助于观察数据分布。

1. displot() 函数

displot() 可用于绘制数据中单变量或多变量的分布图，且绘图形式多样，函数返回一个 FacetGrid 的 seaborn 对象，FacetGrid 对象可用于管理此图形的属性。

displot() 的语法格式如下：

seaborn.displot(data=None, x=None, y=None, hue=None, kind=None, bins=None, color=None, palette=None)

data：接收 Series、DataFrame、一维数组或列表形式的数据。如果是具有列名属性的 Series 和 DataFrame 对象，则该名称将用于标记数据轴。

x，y：用于确定 x 与 y 轴数据的变量，对应 data 所接收数据的名称属性。

hue：语义变量，为用于画图的数据进行分类并显示不同的颜色加以区分。

kind：选择可视化数据的风格，可选参数值有：'hist'（默认选项），'kde'，'ecdf'。一般选用 hist 直方图。

bins：如果绘制直方图，则使用此参数指定区间等分份数，默认使用 Freedman-Diaconis 规则。

color：可接收 matplotlib 的颜色设置，绘制除了拟合曲线以外所有内容的颜色。

palette：接收一个调色板列表，在映射 hue 语义变量时对应显示的不同颜色。

2. set_axis_labels() 函数

FacetGrid 对象下属的函数，用于为此对象的图中的坐标轴加上标签，其语法格式如下：

FacetGrid.set_axis_labels(x_var=None, y_var=None)

x_var，y_var：分别接收一个 string 对象，为 x 轴和 y 轴加上标签。

【医学案例 4-12】 糖尿病患者的体检数据分析。

某医院测得 398 名女性糖尿病患者的医疗数据（表 4-13），表格包括每位患者的年龄、怀孕次数，血糖数据，血压数据，胰岛素分泌量和 BMI，类型（0 表示 1 型糖尿病；1 表示 2 型糖尿病）。数据保存在 csv 格式的文件中，文件名为 medical_diabetesT.csv。

表 4-13 女性糖尿病患者的医疗数据

ID	怀孕次数	血糖（mg/dl）	血压（mmHg）	胰岛素	BMI（kg/m²）	年龄（岁）	类型
0	1	85	66	0	26.6	31	0
1	1	89	66	94	28.1	21	0
2	2	116	74	0	25.6	30	0
3	0	115	0	0	35.3	29	0
4	1	110	92	0	37.6	30	0
...	...	...	...	...	...	...	...
398	1	124	60	0	35.8	21	1

分布图可以表现某项指标在患者中是如何分布的。对于单变量的数据来说，采用直方图或核密度曲线是不错的选择，对于双变量来说，可采用多面板图形展现，如散点图、二维直方图、核密度估计图形等。

【参考代码】

import pandas as pd　　　# 导入所需的模块

import seaborn as sns

import matplotlib.pyplot as plt

#set_style() 函数接收了两个变量，第一个字符串 'whitegrid' 指定了本图采用白色网格风格，第二个字典变量指定用宋体显示中文。

sns.set_style('whitegrid', {'font.sans-serif':['simsun']})

diaDF=pd.read_csv('medical_diabetesT.csv')　# 从文件读取一个 DataFrame 结构的数据。

使用 displot() 函数画血糖值列的单变量分布图，将分布划分成 20 个区间。

g=sns.displot(data=diaDF.Glucose, bins=20）

g.set_axis_labels('血糖 (mg/dl)', '人数')　# 设置 x 和 y 轴的标签。

plt.show()

【运行结果】

运行结果见图 4-20。

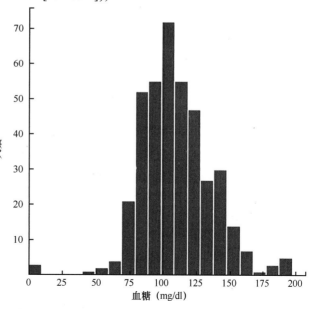

图 4-20 女性血糖的分布图

【代码与结果解释】

在医学案例中，如果需要观察一列数据的分类对另一列数据的分布的影响，如女性的怀孕次数对女性 BMI 分布的影响，可以使用 hue 和 palette 参数十分便利地对数据进行分类。

```
import pandas as pd        # 导入所需的模块
import seaborn as sns
import matplotlib.pyplot as plt
sns.set_style('whitegrid', {'font.sans-serif':['simsun']})    # 设置图画的风格和字体
diaDF=pd.read_csv('medical_diabetesT.csv')    # 从文件读取一个 DataFrame 结构的数据
```
参数 x 指定根据血糖列画分布图，参数 hue 指定根据怀孕次数列对血糖数据进行分类，参数 palette 指定不同深浅的相同颜色所对应的颜色列表。
```
g=sns.displot(data=diaDF, x='BMI', hue='Pregnancies', palette=sns.color_palette('Reds', 5)
[1:])
g.set_axis_labels('BMI', '人数')    # 设置 x 和 y 轴的标签。
plt.show()
```
运行结果见图 4-21。

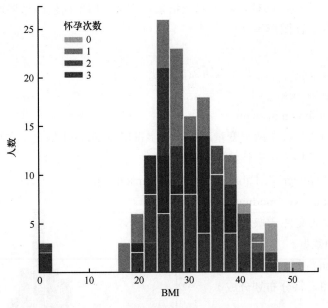

图 4-21　根据怀孕次数分类的女性 BMI 分布图

BMI 单位为 kg/m^2

图 4-20 和图 4-21 显示的都是女性血糖这一单变量的分布。当表现两项变量的分布关系时，如女性的 BMI 和女性血糖分布的关系，可以使用 displot() 函数中的 x 和 y 两个参数分别指定 diaDF 数据中的 Glucose 和 BMI 两列数据。

```
import pandas as pd        # 导入所需的模块
import seaborn as sns
import matplotlib.pyplot as plt
sns.set_style('whitegrid', {'font.sans-serif': ['simsun']})    # 宋体显示中文
```

diaDF=pd.read_csv('medical_diabetesT.csv')　# 从文件读取一个 DataFrame 结构的数据

sns.displot(data=diaDF, x='血糖', y='BMI')　# 使用 *x* 和 *y* 参数分别接收 diaDF 中的两个列的数据

plt.show()

运行结果见图 4-22。

由 displot() 函数的 *x* 和 *y* 参数分别接收 DataFrame 结构中的两个列名，并将对应的数据映射于 *x* 和 *y* 轴上的数据分布，颜色越深的地方，人数分布越多。

核密度估计（KDE）曲线类似于概率密度曲线，其曲线下的面积是 1。其实质是一种对直方图的抽象，可比较直观地观察

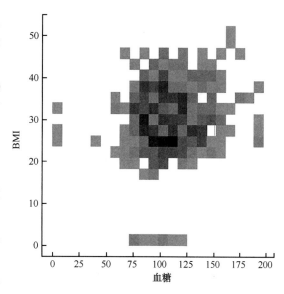

图 4-22　女性 BMI 和血糖的分布图（风格 1）

BMI 单位为 kg/m^2；血糖单位为 mg/dl

数据本身的分布特征。更改 displot() 函数的 kind 参数的设置可以更改分布图的显示风格，设为 'kde' 即为 KDE 曲线。

sns.displot(data=diaDF, x='血糖', y='BMI', kind='kde')　# 分布图指定使用 kde 风格

结果见图 4-23。

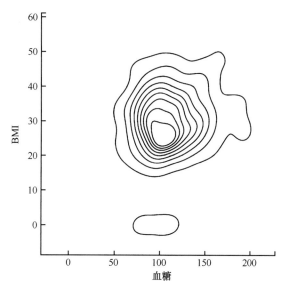

图 4-23　女性 BMI 和血糖的分布图（风格 2）

BMI 单位为 kg/m^2；血糖单位为 mg/dl

【课后作业】

（1）请通过网络或图书借阅，尝试用其他的配色方案为上图的调色板配色画图，做好笔记并提交。

（2）请通过网络或图书借阅，尝试用女性血糖数据画概率密度函数图，隐藏直方图，做好笔记并提交。

4.2.4　seaborn 中的关系型主要作图函数

1. relplot() 函数

relplot() 函数本来是用于观察统计关系（statistical relationships），理解数据集中的变量如何互相关联，以及这些关系又如何依赖于其他变量。医疗数据中常常需要关注一对变量之间的变化，relplot() 可将两个数值变量之间的关联可视化，通过调整参数绘制曲线图和散点图，函数返回一个 FacetGrid 的 seaborn 对象。当数据被正确地可视化时，人类可通过图像认识到数据之间的趋势和变化模式。

relplot() 函数是关系类图表的接口，在它下面集成有两个轴级函数，通过指定 kind 参数可以画出 lineplot() 折线图、scatterplot() 散点图。轴级函数返回的对象为 matplotlib.pyplot. Axes 轴级对象。

relplot() 的语法格式如下：

seaborn.relplot(x=None, y=None, data=None, hue=None, row=None, col=None, size= None, markers=None, style=None, kind=None, palette=None, legend=True)

data：接收 Series、DataFrame、一维数组或列表形式的数据。如果是具有列名属性的 Series 和 DataFrame 对象，则该名称将用于标记数据轴。

x, y：用于确定 x 与 y 轴数据的变量，对应 data 所接收数据的名称属性。

hue：语义变量，为用于画图的数据进行分类并显示不同的颜色加以区分。

row，col：语义变量，用于对画图的数据进行分类，使用参数 row 表示在行上增加子图，使用参数 col 表示在行列上增加子图。

size：控制数据点或线条的粗细。

markers：用于确定标记的画法，默认为 False 不绘制标记，选择 True 时绘制标记，也可以传递标记列表或样式的字典变量（表 4-14）。

style：语义变量，为用于画图的数据进行分类并显示不同的标记风格加以区分。

kind：选择可视化数据的风格，可选参数值有：'scatter'（默认选项），'line'。一般选用 scatter 散点图。

palette：接收一个调色板列表，在映射 hue 语义变量时对应显示的不同颜色。

legend：调整图例的风格，或者是否显示图例。可选参数值有：'auto'，'brief'，'full' 或 False。

表 4-14　marker 参数及其说明

marker 参数	说明	marker 参数	说明
"."	point	"s"	square
"o"	circle	"*"	star
"v"	triangle_down	"8"	circle
"^"	triangle_up	"X"	x
"<"	triangle_left	"D"	diamond
">"	triangle_right		

2. lineplot() 函数

线图是一种常见的关系图，当表现多组变量之间的连续关系，或者一组变量随时间的变化时，可使用 lineplot() 函数绘制点线图。

lineplot() 的语法格式如下：

seaborn.lineplot(x=None, y=None, hue=None, size=None, style=None, data=None, palette=None, marker=None, legend='auto')

marker：用于接收单个标记样式的变量。

3. legend() 函数

轴级对象下属的函数，负责绘制与轴和图形相关的图例，为当前图像添加图例内容。其语法格式如下：

matplotlib.pyplot.legend(*args, **kwargs)

legend 函数的 loc 参数用于指定图例位于图像的位置，可选参数值有'upper left'，'upper right'，'lower left'，'lower right'，将图例设置到轴图像上的相应位置，也可以使用一个含两个数值的元组，用以设置图例的具体坐标位置。

【医学案例 4-13】　成人耳垂血和手指血的白细胞数据对比分析。

某研究者为比较耳垂血和手指血的白细胞数，调查 12 名成年人，同时采取耳垂血和手指血并分别统计其白细胞数（表 4-15），数据保存在 .csv 格式的文件中，文件名为EFBnum.csv。

表 4-15　成人耳垂血和手指血的白细胞数（10g/L）

id	leukocyte	type
1	9.8	earlobe blood
1	6.6	finger blood
2	6.3	earlobe blood
2	5.3	finger blood
3	7	earlobe blood
3	5.8	finger blood
...	...	...
9	7.4	finger blood
10	8.7	earlobe blood
10	7	finger blood
11	6.2	earlobe blood
11	5.2	finger blood
12	9.8	earlobe blood
12	10.2	finger blood

【参考代码】

```
import pandas as pd          # 导入所需的模块
```

```
import matplotlib.pyplot as plt
import seaborn as sns
sns.set_style('white', {'font.sans-serif':['simsun']})
df=pd.read_csv('EFBnum.csv')        # 将数据从文件读入变量中
Tnum=len(set(df['id']))             # 获取具体的病人数
```

本图中使用圆圈为同一标记，所以 marker 设为'o'，palette 参数选择了'deep'风格的调色盘，并设定调色盘上的颜色数与病人数一致，默认显示图例。

```
g=sns.lineplot(data=df, x="type", y="leukocyte", hue='id', marker='o', palette=sns. color_palette
('deep',Tnum))
g.set_xlabel('血型 (左: 耳垂血, 右: 手指血)')
g.set_ylabel('白细胞数 (10g/L)')
g.legend(loc= (1, 0.3))    # 设置调整图例的位置
plt.show()
```

运行结果见图 4-24。

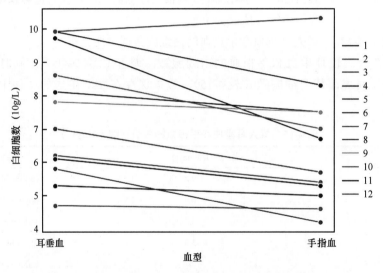

图 4-24　成人耳垂血和手指血的白细胞数对比图

【代码与结果解释】

医疗数据中经常会出现成对的变量，如果想在数学建模之前知道这些变量的变化是否有相似的趋势，就可以使用上面的折线图，lineplot() 可以根据表格中的数据快速简单地分组，并用不同颜色绘制出来。在上面的代码中，参数 x（x 轴）对应'type'列中的数据，而参数 y（y 轴）对应'leukocyte'列中的数据，参数 hue 根据'id'列中患者 ID 对数据进行分组并使用不同颜色绘制折线。

【课后作业】

在上述折线图中，可否使用不同风格的折线来区分不同患者之间的数据，请通过网络或图书借阅尝试解决此问题，做好笔记并提交。

4. scatterplot() 函数

散点图是观察变量之间的关系和模式的最好和最广泛使用的图之一。使用 scatterplot() 函数绘制散点图，将 *x* 和 *y* 值的每个元组可视化为一个观察点，数据集将形成一个点云。

scatterplot() 的语法格式如下：

seaborn.scatterplot(x=None, y=None, hue=None, size=None, style=None, data=None, palette=None, markers=None, legend='auto')

5. set_title() 函数

轴级对象下属的函数，用于为此对象的图加上标题，其语法格式如下：

matplotlib.pyplot.Axes.set_title(label=None)

label：接收一个 string 对象，添加标题。

【医学案例 4-14】　正常成年人血铅和 24 小时尿铅的数据对比分析。

测得某地 15 名正常成年人的血铅（μmol/L）和 24 小时的尿铅（μmol/L）（表 4-16），观察血铅与 24 小时的尿铅数据的关系。数据保存在 .csv 格式的文件中，文件名为 leadP. csv。

表 4-16　15 名正常成年人的血铅和 24 小时的尿铅测量值（μmol/L）

ID	血铅	尿铅
1	0.11	0.14
2	0.25	0.25
3	0.23	0.28
4	0.24	0.25
5	0.26	0.28
6	0.09	0.1
7	0.25	0.27
8	0.06	0.09
9	0.23	0.24
10	0.33	0.3
11	0.15	0.16
12	0.04	0.05
13	0.2	0.2
14	0.34	0.32
15	0.22	0.24

【参考代码】

```
import pandas as pd          # 导入所需的模块
import seaborn as sns
import matplotlib.pyplot as plt
sns.set_style('whitegrid', {'font.sans-serif':['simsun']})    # 宋体显示中文
```

leadDF=pd.read_csv('leadP.csv', encoding='gbk')   # 将数据从文件读入变量 leadDF 中
g=sns.scatterplot(x='尿铅', y='血铅', data=leadDF)   # 使用 x 和 y 参数分别接收了 leadDF 中对应两个列的数据
g.set_title('15 名正常成年人的血铅和尿铅的散点图')   # 添加图片标题
plt.xlabel('尿铅 (μmol/L)')
plt.ylabel('血铅 (μmol/L)')
plt.show()

【运行结果】

运行结果见图 4-25。

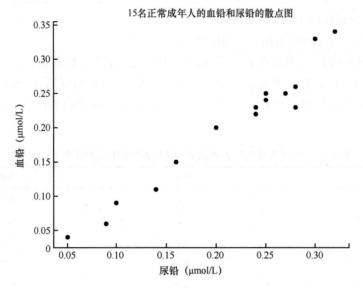

图 4-25　15 名正常成年人的血铅和尿铅的散点图

在使用 seaborn 的函数绘制图像时，同时可使用 pyplot 模块的函数，xlabel() 和 ylabel() 为图像的坐标轴加上标签，seaborn 是构建在 matplotlib 之上，而不是独立的。

4.2.5　seaborn 中的分类型主要作图函数

1. catplot() 函数

在关系类图中，数据集中多个变量之间的关系时常被主要关注。当特别是数据需要被分为不同组别并进行对比时，就更适合使用分类型图表，其是重要表示工具。catplot() 函数是分类型图表的接口，在它下面集成有八个轴级函数，这八个函数又分为三个大类，都可以通过指定 kind 参数访问。第一类分类散点图：stripplot() 分类散点图，swarmplot() 蜂群图。第二类分类分布图：boxplot() 箱形图，violinplot() 小提琴图，boxenplot() 增强型箱形图。第三类分类估计图：pointplot() 点图，barplot() 条形图，countplot() 计数图。第一类分类散点图主要直观地展示数据变量之间的关系以及这些关系如何依赖于其他变量，第二类分类分布图可以直观地显示一个或多个变量在某个维度上的分布情况，第三类分类估计图则用于直观地展现数据的集中趋势估计统计量以及置信区间等信息。

catplot() 函数的语法格式如下：

seaborn.catplot(x=None, y=None, hue=None, data=None, row=None, col=None, kind='strip', color=None, palette=None, legend=True)

data：接收 DataFrame 数据类型。

x，y：用于确定 x 与 y 轴数据的变量，对应 data 所接收数据的名称属性。

hue：语义变量，用于对画图的数据进行分类并显示不同的颜色加以区分。

row，col：语义变量，用于对画图的数据进行分类，使用参数 row 表示在行上增加子图，使用参数 col 表示在行列上增加子图。

color：与 matplotlib 中可选用的颜色相同。为所有元素的统一颜色，或作为渐变调色板的种子。

kind：选择可视化数据的风格，可选参数值有：

strip（默认选项）	swarm	box	violin	boxen	point	bar	count
散点图	蜂群图	箱形图	小提琴图	增强型箱形图	点图	条形图	计数图

palette：接收一个调色板列表，在映射 hue 语义变量时对应显示的不同颜色。

legend：调整图例的风格，或者是否显示图例。可选参数值有：'auto'，'brief'，'full' 或 'False'。

2. 分类散点图

分类散点图能辅助观察不同组别的族群大小，适用于较小的数据集。seaborn.catplot() 函数的默认风格就是分类散点图，所以画此图时不需要为 kind 设参数。

【医学案例 4-15】　高蛋白和低蛋白饲料饲养小白鼠体重增加量数据对比分析。

现有两组小白鼠分别饲以高蛋白和低蛋白饲料，4 周后记录小白鼠体重增加量（g）（表 4-17），观察两组小白鼠体重增加的区别。数据保存在 .csv 格式的文件中，文件名为 ProWA.csv。

表 4-17　高蛋白和低蛋白饲料饲养组小白鼠 4 周后体重增加量

体重增加量（g）	组别
50	高蛋白
47	高蛋白
42	高蛋白
43	高蛋白
39	高蛋白
51	高蛋白
43	高蛋白
48	高蛋白
...	......
37	低蛋白
35	低蛋白
33	低蛋白
37	低蛋白

	续表
体重增加量（g）	组别
39	低蛋白
34	低蛋白
36	低蛋白

【参考代码】

```
import pandas as pd
import seaborn as sns
import matplotlib.pyplot as plt

sns.set_style('whitegrid', {'font.sans-serif':['simsun']})   # 设置风格和字体
proDF=pd.read_csv('ProWA.csv', encoding='gbk')
sns.catplot(x='组别', y='体重增加量(g)', data=proDF, palette=sns.color_palette('Paired'))
# 使用默认 strip 样式，使用配对色调色盘
plt.show()
```

【运行结果】

运行结果见图 4-26。

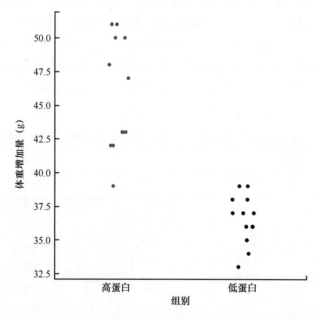

图 4-26　高蛋白和低蛋白饲料组小白鼠 4 周后体重增加量对比散点图

【代码与结果解释】

从图 4-26 中可以观察到，在同一组别下的数据点有一些左右偏移，这是因为当在同一个类别中出现大量取值相同或接近的观测数据时，数据点会挤到一起，所以 catplot() 函数默认给这些散点增加了一些随机的偏移量，使它们更容易观察。通过设定 catplot() 函数中的 jitter 参数可以控制偏移量的大小，或者直接禁止散点偏移。当把上面代码中的 catplot()

函数改为如下：

$$sns.catplot(x='组别', y='体重增加量 (g)', data=proDF, jitter=False,$$
$$palette=sns.color\_palette('Paired'))$$

运行结果见图 4-27。

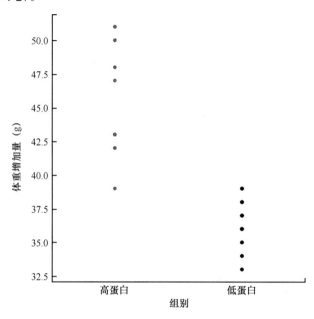

图 4-27　高蛋白和低蛋白饲料组小白鼠 4 周后体重增加量对比散点图（禁止偏移）

3. 分类分布图

当数据量越来越大时，分类散点图在表现不同分类观测值的分布信息的效果上就越来越捉襟见肘了。此时箱形图或小提琴图可能会是更适合的方式去观察这类数据。在本教材 matplotlib 的 pyplot 模块讲解过箱形图适用场景和使用方法。使用 seaborn 的函数 catplot() 画箱形图将更加简单，不需要将不同类的数据从 DataFrame 数据变量分解出来，再逐一地画箱体。同样是医学案例 4-12 中 399 名女性糖尿病患者的医疗数据，采用 catplot() 函数可一次性画出怀孕不同次数的患者的 BMI 箱形图（图 4-28）。

【参考代码】

```
import pandas as pd    # 导入模块
import seaborn as sns
import matplotlib.pyplot as plt
sns.set_style('whitegrid', {'font.sans-serif': ['simsun']})    # 设置风格和字体
```

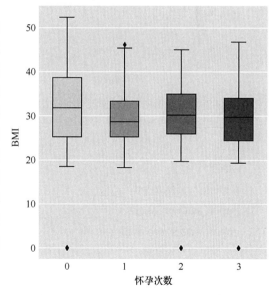

图 4-28　女性糖尿病患者根据其怀孕次数分类的 BMI 数据箱形图

BMI 单位为 kg/m^2

sns.set(rc={"figure.figsize::(3, 4)})   # 设置画面大小，宽为 3，高为 4

diaDF=pd.read_csv('medical_diabetesT.csv')

用箱形图画出怀孕过不同次数患者的 BMI 数据，箱体宽 width=0.5，调色板使用渐变红色

sns.catplot(x='Pregnancies', y='BMI', data=diaDF, kind='box', width=0.5, palette=sns.color_palette("Reds"))

plt.show()

图 4-28 矩形框的三条横线从上到下分别显示数据集的上四分位数、中位数、下四分位数，而矩形框中延伸出的上下晶须则用于显示其余数据的最大值和最小值，剩下超过上下四分位间距的数据点则被视为"异常值"。在图像中 BMI=0 的横轴上有三个黑色菱形，那些是患者体测中遗漏的记录，是异常值。

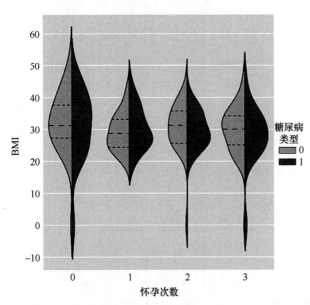

图 4-29 女性糖尿病患者根据其怀孕次数分类的
BMI 数据小提琴图
BMI 单位为 kg/m²

小提琴图是一种将箱形图和核密度估计（kde）结合起来的作图方式。小提琴图在不同值处的宽度可以显示出数据分布特征，表示数据在不同值处的概率密度。在作图函数中添加参数 inner="quartile"，将在小提琴图中添加几条横线代表四分位数，其中的宽虚线代表的是中位数，上下短虚线代表上下四分位（图 4-29）。当表现数据中一个只有两个分类的列时，如糖尿病类型有 1 型糖尿病和 2 型糖尿病，数据中 type 列等于 0 代表 1 型糖尿病，等于 1 代表 2 型糖尿病，可以将它赋给 hue 参数，并且设置参数 split=True，这样两个分类的数据可更充分地利用空间来进行比对。

【参考代码】

import pandas as pd

import seaborn as sns

import matplotlib.pyplot as plt

sns.set_style('whitegrid', {'font.sans-serif':['simsun']})

sns.set(rc={"figure.figsize":(3, 4)})

diaDF=pd.read_csv('medical_diabetesT.csv')

用小提琴图画出怀孕过不同次数且糖尿病类型不同的患者的 BMI 数据，在图中的四分位处作线 inner="quartile"，使用配对色调色盘

sns.catplot(x='Pregnancies', y='BMI', data=diaDF, hue='type', kind='violin', split=True, inner="quartile", palette=sns.color_palette('Paired'))

plt.show()

4. 分类估计图

在很多医疗应用场景中，比起展示每类数据粗略的分布情况，比较每类数据的集中趋势估计统计量（如均值、中位数、方差等）是更为重要的，此种情况更适用于使用条形图、直方图和点图。

【医学案例 4-16 】　新加坡某年五种癌症的男女死亡人数对比。

现有新加坡某年五种癌症的男女死亡人数（表 4-18），观察在不同癌症病症中男女性死亡人数的区别。数据保存在 .csv 格式的文件中，文件名为 sinpCan.csv。

表 4-18　新加坡某年五种癌症的男女死亡人数

性别	疾病类别	死亡人数
男	结肠直肠	4810
	肺	4197
	淋巴	1803
	皮肤	1533
	胃	1427
女	结肠直肠	3923
	肺	2210
	淋巴	1228
	皮肤	1286
	胃	1064

【参考代码】

```
import pandas as pd        # 导入模块和库
import seaborn as sns
import matplotlib.pyplot as plt

sns.set_style('whitegrid', {'font.sans-serif':['simsun']})    # 设置风格和字体
sinDF=pd.read_csv('sinpCan.csv',encoding='gbk'）  # 从文件读取数据
# 选用条形图样式作图，以 '性别' 列为标签分组。
sns.catplot(x='疾病类别', y='死亡人数', hue='性别', data=sinDF, kind='bar')
plt.show()
```

【运行结果】

运行结果见图 4-30。

将 x 和 y 参数交换，就可以从竖条图转换到横条图（图 4-31），代码如下。

sns.catplot(x='死亡人数', y='疾病类别', hue='性别', data=sinDF, kind='bar')

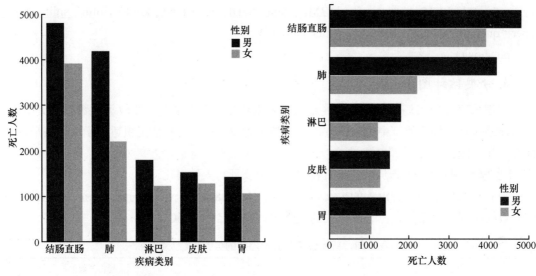

图 4-30　新加坡某年五种癌症的男女死亡人数　　　图 4-31　新加坡某年五种癌症的男女死亡人数
　　　　　对比条形图　　　　　　　　　　　　　　　　对比条形图（横向）

4.3　pyecharts 包可视化医学数据

　　pyecharts 是一个用于生成 Echarts 图形的类库。Echarts 是由百度开发的一个数据可视化开源 JavaScript 库。可视化类型多，效果也非常好，但是使用时需要通过导入 js 库在 Java Web 项目上运行，使用比较复杂。pyecharts 是国人开发的一个 Echarts 与 Python 结合的类库，为了与 Python 进行对接，方便在 Python 中直接使用数据生成图。简单地说，pyecharts 就是 Echarts 的 Python 接口。pyecharts 可以生成动态网页来展示数据，数据地图的制作更是 pyecharts 库一大亮点。

　　同为数据可视化工具，matplotlib 和 pyecharts 有一定的区别。matplotlib 绘制的图形是静态的，不能实现交互，适合学术展示，多用于出版物或静态 PPT 等展示。而 pyecharts 绘制的图形是交互式、动态的，功能更强大。动态展示，符合"大数据"时代特征，更适合网页展示。由于 pyecharts 是国人自己开发的工具，对于中文显示有比较好的支持。除此之外，在大致相同的代码编写量下，pyecharts 呈现出来的视觉效果要好于 matplotlib。当要进行如医患沟通、临床宣教、健康科普或项目答辩时，更好的视觉表现能带来更好的效果。

　　pyecharts 的开发者是一个爱好者小团队（这其实也是绝大多数 Python 第三方库的开发形式）这使得 pyecharts 各个版本之间的差别可能会很大，甚至可能会出现版本更新后代码需要重写的情况。再加上它本身是基于百度 Echarts，如果 Echarts 发生了变化也会影响到 pyecharts。因此 pyecharts 的稳定性相对 matplotlib 来说要差一些。

4.3.1　pyecharts 包基本使用

1. 安装和导入

　　pyecharts 目前主要有两个版本：V0.5.X 和 V1，两个版本间不兼容。V1.X 是一个全新的版本。两个版本的语法有很大的区别，甚至可以看作两个不同的库。本教材内容采用

V1.X 系列。要提醒大家的是，目前网络上的 pyecharts 相关资源，有很多都是基于 V0.5.X 系列的。大家在通过网络学习的时候一定要学会鉴别。

1）安装

与其他的第三方库一样，安装 pyecharts，只需要在 Windows 命令行提示符下输入以下命令即可自动完成安装过程。

pip install pyecharts

pyecharts 目前的版本为 1.8.0，本教材采用的也是这个版本。为了避免后续因为版本更新造成本教材中的代码运行错误，建议大家在安装时自定版本号，如下所示：

pip install pyecharts==1.8.0

pyecharts 有比较详细的中文说明文档，大家可以自行搜索查看。

2）导入

pyecharts 将其所有的绘图函数均放置在 charts 子库中，使用时通常不用全部导入，而是只导入对应的函数即可。例如，用于绘制柱形图时，只需要导入对应的 Bar() 函数，如下所示：

from pyecharts.charts import Bar

其余绘图函数的导入都是类似的。

有时候需要导入多个绘图函数，如需要导入柱形图和折线图函数，参考以下代码：

from pyecharts.charts import Bar, Line

初学 pyecharts 的时候一定要注意，pyecharts 的绘图函数通常第一个字母都是大写，这是和 matplotlib 不同的。

单纯使用绘图函数只能按照最基本的设置绘制图形，如果要做进一步设置，需要设置配置项，pyecharts 将所有的配置项均放入 options 模块中，因此需要提前导入该模块，通常取别名为 opts，如下所示：

from pyecharts import options as opts

2. pyecharts 绘图实例

接下来以一个实际案例来看一下 pyecharts 是如何绘图的。为了与 matplotlib 对比，还是使用案例 4-1 的血糖监测图。

【医学案例 4-17】 血糖监测折线图的绘制。

数据略，同医学案例 4-1。

【参考代码】

```
from pyecharts import options as opts
from pyecharts.charts import Line
import numpy as np
y=np.loadtxt("glu.csv", skiprows=1,
            delimiter=",")[:,1].tolist()
x=np.arange(len(y)).tolist()
GLU=Line()
```

```
GLU.add_xaxis(xaxis_data=x)
GLU.add_yaxis(series_name="血糖", y_axis=y,
              linestyle_opts=opts.LineStyleOpts(
                                color="blue", width=2,
                                type_="dotted")
              )
GLU.set_global_opts(title_opts=opts.TitleOpts(
                                title="医学案例", subtitle="血糖变化图"),
                    xaxis_opts=opts.AxisOpts(
                              name="检测次数", name_gap=30,
                              name_location="middle"),
                    yaxis_opts=opts.AxisOpts(
                              name="血糖 (mmol/L)", name_gap=30,
                              name_location="middle")
                    )
GLU.render("GLU_LINE.html")
```

【运行结果】

结果是一个文件名为 GLU_LINE.html 的网页文件，使用任意浏览器打开（如果浏览器的安全性能设置为高，可能会无法正确展示），画面如图 4-32 所示。

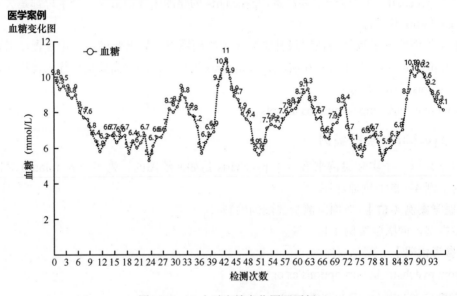

图 4-32　24 小时血糖变化图网页版

【代码与结果解释】

该结果是一个动态网页，如果熟悉网页制作的话，可以将这个网页嵌入到自己制作的网页中。

注意，浏览器能显示出这个结果的前提是后台下载并执行 JS 脚本，因此在无法连接上互联网的电脑上是只能输出网页但是不能看到正常结果的。

第 1～3 行：导入需要的库或函数，这里注意 pyecharts 的折线函数和 matplotlib 不同。

第 4～5 行：准备横纵坐标数据。这里有几个问题需要说明。首先和 matplotlib 的 plot() 函数不同，pyecharts 绘制折线图的 Line() 函数不能自动生成横坐标，必须要设计者提前创建横坐标数据。其次，在本案例中，使用 numpy 来读取数据文件，生成的数组为一维数组。但是 pyecharts 是不支持一维数组的，所以必须使用 tolist() 函数将数组转换为列表，否则结果会是一个空的坐标系。这是初学 pyecharts 的时候最容易犯的错误。

第 6 行：调用 Line() 函数建立一个名为 GLU 的折线图绘图对象实例，后续的操作都是针对这个 GLU 对象实例进行。

第 7 行：添加 GLU 的横坐标数据。

第 8～10 行：这 3 行其实是同一个逻辑行，为了方便查看，人为将其拆分成 3 行。第 8 行作用为添加 GLU 的纵坐标数据，同时设置系列名称。第 9 行使用 linestyle_opts 参数配置当前纵坐标数据对应的线条风格。使用 options 模块的 LineStyleOpts 函数实现，第 10 行即为 LineStyleOpts 函数的相关配置参数：颜色、宽度、线条类型。这 3 行代码比较复杂，需要注意参数之间的逻辑关系。

第 11～12 行，这两行也是同一个逻辑行，用于修改图形的全局配置。本案例中主要设置标题，pyecharts 可以设置两级标题即主标题和副标题。

第 13 行：输出。pyecharts 绘图的结果很少输出为图像文件，通常都是通过 render 函数输出为一个动态网页文件。

对比医学案例 4-1 和本案例的代码可以发现，相对于 matplotlib 中使用 pyplot 快速绘图来说，pyecharts 绘图的代码相对较为复杂，但是功能更加强大，视觉效果也更好。

4.3.2　pyecharts 绘图步骤

结合医学案例 4-17，可以总结出使用 pyecharts 绘图的基本步骤，与使用 matplotlib 绘图的步骤略有区别。

1. 导入库及需要的函数

首先根据需要导入 numpy 或 pandas 等数据分析库。其次分析代码需要的绘图类型，导入对应的一个或多个函数。最后，通常需要导入配置用的 options 模块。

2. 数据准备

和使用 matplotlib 绘图类似，提前准备需要的数据。这里要注意两个问题：第一，pyecharts 不支持 ndarray 一维数组，如果原始数据是一维数组必须转换为列表或其他 pyecharts 支持的数据类型。第二，部分特殊的图形，如非笛卡儿坐标系的图形，所需要的数据结构和 matplotlib 是有区别的，这一点在后面讲解具体绘图函数的时候再做阐述。

3. 创建绘图对象并设置

参考医学案例 4-17，调用需要的绘图函数建立绘图对象实例，并对该实例操作，包括添加数据，配置数据等。pyecharts 的绘图函数支持方法链式调用，例如，医学案例 4-17 的 6～10 行可写为如下形式：

GLU=(Line().add_xaxis(xaxis_data=x).

```
add_yaxis(
            series_name="血糖", y_axis=y,
            linestyle_opts=opts.LineStyleOpts(
                color="blue", width=2, type_="dotted")))
```

但是这种写法对初学者来说有些过于复杂，很容易因为标点或括号的漏写造成语法错误，因此，对于初次接触 pyecharts 的用户来说，还是采用医学案例 4-17 中的写法比较稳妥。

4. 修改全局设置

全局配置指图形整体的外观等设置，可通过 set_global_opts 方法设置。包括以下常用参数：

TitleOpts：标题配置参数，配置主标题和副标题的文件、颜色等设定。

LegendOpts：图例配置参数，配置图例的位置等设定。

VisualMapOpts：视觉映射配置项，配置动态网页中的颜色视觉效果等设定。

ToolboxOpts：工具箱配置项，配置动态网页中工具箱的设定。

TooltipOpts：提示框配置项，配置图形中的提示框的位置、文本等设定。

5. 输出结果

render 方法会生成本地 HTML 文件，默认会在当前目录生成 render.html 文件。也可以像医学案例 4-17 中第 13 行一样传入路径参数。

pyecharts 的设计初衷就是制作动态网页，因此一般来说不建议生成静态图像。必要时可以采用 make_snapshot 方法来渲染成图片。

严格意义上讲，3、4、5 点实际上都是对绘图函数创建的对象进行操作，所以其实可以看作一个完整而复杂的步骤。接下来，看看 pyecharts 中常见的绘图函数有哪些。

4.3.3　pyecharts 常用绘图函数

pyecharts 的绘图函数很多，使用方法也比较复杂，本节挑选几个常用的来进行说明。为了让大家更好地理解 matplotlib 和 pyecharts 的区别，在制作同类图形的时候都采用和 matplotlib 相同的案例和数据。

1. 总体说明

pyecharts 的图形大致分为以下几类（表 4-19 ～表 4-21）。

表 4-19　基本图形

绘图函数	图形类型
Calendar	日历图
Funnel	漏斗图
Gauge	仪表盘
Graph	关系图
Liquid	水球图
Parallel	平行坐标系
Pie	饼图

续表

绘图函数	图形类型
Polar	极坐标系
Radar	雷达图
Sankey	桑基图
Sunburst	旭日图
ThemeRiver	主题河流图
WordCloud	词云图

表 4-20　直角坐标系图形

绘图函数	图形类型
Bar	柱状图/条形图
Boxplot	箱形图
EffectScatter	涟漪特效散点图
HcatMap	热力图
Kline/Candlestick	K 线图
Line	折线/面积图
PictorialBar	象形柱状图
Scatter	散点图
Overlap	层叠多图

表 4-21　其他类型图形

绘图函数	图形类型
Geo	地理坐标系
Map	地图
BMap	百度地图
Bar3D	3D 柱状图
Line3D	3D 折线图
Scatter3D	3D 散点图
Surface3D	3D 曲面图
Map3D - 三维地图	

其余还有树形图、组合图等类型。

通过 4.1 部分内容的学习可以知道，matplotlib 的绘图模式可以理解为先创建画板，然后在画板上使用不同的函数绘图，也可采用划分子区域的模式，在某个子区域上绘图。而 pyecharts 绘图模式是以图形对象为核心的，所有绘图相关的设置都可以看作对某个对象使用 options 配置项，在官网上有句话做了明确的说明"在 pyecharts 中，一切皆 options"，包括图形外观、大小、背景等设置均是针对某个图形对象进行操作。如果要划分子区域，也是先独立作出不同的图形，再使用 Grid 或者 Page 等方法将不同的图形整合到一个页面，实际上各图形是相对独立的。这种和 matplotlib 不同的绘图模式，对初学者来说可能很难上手。再加上名目繁多的配置项参数，这都大大提高了 pyecharts 的学习门槛。

总体来说，pyecharts 绘图函数的使用大概是下面 4 个步骤：

第一步，实例一个具体类型图形的对象，使用需要的绘图函数，如，

GLU=Line()

在这一步中，可以配置如画板大小、网页标题等初始化设置。

第二步，添加 x 轴、y 轴的具体数据，如，

GLU.add_xaxis() 和 GLU.add_yaxis()

x 轴数据通常不需要过多设置，y 轴数据可以同时设置系列的各种配置参数。

第三步，添加标题等其他配置，即全局配置，如，

GLU.set_global_opts()

第四步，使用 render 方法输出网页文件。

接下来简单介绍几种常用图形的制作，由于 pyecharts 的用法相对复杂，以一个具体的案例来切入。

2. 绘制线图

pyecharts 中绘制线图通常使用 Line 类，案例如下：

【医学案例 4-18】 绘制血压折线图。

使用医学案例 4-2 的数据，在 pyecharts 中绘制血压折线图。

【参考代码】

```
from pyecharts import options as opts
from pyecharts.charts import Line
systolic=[159, 153, 147, 150, 151, 149, 155]
diastolic=[107, 115, 87, 86, 110, 90, 112]
x=["周一", "周二", "周三", "周四", "周五", "周六", "周日"]
blood=Line(init_opts=opts.InitOpts(
            width="1200px", height="500px", bg_color="white"))
blood.add_xaxis(xaxis_data=x)
blood.add_yaxis(series_name="收缩压", y_axis=systolic,
                label_opts=opts.LabelOpts(position="inside"),
                symbol="diamond", symbol_size=[10, 30],
                linestyle_opts=opts.LineStyleOpts(
                                        color="blue", width=2,
                                        type_="dotted"))
blood.add_yaxis(series_name="舒张压", y_axis=diastolic,
                symbol="arrow", symbol_size=20,
                linestyle_opts=opts.LineStyleOpts(color="red", width=4,
                                        type_="dashed"))
blood.set_global_opts(title_opts=opts.TitleOpts(title="医学案例",
                                        subtitle="血压折线图"),
```

toolbox_opts=opts.ToolboxOpts())

blood.render()

【运行结果】

结果是一个动态网页，使用浏览器打开后图形如图 4-33 所示。

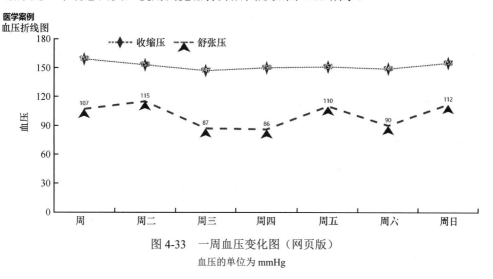

图 4-33　一周血压变化图（网页版）

血压的单位为 mmHg

【代码与结果解释】

第 1 ～ 5 行是导入库、函数及相关数据准备，这里不再赘述。再次提醒 pyecharts 绘制线图时必须准备好 *x* 轴数据。

第 6 ～ 7 行，创建一个线形图对象实例，取名为 blood，并设置 init_opts 参数对实例进行初始化配置。这里注意，配置 init_opts 参数值是通过调用 options 模块的 InitOpts() 函数来实现的，此外也可直接输入某些特定的值，但是反而更加麻烦。

可以看出，本案例中图形的初始化大小为 1200×500 像素，背景色为粉红色。

第 8 行，blood 对象使用 add_xaxis 方法来添加 *x* 轴数据。除了 Line 类外，其他的平面直角坐标系图形也是使用该方法来添加 *x* 轴数据。

第 9 ～ 12 行，使用 add_yaxis 方法添加 *y* 轴数据，对 Line 类对象使用该方法，实际就是添加折线，对 Bar 类对象使用该方法，就是添加数据条。方法是一样的，最后生成的图形不同。在本案例中，通过配置标记点对应的参数值来标记其外观。使用该方法还可配置 linestyle_opts 参数同时对折线的外观做一定设置。

第 13 ～ 16 行，第二次调用 add_yaxis 方法，即添加第二条折线，如果有更多的折线也是通过多次调用 add_yaxis 方法完成。

第 17 ～ 19 行，调用 set_global_opts 方法进行全局配置，本案例中主要设置了主标题和副标题，以及添加了工具栏。

第 20 行，输出，调用 render 方法输出，本案例该方法没有任何参数，即输出文件为默认的 "render.html" 动态网页文件。

本案例是折线图的典型案例，涉及数据、图形大小、标记点、折线风格等各个在绘图时常用的配置。下面对案例中涉及的配置项做简单的介绍。

InitOpts 初始化配置项常用参数如下：

width：绘图画布宽度，参数值为网页设计中常用的 css 长度单位。通常是 px 即像素。注意这个参数值是一个字符串。默认为"900px"即 900 像素。

height：绘图画布高度，参数值和 width 类似。默认为"500px"。

chart_id：图形 ID，图形唯一标识，用于在多图形时区分。

page_title：网页的标题，默认为"Awesome-pyecharts"，显示在浏览器的标签栏中。

bg_color：绘图背景颜色。

这些参数在实际应用时可以有选择地使用。

add_yaxis 常用参数：

series_name：系列名称，用于 tooltip 的显示，legend 的图例筛选。

y_axis：系列数据，注意这个参数的名字和 add_xaxis 方法中添加数据的参数名字不一样。另外 pyecharts 只支持 python 列表数据，其他类型的数据都要转换后才能使用。

color：系列数据点颜色。

symbol：数据点的形状，参数值是通常采用特定字符串。Echarts 提供了 'circle'，'rect'，'roundRect'，'triangle'，'diamond'，'pin'，'arrow'，'none' 这些特定字符作为点形状。此外也可以使用图形的 URL 地址。

symbol_size：数据点的大小，类似本案例中的两种设置值。可以设置成诸如 20 这样单一的数字，也可以用数组分开表示宽和高，[10, 30] 表示标记宽为 10，高为 30。

is_smooth：参数值为逻辑值，默认为 False，表示是否为平滑曲线。但在数据点较少的情况下效果不佳。

linestyle_opts：线条样式配置，通过调用 options 模块的 LineStyleOpts 函数来配置。

label_opts：标签配置，pyecharts 中的标签即数据点上显示的数据值，通过调用 options 模块的 LabelOpts 函数来配置。

LineStyleOpts 线样式配置函数常用参数。

width：线宽，参数值为整数，单位为像素，默认值 1 像素。

type_：线的类型，pyecharts 提供三种线型 'solid'，'dashed'，'dotted'，即实线、虚线、点线。

color：线的颜色。在 pyecharts 中，简单的颜色可以用单词表示。如果是复杂的颜色，也可用 rgb 值表示，如 rgb(128, 128, 0) 表示淡黄色。还可以使用 rgba 加上 alpha 通道表示不透明度，如 rgb(128, 128, 0, 0.5) 表示淡黄色半透明。除了纯色之外颜色也支持渐变色和纹理填充，大家可以参阅官方文档。

LabelOpts：标签配置函数常用参数。

is_show：逻辑值，默认为 True，是否显示标签。

position：默认值为"top"，pyecharts 中用特定的位置字符串来描述这种位置关系，包括 'top'，'left'，'right'，'bottom'，'inside'，'insideLeft'，'insideRight'，'insideTop'，'insideBottom'，'insideTopLeft'，'insideBottomLeft'，'insideTopRight'，'insideBottomRight'。

color：标签文字的颜色。

distance：数据点的距离。

font_size：文字的大小，默认为 12 磅，这个值其实略大了。

与文字相关的参数还包括 font_style、font_weight、font_family 等，这里不再详述。

平面直角坐标系类型的图形，绘制方法大同小异，掌握了其中一种绘制方法很容易能够掌握另一种绘制方法。对于非平面直角坐标系的图形，pyecharts 的绘制方法就需要注意了。下面以一种典型的非平面直角坐标系图形——雷达图为例介绍好何绘制。

3. 绘制雷达图

雷达图以从同一圆心开始的轴上表示的 3 个以上数据指标，并将同一组的点连接起来，由于各个指标分布组合在一起像雷达的形状而得名。有时候也称为蜘蛛网图或极坐标图。

pyecharts 使用 Radar 类来绘制雷达图，使用 add_schema 方法构建轴线，使用 add 方法添加数据序列。

【医学案例 4-19】SCL 结果雷达图。

症状自评量表 SCL-90 是世界上最著名的心理健康测试量表之一，是当前使用最为广泛的精神障碍和心理疾病门诊检查量表，量表从 10 个方面来了解受测者的心理健康程度。

表 4-22 是两位患者的测试结果，绘制雷达图表示。

表 4-22 案例数据

患者	躯体化	强迫	人际关系敏感	抑郁	焦虑	敌对性	恐怖	偏执	精神病性	其他
患者 A	1.2	1.1	1.5	2.8	3.0	1.5	1.2	1.6	1.6	1.3
患者 B	3.4	1.7	4.2	2.3	2.1	1.5	1.4	2.5	1.3	2.8

【参考代码】

```
import pyecharts.options as opts
from pyecharts.charts import Radar
v1=[[1.2, 1.1, 1.5, 2.8, 3.0, 1.5, 1.2, 1.6, 1.6, 1.3]]
v2=[[3.4, 1.7, 4.2, 2.3, 2.1, 1.5, 1.4, 2.5, 1.3, 2.8]]
scl_schema=[{"name":'躯体化', "max":5}, {"name":'强迫', "max":5},
            {"name":'人际关系敏感', "max":5}, {"name":'抑郁', "max":5},
            {"name":'焦虑', "max":5}, {"name":'敌对性', "max":5},
            {"name":'恐怖', "max":5}, {"name":'偏执', "max":5},
            {"name":'精神病性', "max":5}, {"name":'其他', "max":5}]
Scl=Radar(init_opts=opts.InitOpts(width="800px", height="800px"))
Scl.add_schema(schema=scl_schema,
            splitarea_opt=opts.SplitAreaOpts(is_show=True,
                areastyle_opts=opts.AreaStyleOpts(opacity=1)))
Scl.add(series_name="患者 A", data=v1, symbol="rect",
        linestyle_opts=opts.LineStyleOpts(color="red"),
        areastyle_opts=opts.AreaStyleOpts(opacity=0.2, color="red"))
Scl.add(series_name="患者 B", data=v2, symbol="triangle",
        linestyle_opts=opts.LineStyleOpts(color="black"))
Scl.set_global_opts(title_opts=opts.TitleOpts(title="SCL–90 结果"))
Scl.render("radar_scl.html")
```

【运行结果】

运行后生成动态网页文件"radar_scl.html",在浏览器中打开该文件可获得以下图形（图 4-34）。

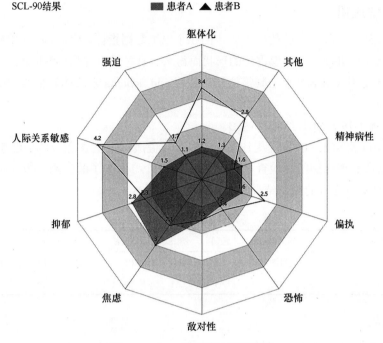

图 4-34　SCL 结果雷达图网页版

【代码与结果解释】

第 1 ～ 2 行，必要的库。

第 3 ～ 4 行，数据准备。Radar 图需要的数据是二维列表结构，如果是从数据文件中读取的数据，需要注意转换。

第 5 ～ 9 行，创建各分支配置项列表，这是 Radar 图最复杂也是最容易让初学者混乱的部分。这个列表是用于在后续代码中配置雷达图分支使用的。所谓的雷达图分支，或者叫雷达指示器，可以看作是雷达图中呈放射性的各个线段或称轴，数据即是线段上的某个点。那么作为雷达图的基础，需要提前构建各个轴，包括轴的名称、最值等。通常是用一个包含多个字典的列表来表示。每个字典中，name 键表示名称，max 键表示最大值，min 键表示最小值（可选）。绘图时，该列表的第 1 个字典元素配置于雷达图 12 点方向的轴，然后从第 2 个元素开始逆时针配置。提前创建这个列表，可以避免后续代码过于冗长。

第 10 行，建立 Radar 对象的实例，命名为 Scl。

第 11 ～ 13 行，使用 add_schema 配置雷达指示器，12 ～ 13 行的 splitarea_opt 参数主要用于让背景轴出现明暗交替的效果。

第 14 ～ 16 行，使用 add 添加患者 A 的数据序列，可以发现和 Line 中有相同的参数项。areastyle_opts 参数行用于让患者 A 的数据图填充为红色半透明的效果。

第 17 ～ 18 行，使用 add 添加患者 B 的数据序列。

第 19 ～ 20 行，全局配置，本案例中主要设置标题。

第 21 行，输出为"radar_scl.html"网页文件。

本案例为雷达图的典型案例。与 Line 图相比，可以发现，在配置项上有些相同之处。其他 Radar 图的特殊方法如下：

add_schema 常用参数说明。

schema：该参数用于配置雷达指示器，用法如案例所示。另外还有一种表示方法，即调用 options 模块的 RadarIndicatorItem 函数来完成，如上例中可写成如下格式：

schema=[opts.RadarIndicatorItem(name="躯体化", max_=5),

　　　　　……

　　　　　opts.RadarIndicatorItem(name="其他", max_=5)]

很显然，当数据轴较多时，这种写法会使得代码过于冗长。因此，通常还是采用案例中使用的办法，即先创建字典列表。如果数据来源于文件，这种办法显然不太方便。可以使用 pandas 读取数据文件，再使用 melt 函数提取数据转换。

shape：雷达图的类型，可选'polygon'和'circle'，即多边形和圆形。

textstyle_opts：文字样式配置，调用 options 模块的 TextStyleOpts 函数实现。

splitline_opt：分割线配置，调用 options 模块的 SplitLineOpts 函数实现。

splitarea_opt：分隔区域配置，调用 options 模块的 SplitAreaOpts 函数实现。

以上三项都是外观配置，用法比较简单。可以参考官方文档中的对应内容。

add 常用参数说明：

series_name：数据系列的名称。

data：数据，再次提醒，Radar 图需要的数据是二维列表。

symbol、color、label_opts、linestyle_opts 参数的作用，与 Line 中完全一样。

areastyle_opts：区域填充样式配置，调用 options 模块的 AreaStyleOpts 函数实现。

AreaStyleOpts 常用参数说明。

opacity：填充透明度，0 ～ 1 之间的任意数字，1 表示填充完全不透明，0 表示不绘制该图形。

color：填充颜色。

pyecharts 功能强大，支持多种类型图形的展示，而且还在不断更新中。详细的语法说明这里不在赘述，可以查阅官方中文文档。

习　　题

1. 单选题

1）脚本文件中有两行代码如下：

import matplotlib.pyplot

matplotlib.pyplot.plot([3, 1, 4, 5, 2])

现在将第一行改为如下代码：

import matplotlib.pyplot as plt

为使程序正常运行，第二行代码应该（　　　）

A. 不做任何修改　　　　　　　　　　　　　B. 改为 pyplot.plot([3, 1, 4, 5, 2])

C. 改为 plt.plot([3, 1, 4, 5, 2])　　　　　　　　D. 改为 plot([3, 1, 4, 5, 2])

2）在设置 matplotlib 的中文显示时，下列字体对应的英文名称，不正确的是（　　　）

A. 楷体 KaiTi　　　　　　B. 黑体 HeiTi　　　　　　C. 仿宋 FangSong　D. 幼圆 YouYuan

3）使用 matplotlib 时，对于 pyplot 的绘图函数，以下说法正确的是（　　　）

A. Box() 函数绘制箱形图　　　　　　　　　　B. Barh() 函数绘制水平柱形图

C. Cake() 函数绘制饼图　　　　　　　　　　D. Hist() 函数绘制阶梯图

4）使用 matplotlib 时，执行以下命令

import matplotlib.pyplot as plt

plt.plot([3, 1, 4, 5, 2])

在坐标轴上，第 3 个点的实际坐标值是（　　　）

A.（4, 3）　　　　　　　B.（3, 4）　　　　　　　C.（4, 2）　　　　D.（2, 4）

5）使用 matplotlib 时，要将绘图区域的背景设置为黑色，以下正确的参数设置是（　　　）

A. color="black"　　　　　　　　　　　B. backcolor="black"

C. back_color="black"　　　　　　　　　D. facecolor="black"

6）使用 matplotlib 时，语句

plt.figure(figsize=(15, 5))

表示建立的绘图区域大小为（　　　）

A. 宽 15 厘米、高 5 厘米　　　　　　　　B. 高 15 厘米、宽 5 厘米

C. 宽 15 英寸、高 5 英寸　　　　　　　　D. 高 15 英寸、宽 5 英寸

7）要创建如下所示的子绘图区域，应该使用的语句是（　　　）

子区	子区
子区	子区
子区（创建该绘图区域）	子区

A. plt.subplot(235)　　　　　　　　　　B. plt.subplot(323)

C. plt.subplot(325)　　　　　　　　　　D. plt.subplot(233)

8）使用 matplotlib 时，savefig() 函数保存文件的默认格式扩展名是（　　　）

A. png　　　　　　　B. jpg　　　　　　　C. gif　　　　　　　D. tif

9）matplotlib.pyplot 子库可以完成下面哪些图形的绘制（　　　）

A. 散点图　　　　　　B. 条形图　　　　　　C. 箱形图　　　　D. 以上都可以

10）使用 matplotlib 绘图时，要在一个分割为 3×3 的绘图区域中的右上子区域绘图，subplot() 函数的正确用法是（　　　）

A. subplot(3*3, 3)　　　B. subplot(3：3：2)　　　C. subplot(332)　　　D. subplot(333)

11）下列关于 matplotlib 中 figure 函数的说法，正确的是（　　　）

A. 必须使用 figure 创建绘图对象后才能绘图　　B. 可以创建多个绘图对象

C. 绘图对象的大小一致　　　　　　　　　　D. 绘图对象的背景色为白色

12）下列关于 matplotlib 绘图中关于自绘图区的说法，正确的是（　　　）

A. 所有子绘图区的大小必须一致　　　　　　B. 第一个子绘图区的编号为 0

C. 每次只能创建一个子绘图区　　　　　　　D. 可以在绘图函数之后再创建自绘图区

13）下列关于 matplotlib 绘图中关于散点图函数 scatter 的说法，正确的是（　　　）

A. scatter() 函数中的 marker 参数与 plot() 函数中的 marker 参数用法一致

B. 使用 scatter() 函数绘制散点图时每个点的大小必须一样

C. scatte() 函数使用时可以只输入纵坐标参数

D. scatter() 函数中用于表示点大小的参数是 size

14）下列关于 matplotlib 绘图中关于折线图函数 plot 的说法，正确的是（　　　）

A. plot() 函数只能绘制折线不能绘制曲线

B. plot() 函数可以用于绘制散点图

C. plot() 函数使用时必须输入横坐标与纵坐标参数

D. 每次调用 plot() 函数只能绘制一条折线

15）下列关于 matplotlib 绘图中关于绘制柱形图的说法，正确的是（　　　）

A. 只能绘制纵向柱形图

B. barh() 函数用于绘制横向柱形图

C. 通过调整 bottom 参数实现绘制堆叠柱形图

D. 通过调整 height 参数实现绘制堆叠柱形图

16）下列关于 matplotlib 绘图中关于绘制饼图的说法，正确的是（　　　）

A. pie() 函数使用时原始数据不需要转换为百分比　　B. pie() 函数用于设置颜色的参数是 color

C. pie() 函数用于设置标签的参数是 label　　　　　　D. pie() 函数的输出结果是正圆

17）下列关于 seaborn.color_palette() 函数的说法，不正确的是（　　　）

A. color_palette() 函数基于 RGB 原理　　　　　　　B. color_palette() 函数返回一个颜色列表

C. color_palette() 函数设置图画的颜色　　　　　　　D. 参数 n_colors 调控调色板中的颜色数

18）下列关于 seaborn 作图函数的说法，不正确的是（　　　）

A. stripplot() 函数是分类型图表的接口

B. displot() 函数是分布类图表的接口

C. relplot() 函数是关系类图表的接口

D. displot() 函数的默认作图风格是直方图

19）关于 seaborn.displot(data=diaDF, x='Glucose', y='BMI') 这句代码，正确的是（　　　）

A. diaDF 是一个一维数组

B. 参数 x 和 y 分别设置了图上 x 轴和 y 轴的标签

C. 代码画出的图案中，颜色越深代表事件在这个区间发生的概率越高

D. 这句代码画出的是高斯核密度估计图

20）使用 set() 函数设置图画的背景风格，其默认风格是（　　　）

A. whitegrid　　　　　　　B. darkgrid　　　　　　　C. white　　　　　　D. dark

2. 判断题

1）matplotlib 是面向对象的绘图库（　　　）

2）使用 matplotlib 时，绘制任何图形时，必须输入 x 坐标值和 y 坐标值　（　　　）

3）使用 matplotlib 时，一个 plot() 函数只能在绘图区画一条线（　　　）

4）直方图和柱形图是同一种统计图（　　　）

5）使用 matplotlib 绘图时，pie() 函数绘制饼图时，各区域逆时针呈现（　　　）

6）使用 matplotlib 绘图时，pie() 函数绘制饼图时，数据必须是百分数（   ）

7）使用 matplotlib 绘图时，boxplot() 函数绘制箱形图的数据可以使用二维数组（   ）

8）使用 matplotlib 的 pyplot 子库进行绘图时，scatter() 函数和 plot() 函数中的 marker 参数用法完全一致（   ）

9）使用 matplotlib 的 pyplot 子库进行绘图时，以下代码（   ）

plot(y, color="r", linestyle="-", marker="o")

也可写为：

plot（y, "r-o"）（   ）

10）使用 matplotlib 的 pyplot 子库进行绘图时，plot() 函数可以一次调用绘制多条折线（   ）

11）使用 matplotlib 的 pyplot 子库进行绘图时，pie() 函数绘图的默认起始方向是 12 点方向（   ）

12）pyecharts 只能输出网页，不能输出静态图像（   ）

13）与 matplotlib 一样，pyecharts 同样支持 ndarray 数组（   ）

14）seaborn.set_axis_labels('BMI', '人数') 将 x 和 y 轴的标签分别设置为 BMI、人数（   ）

15）seaborn.catplot() 函数中的 hue 参数用于接收一个调色盘列表（   ）

16）在使用 seaborn 的函数绘制图像时，可以替代 matplotlib（   ）

17）seaborn.catplot() 函数中的 jitter 参数等于 False 时，散点不能随机偏移（   ）

18）seaborn.color_palette('Paired') 返回的调色盘中的颜色是两两深浅配对色（   ）

19）violinplot() 小提琴图是属于分布类图表（   ）

3. 简答题

1）简述使用 matplotlib.pyplot 子库绘图的步骤。

2）简述使用 pyecharts 绘图的步骤。

3）简述使用 matplotlib.pyplot 绘制柱形图和直方图时，两个函数在用法上的相同和不同之处。

4）简述绘制折线图时，使用 matplotlib.pyplot 和使用 pyecharts 的区别。

5）catplot() 函数下有八个轴级函数，简述这些函数的分类和特点。

第 5 章 医学图像处理

医学图像是医学影像设备产生的图像信息，它在疾病的诊断中具有重要的作用，它是临床中疾病形态学诊断和功能性诊断的重要依据。所谓医学图像处理是指对医学成像的处理技术和医学图像后处理技术。临床上常见的医学影像设备主要包括 X 射线、超声、CT、MRI、光学相干断层成像（optical coherence tomography，OCT）、各种内镜等设备，根据其成像特点，有不同的临床应用场景和处理方法，特别是医学图像后处理技术，可能影响疾病诊断的结果，常见的医学图像后处理技术包括医学图像的几何变换、图像增强、图像分割等技术，这些处理技术是医学图像诊断分析的基础。

5.1 医学影像相关技术

医学影像设备是将人体内部的结构重现为影像（图像）的仪器，其影像信息与人体实际结构有着空间和时间分布上的对应关系，可以显示、呈现人体形态结构、人体功能、生化成分等生物学信息。

根据医学图像所提供的信息，可以将医学图像分为两大类：解剖形态结构的医学图像（如 X 射线、CT、MRI 等图像）和功能性图像（如 SPECT、PET 等图像）。

5.1.1 常见的医学影像设备

1. X 射线医学图像设备

1895 年，德国物理学家伦琴发现了 X 射线，并于 1901 年获得诺贝尔物理学奖，拍摄了第一张人体骨骼的 X 射线医学图像（其夫人的手掌影像），开启了医学上放射学（radiology）的发展。

X 射线是波长很短的电磁波，具有很强的穿透力。X 射线穿透人体时，与人体的相互作用会发生衰减，因为人体的组织、器官（骨骼、软组织和管腔内气体）存在密度与厚度的差异，对 X 射线产生的衰减程度的影响是不一样的，这种非均匀性衰减后剩余的 X 射线投射在平板探测器或胶片上，可形成不同亮度（或灰度）的影像，呈现出有对比度差异的影像信息，从而形成 X 射线医学图像。通常情况下的 X 射线医学图像，高密度的骨组织和钙化灶，其 X 射线医学图像呈白色；中等密度的肌肉、软骨、实质器官、结缔组织和体液等，其 X 射线医学图像呈灰色；低密度的脂肪组织、肺和体腔的空隙等，其 X 射线医学图像呈黑色。

X 射线医学图像用于临床已有上百年的历史，现在仍然是临床医师最常规的诊断工具之一；虽然它存在着信息效率低、影像重叠、对软组织鉴别能力差、射线对人体有一定损伤等缺点，但由于它成像清晰、经济、检查简便、适用范围广、信息量大、影像丰富细腻等，所以在临床诊断和治疗等方面应用有着无可比拟的优势。产生 X 射线医学图像的 X 射线机由球管、变压器和控制器三个部分组成，如图 5-1 所示。

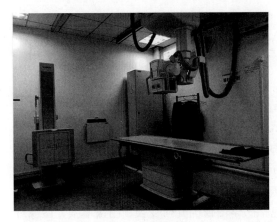

图 5-1　X 射线机

1）常规 X 射线医学图像设备

常规 X 线检查技术包括透视、X 射线摄片及软组织摄片，其获得的 X 射线医学图像可以帮助医生了解病变的部位、范围、形状及与周边器官的关系，观察脏器的功能改变。

X 射线透视直接在荧光屏上显示医学图像，能够实时得到诊断结果，能够动态观察人体器官和病变的形态和状态，能够通过患者转体、呼吸等配合，来区分病变的位置，以及与周围器官的关系，检查价格相对便宜。不过，一般的 X 射线透视设备没有存储病变影像结果的功能，所以不能追踪复查病变的情况。透视检查时需要较长时间地使用 X 射线照射患者，需要患者配合医生的指令才能完成检查。另一方面，透视的影像分辨率也相对较低，对细小病变及病变的细微结构观察欠佳，因此临床中已很少使用。

X 射线摄片（正位正视下的 X 射线摄片叫平片）是 X 射线穿透人体后形成的图像被记录在胶片上、成像板（imaging plate，IP）或者非晶硅平板探测器上。这三种图像记录方式均可以对病案例进行追踪复查，有助于医生了解病史或者便于医疗事故的复查。如果记录存储到足够多，就形成了医学影像大数据，有利于病因分析、疾病治疗模式总结等。医学影像胶片常需要冲洗、成本高、效率低，已逐渐被计算机 X 射线摄影（computed radiography，CR）、数字 X 射线摄影（digital radiography，DR）技术取代，部分先进医院信息系统可以直接向患者及家属推送带数字图像的医学影像报告。目前常规 X 射线胸片是一种摄片技术产生的医学图像，可以查看肺和胸壁病变、评估肺血情况等，不过对肺内微小病灶和被心脏及纵隔所重叠的病灶不易显示，通常辅以多方位多角度的摄片可以提高医学影像诊断率。腹部 X 射线摄片可根据腹腔内有无游离气体来判断消化道有无穿孔，也可以根据胃肠道内积气积液的形态学判断有无消化道梗阻，还可以用于显示泌尿系统有无结石。常规 X 射线摄片是骨骼的疾病或损伤首先诊断方法，可以显示病变或者损伤的范围和程度，还可以进行定性诊断，不过对骨骼上的肌肉、肌腱和软骨等显示效果不佳，需要借助 CT 和 MRI 等其他检查手段。

软组织摄片主要是指乳腺的钼靶 X 射线摄片，其采用的 X 射线的剂量是常规 X 射线的 2%，主要用于乳腺疾病检查，也可以用于对已发现病变在钼靶 X 光机上进行定位穿刺活检。

2）数字减影血管造影医学图像设备

数字减影血管造影（digital subtraction angiography，DSA）是先对器官拍摄一张无对比剂的平片即蒙片（mask），然后快速注入对比剂，并拍摄一系列含有对比剂的造影图像，然后用蒙片分别减去造影图像，所获得的是血管图像。主要用于血管性病变检查，可以显示血管的狭窄、阻塞、血栓、动静脉畸形；也可以用于某些先天性心脏病、冠心病等疾病的诊断和介入治疗，如动脉导管未闭的堵塞术，新房、室间隔缺损的封堵术等；也可以用于出血性疾病检查和实质脏器的急性出血，如大咯血、大呕血、外伤性或医源性出血，并行血管栓塞治疗，还可以用于肿瘤的栓塞治疗，中断血供，达到治疗肿瘤的目的。

2. CT 医学图像设备

南非开普敦大学讲师科马克（Cormack）和英国科学家豪斯菲尔德（Housfield）发明了 CT 技术。有别于 X 射线医学图像，CT 获得的是投影图像，能够看到人体内部的解剖结构；这使得 CT 在医学检查中得到广泛的应用。他们因此共享了 1979 年的诺贝尔生理学或医学奖。

CT 把人体的某个剖面（横截面或断层）划分为许多小单元，通过 X 射线射束从各个方向对被探测的剖面进行扫描；每个 X 射线通路上都有不同的小单元组合，探测器会记录相应的强度值，利用数学方法和计算机技术对检测器获得的各个方向的投影数据进行分析和处理，即反投影图像重建技术，可以重建断层影像。如果逐层对人体进行扫描，把这些串起来的断层图像就构成了二维图像。如图 5-2 所示的是某医院的 CT 设备。

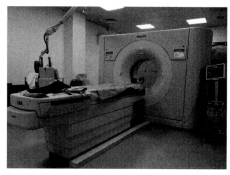

图 5-2　CT 设备

CT 医学图像最突出的优点是可实现断层成像，有选择地对人体某一切面进行观察分析；综合观察相邻断面的影像，可获得不完全连续的准三维结构信息。CT 图像的密度分辨率较常规 X 射线图像高出 10 ～ 20 倍，所以能显示软组织器官，如脑、纵隔、肝、胰、肾等器官。在临床上，CT 密度的量化标准常采用 CT 值而非 X 射线吸收系数，单位为亨氏单位（Hounsfield unit，Hu），二者之间的换算关系为：如果定义水的 X 射线吸收系数为 1，CT 值定义为 0Hu；如果定义人体密度最高的骨皮质吸收系数为 2，CT 值定义为+1000Hu；如果定义人体内密度最低的空气吸收系数为 0，CT 值定义为–1000Hu，如图 5-3 所示为人体常见器官组织的 CT 值。在临床工作中，为了使 CT 图像上观察的器官组织和病变达到最佳显示，需依据器官组织的 CT 值范围选择不同的窗位（windows level）和窗宽（windows width）。提高窗位，显示屏上图像变黑，降低窗位图像变白；增大窗宽，图像灰阶增多层次更丰富，但器官组织间的对比度下降，缩小窗宽，图像灰阶减少层次减少，器官组织间的对比度增强。

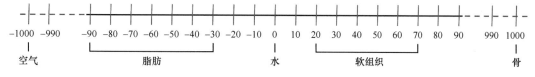

图 5-3　人体组织 CT 值（Hu）

CT 检查技术分为平扫、增强扫描等。其中平扫是指不用造影增强的普通扫描；增强扫描是静脉内注入水溶性有机碘剂，再行扫描。常规 X 射线摄影是各种结构重叠的影像，在有骨骼的情况下，骨骼将掩盖掉重叠的细节，如脑部组织四周均为颅骨所覆盖，细节容易被掩盖。

常规 CT 图像是横轴位断层图像，不存在重叠问题，各个断面的器官组织结构可以清楚显示，提高了病灶的检出率，能被广泛应用于头部断层成像，并且对胸部、肋部、腹部和脊髓的成像均有特殊的诊断价值。CT 可以做检查包括：

（1）头部：脑出血、脑梗死、动脉瘤、血管畸形、肿瘤、外伤、出血、骨折、先天畸形等头部疾病。

（2）胸部：肺、胸膜及纵隔各种肿瘤，肺结核，肺炎，支气管扩张，肺脓肿，囊肿，肺不张，气胸，骨折等胸部疾病。

（3）腹、盆腔：实质器官的肿瘤、外伤、出血，肝硬化，胆结石，尿路结石、积水，膀胱、前列腺病变，某些炎症、畸形等疾病。

（4）脊柱、四肢：骨折、外伤、骨质增生、椎间盘病变、椎管狭窄、肿瘤、结核等疾病。

（5）骨骼、血管三维重建成像。

（6）CTA（CT 血管成像）：大动脉炎、动脉硬化闭塞症、主动脉瘤及夹层等疾病。

（7）甲状腺：甲状腺腺瘤、甲状腺癌等疾病。

（8）其他：眼及眼眶肿瘤、外伤，鼻旁窦炎、鼻息肉、肿瘤、囊肿、外伤等疾病。

近年来，螺旋 CT 在临床上获得应用，能在短时间内得到完整容积的扫描影像，通过 X 射线射束围绕人体受检部位做螺旋形扫描，迅速而连续地采集大量数据，可重建三维影像；既能得到任意位置的断面影像，也能显示内部病灶结构。CT 检查的缺点也非常明显，其辐射剂量高于传统 X 射线检查，限制了其在妇产科、儿科等科室的应用；对某些疾病的检出比较困难，例如，对中枢神经系统微小转移灶的发现和对脊髓病变的显示远不及 MRI 检查效果好，对消化系统胃肠道黏膜小病灶的识别也不及 X 射线造影。

3. MRI 医学图像设备

MRI 是一种崭新的医学成像技术，采用静磁场和射频磁场对人体组织成像。纽约州立大学石溪分校的物理学家保罗·劳特伯尔于 1973 年开发出了基于磁共振现象的成像技术——MRI，并且成功地绘制出一个活体蛤蜊的内部结构图像。继劳特伯尔之后，英国诺丁汉大学教授彼得·曼斯菲尔做了大量工作。随后 MRI 技术日趋成熟，应用范围日益广泛，现已成为一项常规的医学检测手段，广泛应用于帕金森病、多发性硬化等脑部、脊椎病变和癌症的治疗和诊断。2003 年，保罗·劳特伯尔和彼得·曼斯菲尔因为在 MRI 技术方面的贡献，获得了诺贝尔生理学或医学奖。

在原子内部，电子、质子、中子都有自旋特性；将其置于外加磁场中时，核自旋空间取向从无序向有序过渡。人体内的氢质子群被磁化后，自旋的核同时也以自旋轴和外加磁场的向量方向的夹角绕外加磁场向量旋进，质子群将吸收能量，从低能态跃迁到高能态，自旋系统的磁化矢量由零逐渐增长；当系统达到平衡时，磁化强度达到稳定值。当外加磁场被切断，质子群就在弛豫时间内释放出能量，产生用于磁共振成像的信号；信号强度与质子密度、弛豫时间有关。原子核从激化的状态回复到平衡排列状态的过程叫弛豫过程。它所需的时间叫弛豫时间，包括 T_1 弛豫时间、T_2 弛豫时间。质子在弛豫过程中产生磁共振信号，通过对磁共振信号的接收、空间编码和图像重建等处理过程，便可以产生 MRI 图像，即 T_1 加权像（T_1 weighted image，T_1WI），T_2 加权像（T_2 weighted image，T_2WI）和质子密度加权像（proton density weighted image，PDWI）等。由于在磁共振机器及磁共振检查室内存在非常强大的磁场，因此，装有心脏起搏器者，血管手术后留有金属夹、金属支架者，其他的冠状动脉、食管、前列腺、胆道进行金属支架手术者，绝对严禁做 MRI 检查，否则，由于金属受强大磁场的吸引而移动，将可能产生严重后果以致生命危险。在进入 MRI 检查室之前，应去除身上带的手机、手机、磁卡、手表、硬币、钥匙、打火机、金属皮带、金属项链、金属耳环、金属纽扣及其他金属饰品或金属物品。否则，检查时可能影响磁场的均匀性，造成图像的干扰，形成伪影，不利于病灶的显示；而且由于强磁场的作用，金属物品可能被吸进磁共振机，从而对非常昂贵的磁共振机造成破坏。如图 5-4 所示的是某医院的 MRI 设备。

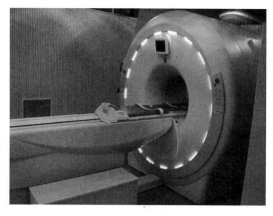

图 5-4　MRI 设备

作为人体形态学研究和临床诊断的一种工具，磁共振已应用于全身各系统的成像诊断。由于 MRI 利用人体中的氢质子进行成像，所以软组织的成像比较清晰，空间分辨率高，成像效果最佳的部位是颅脑、脊髓、心脏大血管、关节骨骼、软组织及盆腔等。对心血管疾病，MRI 不但可以观察各腔室、大血管及瓣膜的解剖变化，而且可做心室分析，进行定性及半定量诊断，还可作多个切面图，空间分辨率较高，能显示心脏、病变全貌，及其与周围结构的关系；对神经系统病变，定位、定性诊断较为准确，可发现早期病变，如脑梗死、脑肿瘤、炎症、先天畸形、外伤等。MRI 优于 X 射线成像、二维超声成像、核素成像及 CT 成像，可以直接作出横断面、矢状面、冠状面和各种斜面的体层图像，不过易产生不同类型的伪影，如运动型伪影、外磁场不均性伪影、磁化率伪影、梯度相关伪影和流动相关伪影等。MRI 无电离辐射和放射损伤，所以在检查婴幼儿和子宫中的胎儿时，是一种非常有价值的方法；对于需要做定期复查的疾病（乳腺癌）也是很有利的。MRI 还可以根据其他参数来分辨密度相似的组织，特别是可以帮助鉴别有病变的组织和邻近的正常组织，甚至还能进行分子结构的微观分析，反映出生理、生化等方面的功能，能从分子层面反映出器官失常和早期病变，有助于对肿瘤进行早期或超早期诊断。对 MRI 内部存在的超强静磁场和射频电磁场，目前还没有任何报道称发现其可以对人体造成损伤。

MRI 仅仅是影像诊断，很多病变单凭 MRI 仍难以确诊，不像内镜可同时获得影像和病理两方面的诊断；MRI 在某些功能检查方面不如发射体层仪（emission computed tomography，ECT），对骨折的诊断敏感性不如 CT 及 X 线片，对胃肠道的病变检查不如内镜检查，对肺部的检查不优于 X 射线或 CT，对肝脏、胰腺、肾上腺、前列腺的检查比 CT 优越，但费用要高昂得多。MRI 的成像速度相对较慢，检查所需时间较长，不宜用于危重患者；随着新型的 MRI 不断被研制出来，这一差距正被逐渐缩小。

4. 其他常见医学影像设备与医学影像诊断原则

1）超声图像设备

超声（ultrasonic，US）成像是靠超声波在人体内传播，遇到不同组织和器官时，因其声阻抗不同而产生的声强度差异的回声来建立影像的。组织、器官在空间位置上的不同，还将使回声具有时间上的先后差异，以此作为影像重建的一个参数，即可以显示出人体结构形态上的对应关系。不同形式的超声成像仪，采取的调制方式也不相同。目前使用最为广泛的是 B 型超声诊断仪，其普及程度不亚于 X 射线机，基层医院大都配置了 B 型超声诊断仪，并已将 B 型超声诊断仪作为常规检查工具配备于相关科室。超声的突出优点是对人体无损伤，这也是它与 X 射线诊断的重要区别之一，因此特别适用于产科和婴幼儿的检查。另外它能方便地进行动态连续实时观察。中档以上的超声诊断仪多留有影像信号输出接口，使所得影像易于采用多种方式（录像、打印、感光成像、计算机存储等）记录存档。由于它采用超声脉冲回声方法进行探查，所以特别适用于腹腔脏器、心、眼科、妇产科的诊断，但对有骨骼覆盖或含气体的器官、组织（如肺部），则不能较好地成像；这与常规 X 射线的诊断特点恰好可以互相弥补。从信息量的对比上看，超声诊断仪采用的是计算机数字影像处理，目前较 X 射线胶片记录的影像信息量和清晰度稍低。近年来彩色超声多普勒成像仪的广泛应用，使超声成像在心血管系统疾病的诊断上，呈现出重要的临床价值。而介入式超声成像仪又将诊断和介入治疗紧密地结合在一起，无损无创、快速、实时、连续、操作方便等特点给医生和患者都带来便利。

2）SPECT、PET 图像设备

发射体层仪（ECT）是将某种放射性核素注入患者体内，核素在衰变过程中能向体外发射出建立影像的特定信息，所以 ECT 是以放射性核素作为显像剂来成像的。这种成像设备主要有两大类型：单光子发射计算机体层显像仪（SPECT）和正电子发射体层仪（PET）仪。SPECT 多采用 Anger 型 γ 探测器，探测器围绕患者旋转，从各个角度获取投影数据，然后由计算机重建出影像；信息的载体是核素衰变过程中释放出来的 γ 光子。而 PET 多采用环形探测器排列，采集各个方向上的投影数据，再以计算机建立影像。PET 选用某种短寿命放射性核素注入人体内，这种核素在衰变过程中能释放出正电子，正电子在人体组织中只能传播很短的几个毫米，然后就会与人体内存在的普通电子碰撞而湮没，从而产生一对能量相同、方向相反的 γ 光子射线，所以 PET 的探测器总是成对地排列在患者两侧的直线上，构成环形。由于制造、运行成本过高和工作条件苛刻等原因，PET 目前是各类医学影像中最为昂贵和最难普及应用的装置。目前，在双探头 SPECT 中采用电子符合线路探测技术能够实现部分 PET 功能，即所谓的"SPECT 与 PET 二合一"。

根据 ECT 的成像原理，其影像信息的形成取决于放射性核素药物在人体内的空间分布不同，而药物的浓度分布差异又与人体组织和器官的功能有关，因此 ECT 不仅仅能反映解剖结构关系，还可以用于研究有关代谢、生理或功能改变的问题，也可用于分析局部病理改变，诸如转移或原发性骨肿瘤、肺栓塞、肾功能、脑肿瘤或甲状腺疾病，对确定隐性疾病的有无和程度有临床价值。其缺点是对人体有一定损伤，影像分辨率低，信息量小。

3）医学影像诊断的原则

医学影像的诊断必须遵循一定的诊断原则，熟悉不同成像技术和检查方法的正常影像学表现非常重要，是辨认异常表现的前提。同时还需熟悉不同性别和年龄组之间器官组织结构差异，熟悉不同成像技术和检查方法中，图像上不同程度和不同形式的伪影，熟悉系统和解剖部位通用解剖变异情况等。辨认图像上的异常表现是熟悉正常影像学表现为前提的，根据受检器官组织结构的形态、密度和信号强度去辨识异常表现，异常表现还需进一步结合临床资料进行综合诊断，某些病变的异常表现往往缺乏特异性，同样的异常表现可以在不同疾病中出现，即所谓的"异病同影"，也有可能同一疾病在不同的发展阶段或者类

型不同，异常表现也不一样，即所谓的"同病异影"。

5.1.2　医学图像的像素、灰度等级、颜色通道、颜色空间

1. 像素

像素就是图像中的某个"点"，具备位置属性和颜色属性。通常，一幅医学图像用 $w×h$ 表示其几何尺寸，即医学图像的大小。其中，w 表示图像的宽度（width），h 表示图像的高度（height）。图像坐标系统默认左上角为（0, 0）点，向右的方向是 x 轴的正方向，向下是 y 轴的正方向。图像坐标系中的每个点叫作像素（pixel），其位置属性就是其坐标位置，如图 5-5 所示。

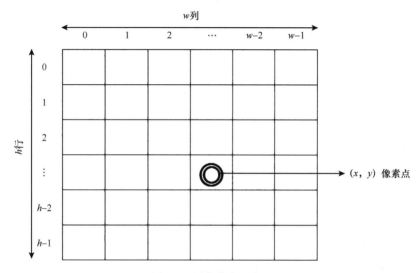

图 5-5　图像像素示意图

与像素相关的另一个概念是分辨率，指现实设备或者图像上像素的多少。在显示设备尺寸大小固定的情况下，分辨率越高，图像越清晰，或者分辨率固定的情况下，显示设备尺寸越小，图像越清晰。

2. 灰度等级

每个像素点除了具有位置属性外，还具有颜色属性。颜色属性包括颜色的通道数（band）和亮度。亮度也叫像素点强度（intensity），一般用灰度等级（gray level）来度量，而灰度等级与位深（depth）有关系。如果用 1bit 的位深来表示像素的亮度，则该像素只能表示 0 和 1 两个等级的灰度，视觉上就是黑白图像；如果用 8bit 的位深来表示像素的亮度，则该像素有 0, 1, 2, …, 255 共 256 个等级的灰度，即 $2^8=256$ 种灰度等级（0 ～ 255）；另外还有 10bit 和 12bit 的位深，其表示的灰度等级分别为 1024 和 4096，意味着灰度等级更丰富，表现出来的图像亮度范围更大。

3. 颜色通道

像素点颜色属性的通道数决定像素点是彩色或者灰色。通常情况下三颜色通道的图像是彩色的，一个颜色通道图像是灰色的。通常在 RGB 颜色空间下，三颜色通道分别用三基色——R（红色）、G（绿色）和 B（蓝色）对应表示，R、G、B 按照灰度等级的不同比例

组合（调配），则会产生不同的色彩，每个颜色通道如果都采用 8bits 位深表示的话，那么共可以产生 $2^8 \times 2^8 \times 2^8$ 种颜色，基本满足日常图像处理应用要求。

4. 颜色空间

在不同的领域与应用场景中，对图像的颜色有不同的编码模型，这个编码模型被称为颜色空间，也称颜色模型或彩色系统。颜色空间按照基本构成可以分为两大类：基色颜色空间（如 RGB——红 red，绿 green，蓝 blue）和色、亮分离颜色空间（如 HSV——色度 hue，饱和度 saturation，亮度 value）。以 RGB 颜色空间为例，RGB 颜色空间可以理解为：自然界的任何一种颜色都可以通过三种基本色（红、绿、蓝）组成，每个基色的灰度等级如果用 8 位二进制表示的话，灰度等级为 2^8=256，因此 3 个基本色混合表示的颜色总数为 $2^8 \times 2^8 \times 2^8 = 2^{24}$。当三种基本色分量都为 0（灰度等级最弱）时，三基色（颜色通道）混合为黑色光；如红色分量为 255，绿色和蓝色分量为 0，则混合后为红色；如红色分量为 255，绿色为 255，蓝色分量为 0，则混合后为黄色；如三种基本色分量都为 255，混合后为最亮的白色光。

5.1.3　医学影像获取

Python 语言有多种图像处理工具包，其中常用的有：OpenCV 库、Scikit-image 库和 pillow 库，通过调用库里面相关函数，可以实现医学图像的滤波、图像增强、图像几何变换、图像分割以及图像分析等医学图像处理，这几种库的安装可以使用 PIP 安装。

安装命令：pip install opencv-python

安装指定版本的 OpenCV：pip install opencv-python==3.4.0.12（双等号后跟版本号）

安装命令：pip install scikit-image

安装命令：pip install pillow

本章中将主要使用 OpenCV 库进行图像处理。

1. 医学图像的读取、显示与存储操作

如果需要对医学图像进行处理，通常需要从外存储器中把图像文件读取（输入）到计算机中来，处理后显示在屏幕上或者把处理后的文件重新存储到外存储器中。

1）医学图像的读取

可以通过调用 OpenCV 库中的 cv.imread 函数，可以实现普通 *.jpg 和 *.bmp 等格式的图像文件的读取。其调用语法格式：

Im=cv.imread(filename, flags)

其中，括号内是调用该函数的参数，参数 filename 是被指定读取文件的硬盘路径；参数 flags 的设置值可以有如下选项，其含义如下：

cv.IMREAD_COLOR：默认参数，读取彩色图像，忽略图像的透明度，此参数可用 1 代替。

cv.IMREAD_GRAYSCALE：读取灰度图像，此参数可用 0 代替。

cv.IMREAD_UNCHANGED：读取带有 alpha 通道图像，此参数可用–1 代替。

注意：cv 表示 OpenCV 库的别名。通常情况下，使用库里的函数前，需要把该库导入到程序中，OpenCV 库里面的函数调用通常是"cv. 函数名（参数列表）"的形式；OpenCV 中打开的图像文件是按 BGR（蓝色、绿色、红色）顺序排列的，与常见的 RGB 顺序相反。

2）医学图像的显示

医学图像的显示可以使用 OpenCV 库的 imshow 函数来实现，其调用语法格式：

cv.imshow(windowname, img)

其中参数 windowname 是输出显示窗口的名称；img 是输出的图像数据。

除了 OpenCV 库本身带有的显示医学图像函数，使用 matplotlib 包中的 pyplot 模块的 imshow 函数同样可以显示医学图像，其调用语法格式：

plt.imshow(img)

其中参数 img 是输出的图像数据，plt 是导入的 matplotlib 包中的 pyplot 模块的别名。

3）医学图像的保存

处理好的医学图像，可以存储在外存储器上永久保存下来，可以使用 OpenCV 库中的 imwrite 函数来实现，其调用的语法格式：

cv.imwrite(filename, img)

其中参数 filename 是指定的保存文件路径及名称；img 是被保存的图像数据。

【医学案例 5-1】　某儿童医院开展骨龄检测，采集了某儿童的手腕骨 X 射线图像，该图像存于当前目录中，调用 OpenCV 的 cv.imread() 函数分别用彩色模式（三通道）和灰度图像模式（单通道）读取（打开）文件，然后调用 plt.imshow() 函数显示在 figure 上。

【参考代码】

```
# 导入 OpenCV 与 matplotlib
import cv2 as cv
import matplotlib.pyplot as plt
# 设置图像文件所在路径及名称，如下写法表示文件名为 hand.png 且与代码文件处于
同一个目录中
fileName="hand.png"
# 以三颜色通道读取文件
colorImg=cv.imread(fileName, cv.IMREAD_COLOR)
# 以单通道读取文件
grayImg=cv.imread(fileName, cv.IMREAD_GRAYSCALE)
plt.figure(figsize=(10, 5))
plt.subplot(121)
plt.title("three channels")
plt.imshow(colorImg )
plt.axis('off')
plt.subplot(122)
```

```
plt.title("grayscale")
plt.imshow(grayImg)
plt.axis('off')
plt.show()
```

【运行结果】

运行结果见图 5-6。

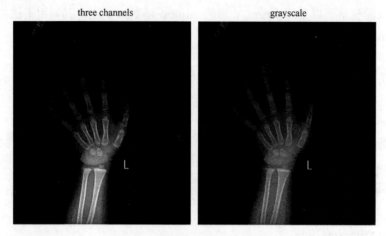

彩图

图 5-6　手腕骨图像的读取与显示

【代码与结果解释】

图 5-6 中的右图是单通道的灰度图像，默认是以伪彩色的方式显示在 plt 上，如果显示为灰度图像，可以采用 plt.imshow(grayImg, cmap='gray') 语句实现。

2. 医学图像的尺寸、像素、灰度等级

医学影像检查所产生的医学图像，常常需要进行后期处理和分析。

1）医学图像的尺寸获取

医学图像的大小尺寸可以采用像素点的多少来度量，OpenCV 中，某个颜色通道图像横、纵方向的像素点数量可以通过图像 shape 属性获取到，其调用语法格式如下：

hSize, wSize=oneChannelImage.shape

其中，hSize 表示图像 oneChannelImage 的高度，wSize 表示图像 oneChannelImage 的宽度。如果要获得多颜色通道的尺寸和通道数，可以采用如下的语法格式：

hSize, wSize, bands=threeChannelsImage.shape

其中，bands 表示图像 threeChannelsImage 的颜色通道数。

2）医学图像的尺寸改变

如果需要改变医学图像的大小，可以调用 OpenCV 的 resize 函数来实现，其调用语法格式如下：

resizedImage=cv.resize(srcImg, (w, h))

其中，srcImg 表示需要被改变的图像，w 表示被改变成的宽度，h 表示被改变成的高度。

3）医学图像的像素点值获取

如果需要获得某个颜色通道某个坐标位置的像素点的亮度值（通常也叫像素值或者像素灰度等级），可以直接使用如下的格式获取：

pixelValue=myImage[y, x]

其中，x 是像素点坐标位置的横坐标，y 是纵坐标（注意 OpenCV 中表示坐标位置是 [y, x] 的顺序，与传统数学中位置坐标 [x, y] 的表示相反）；myImage 是某个颜色通道图像；pixelValue 是获得的像素值，其大小受位深的限制，如果是 8 位位深，pixelValue 介于 [0, 255] 间。

4）医学图像的像素点值改变

如果需要改变医学图像某个颜色通道某个坐标位置的像素点的像素值，可以使用如下的赋值语句格式更改：

myImage[y, x]=pixelValue

其中，x 是像素点坐标位置的横坐标，y 是纵坐标；myImage 是某个颜色通道图像；pixelValue 是需要改变的像素值，该像素值不能超出像素位深所表示的范围。

【医学案例 5-2】　某儿童医院开展骨龄检测，采集了某儿童的手腕骨 X 射线图像，该图像存于当前目录中，以单通道模式打开该文件，获取该图像的尺寸大小，把该图像尺寸更改为 256×50 大小；把改变尺寸后的图像每个像素点均赋值为 0，显示该图像；然后重新对每个像素赋值，单列像素均为 255，双列像素均为 128，显示新赋值的图像。

【参考代码】

```python
import cv2 as cv
import matplotlib.pyplot as plt
handFileName="hand.png"
myImage=cv.imread(handFileName, flags=cv.IMREAD_GRAYSCALE)
resizeImage=cv.resize(myImage, (256, 50))
h, w=resizeImage.shape        # 图像尺寸大小
# 将改变尺寸之后的图像进行备份
pixelsEqualToZero=resizeImage.copy()
# 把所有像素的值都赋值为 0
for iw in range(0, w):
    for ih in range(0, h):
        pixelsEqualToZero[ih, iw]=0
# 把像素的值按竖条纹 128 和 255 交替出现
pixelsEqualToStripe=resizeImage.copy()
for iw in range(0, w):
    for ih in range(0, h):
        if iw%2==0:
            pixelsEqualToStripe[ih, iw]=128
        else:
```

```
                    pixelsEqualToStripe[ih, iw]=255
plt.subplot(221)
plt.title("myImage")
plt.imshow(myImage, cmap="gray")
plt.subplot(222)
plt.title("resizeImage")
plt.imshow(resizeImage, cmap="gray")
plt.subplot(223)
plt.title("pixelsEqualToZero")
plt.imshow(pixelsEqualToZero, cmap="gray")
plt.subplot(224)
plt.title("pixelsEqualToStripe")
plt.imshow(pixelsEqualToStripe, cmap="gray")
plt.show()
```

【运行结果】

运行结果见图 5-7。

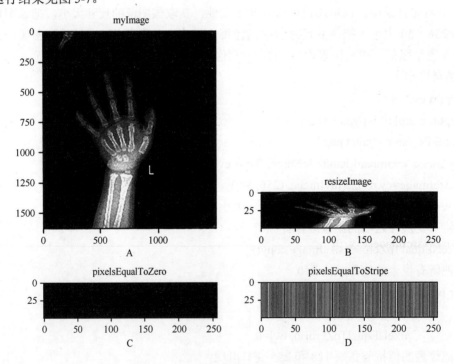

图 5-7　手腕骨图像的尺寸、像素操作

【代码与结果解释】

图 5-7 中 resizeImage 的尺寸是 256×50，是图像 myImage 改变尺寸生成的，图像 pixelsEqualToZero 是把图像 resizeImage 每个像素设置为 0 的效果图，图像 pixelsEqual ToStripe 是把图像 resizeImage 上，奇数列像素设置为 255，偶数列像素设置为 128 的效果图，呈现为竖条纹。

程序中用到两条调用 copy() 函数的语句，其作用是产生大小尺寸，颜色通道数相同的图像，新产生的图像的改变不影响原有图像。

pixelsEqualToZero=resizeImage.copy()

pixelsEqualToStripe=resizeImage.copy()

思考：

　1. 上述调用 copy() 函数语句，改为直接赋值语句，是否可以达到上述效果？为什么？

　2. 请查阅资料了解对象的赋值和复制［copy（函数）］的区别。

3. 医学图像的颜色通道、颜色空间操作

1）多颜色通道的医学图像分离

如果一幅医学图像有多个颜色通道，可以调用 OpenCV 的分离函数 cv.split() 分割成多个独立的颜色通道图像，其调用语法格式如下：

b, g, r=cv.split(srcImage)

其中，b、g、r 分别代表蓝、绿、红颜色通道的图像，单个独立的颜色通道图像是灰度图像；srcImage 代表的是需要被分离的多通道颜色图像；b、g、r 独立颜色通道的图像的尺寸与 srcImage 图像的尺寸相同。

2）多个独立通道的医学灰度图像可以合并成彩色图像

可以把多个独立颜色通道的医学图像可以合并成彩色图像，可以调用 OpenCV 的合并函数 cv.merge() 组成的彩色图像，其调用语法格式如下：

mergeImage=cv.merge(b, g, r)

其中，b、g、r 分别代表蓝、绿、红颜色通道的图像，mergeImage 代表的是彩色图像。b、g、r 图像的尺寸要相同，否则运行时会出错，为保证尺寸相同，可以调用前面学习过的 cv2.resize() 来统一尺寸。

3）访问彩色医学图像某坐标位置某颜色通道的像素值

如果要获得医学图像 (x, y) 位置上某个颜色通道的像素值，可以采用如下的调用格式：

bPixel=srcImage[y, x, 0]

gPixel=srcImage[y, x, 1]

rPixel=srcImage[y, x, 2]

与之前单通道颜色图像像素点的访问相似。

【**医学案例 5-3**】　现有人眼视网膜图像，是三颜色通道的彩色图像，拆分为三颜色通道图像并显示出来，然后把拆分的图像按照不同的组合方式合并成另外一种彩色图像并显示出来。

【**参考代码**】

```
import cv2 as cv
import matplotlib.pyplot as plt
ctFileName="eys.tif"
myImage=cv.imread(ctFileName,1)
h, w, bands=myImage.shape        # 获得图像高，宽，颜色通道数
```

```
b,g,r=cv.split(myImage)        # 把图像分离成三个颜色通道
plt.subplot(231)
plt.title("ctImageBGR")
plt.imshow(myImage)
plt.axis('off')
plt.subplot(232)
plt.title("b")
plt.imshow(b, cmap='Blues')        # 颜色映射成蓝色
plt.axis('off')
plt.subplot(233)
plt.title("g")
plt.imshow(g,cmap='Greens')        # 颜色映射成绿色
plt.axis('off')
plt.subplot(234)
plt.title("r")
plt.imshow(r, cmap='Reds')        # 颜色映射成红色
mergeImageRGB=cv.merge([r, g, b])        # 参数是颜色通道列表
mergeImageGRB=cv.merge([g, r, b])
plt.axis('off')
plt.subplot(235)
plt.title("mergeImageRGB")
plt.imshow(mergeImageRGB)
plt.axis('off')
plt.subplot(236)
plt.title("mergeImageGRB")
plt.imshow(mergeImageGRB)
plt.axis('off')
plt.show()
```

【运行结果】

运行结果见图 5-8。

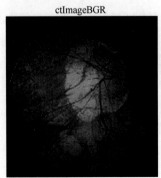
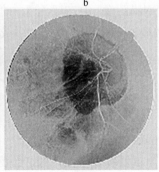
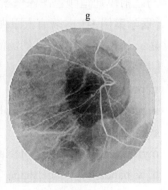

r mergeImageRGB mergeImageGRB

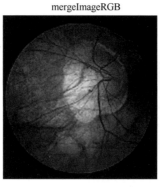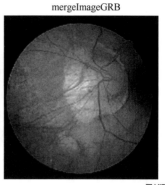

图 5-8 人眼视网膜图像颜色通道的拆分与合并

彩图

【代码与结果解释】

图 5-8 中 ctImageBGR 图像是打开的彩色图像，在 OpenCV 中，颜色通道的顺序默认是按照（B, G, R）的顺序排列的。

5.2 医学图像处理基础

医学影像检查所产生的医学图像，常常需要进行后期处理和分析，包括医学图像像素、灰度等级操作、颜色通道操作、颜色空间操作、图像几何操作、图像边沿检测、图像卷积与滤波等。

图像的几何操作（变换）是指在不改变图像内容的前提下对图像像素的几何空间进行变换，主要包括了图像的平移、缩放、镜像翻转和旋转等变换操作。卷积和滤波是针对图像的噪声进行的图像处理：卷积将噪声与其周围的像素点进行融合，从而达到平滑图像的目的；滤波则可以抑制噪声信号，也称为去噪处理。

5.2.1 医学图像的平移、旋转与翻转

1. 医学图像平移

平移是一种简单的变换，是将一幅图像上的所有点都被按照给定的偏移量在水平方向沿 x 轴、在垂直方向沿 y 轴移动之后的结果。平移后的新图像的像素点 (x, y) 与源图像像素点 (x_0, y_0) 的关系如式（5-1）所示：

$$\begin{cases} x = x_0 + \mathrm{d}x \\ y = y_0 + \mathrm{d}y \end{cases} \tag{5-1}$$

OpenCV 使用 warpAffine() 函数对图像进行几何操作，其调用格式为：

dst=cv.warpAffine(src, M, size, borderValue=color())

其中，dst 表示变换后图像，src 表示输入图像，M 表示变换矩阵，size 表示变换后图像尺寸，borderValue 表示平移后的空白用何种颜色进行填充。

所以使用 warpAffine 进行平移则需创建平移矩阵，根据式（5-1）可以得出如下矩阵：

$$M = \begin{bmatrix} 1 & 0 & x \\ 0 & 1 & y \end{bmatrix} \tag{5-2}$$

该矩阵中的 x 与 y 表示水平方向与垂直方向上的平移距离。

【医学案例 5-4】 对胆囊超声图像进行不同方式的平移操作。

方式一：水平方向移动 100 像素，垂直方向移动 50 像素，平移之后的空白使用默认颜色进行填充且保持结果图像尺寸不变。

方式二：水平方向移动 100 像素，垂直方向移动 50 像素，平移之后的空白使用黄色进行填充且保持结果图像尺寸不变。

方式三：水平方向移动 100 像素，垂直方向移动 50 像素，平移之后的空白使用蓝色进行填充且改变结果图像尺寸以保留源图像所有内容。

最后将源图像及三种平移方式的结果图像显示在屏幕上。

【参考代码】

```python
import numpy as np
import cv2 as cv
import matplotlib.pyplot as plt
import matplotlib
matplotlib.rcParams['font.sans-serif']=['SimSun']      # 用宋体显示中文
# 图像平移在水平和垂直方向的偏移量分别为 100 像素和 50 像素
x, y=[100, 50]
fn="gall.jpg"
img=cv.imread(fn, 1)
h, w=img.shape[:2]
# 构造平移矩阵
M=np.float32([[1, 0, x], [0, 1, y]])
# 第三个参数为输出的图像大小 , 值得注意的是该参数形式为 (width, height)
res1=cv.warpAffine(img, M, (w, h))
res2=cv.warpAffine(img, M, (w, h), borderValue=(0, 255, 255))
res3=cv.warpAffine(img, M, (w+x, h+y), borderValue=(255, 255, 0))
# 展示平移操作之后不同结果的图像
titles=['源图像', '平移 , 边界默认填充', '平移 , 边界黄色填充', '平移保留原图所有内容']
imgs=[img,res1,res2,res3]
for i in range(4):
    plt.subplot(2, 2, i+1)
    #opencv 读入图像的三通道顺序为 b, g, r, pyplot 刚好相反
    b, g, r=cv.split(imgs[i])
    imgs[i]=cv.merge([r, g, b])
    plt.imshow(imgs[i])
    plt.axis('off')
plt.title(titles[i])
plt.show()
```

【运行结果】

运行结果见图 5-9。

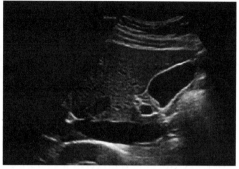
源图像

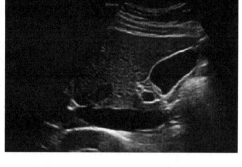
平移，边界默认填充

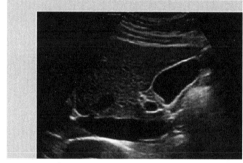
平移，边界黄色填充

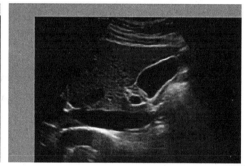
平移保留原图所有内容

图 5-9　胆囊超声图像的平移

彩图

【代码与结果解释】

图像的平移有两个问题要注意：一是平移后会留下空白，可指定颜色填充；二是平移后的图像尺寸指定不当会造成图像内容的丢失。

使用 OpenCV 读取图像文件却使用 pyplot 输出图像的原因是将多个图像显示在一个窗口内从而达到输出比较的目的。值得注意的是 OpenCV 在读取多通道图像是按照 B、G、R 的顺序，而 pyplot 输出是按照 R、G、B 的顺序。所以本实验采用了先通过 split 函数得到 B、G、R 各通道数据，然后使用 merge 函数将其合成为 R、G、B 通道顺序的图像，最后才能正常显示。在后面的实验习题的参考答案提供了另外一种解决方案更加简明：反顺序切片。

2. 医学图像旋转

图像的旋转是指将图像围绕某一点旋转指定的角度。旋转后图像不会变形，但图像高度、宽度及坐标原点都会改变，相较于平移，旋转需经过更为复杂的运算。我们依然可用通过 OpenCV 的 warpAffine 函数来进行图像的旋转操作，与构造平移矩阵不同的是可以使用一个专用转换矩阵生成函数 getRotationMatrix2D 来得到旋转矩阵，该矩阵有三个要素需要确定：旋转中心，旋转角度，缩放系数。下面是一个旋转矩阵的例子，其参数表示图像绕着坐标原点（默认为图像左上角）无缩放旋转 45°。

M=cv.getRotationMatrix2D((0, 0), 45, 1)

【医学案例 5-5】　将胆囊超声图像围绕图像中心分别旋转 45°、90° 和 180°，旋转之后的空白使用白色进行填充，将源图像与旋转结果显示在屏幕上。

【参考代码】

```
import cv2 as cv
import matplotlib
import matplotlib.pyplot as plt
matplotlib.rcParams['font.sans-serif']=['SimSun']        # 用宋体显示中文
fn="gall.jpg"
img=cv.imread(fn, 1)
h，w=img.shape[:2]
# 得到三个选择角度不同的旋转矩阵
M1=cv.getRotationMatrix2D((w/2, h/2), 45, 1)
M2=cv.getRotationMatrix2D((w/2, h/2), 90, 1)
M3=cv.getRotationMatrix2D((w/2, h/2), 180, 1)
# 第三个参数为输出的图像大小 , 值得注意的是该参数形式为 (width, height)
res1=cv.warpAffine(img, M1, (w, h), borderValue=(255, 255, 255))
res2=cv.warpAffine(img, M2, (w, h), borderValue=(255, 255, 255))
res3=cv.warpAffine(img, M3, (w, h), borderValue=(255, 255, 255))
# 展示旋转操作之后不同结果的图像
titles=['源图像', '旋转 45 度', '旋转 90 度' , '旋转 180 度']
#opencv 读入图像的三通道顺序为 b, g, r, pyplot 刚好相反
imgs=[img[:, :, ::–1], res1[:, :, ::–1], res2[:, :, ::–1], res3[:, :, ::–1]]
for i in range(4):
    plt.subplot(2, 2, i+1)
    plt.imshow(imgs[i])
    plt.axis('off')
    plt.title(titles[i])
plt.show()
```

【运行结果】

运行结果见图 5-10。

源图像   旋转45度

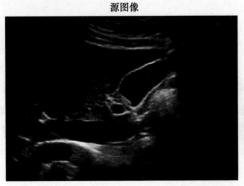 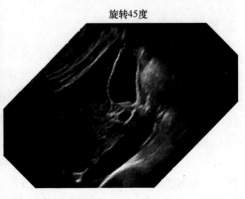

旋转90度　　　　　　　　　　　　旋转180度

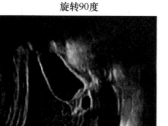

图 5-10　超声图像的旋转

【代码与结果解释】

与平移类似的是旋转之后的图像尺寸指定也可能造成源图像内容的丢失。

3. 医学图像的翻转

图像的翻转也称为镜像翻转，指的是将图像以某条中轴线为中心进行镜像对换。图像的翻转根据翻转的方向可分为水平翻转、垂直翻转和对角翻转 3 种。

水平翻转的实质即是将图像的左右两部分以图像垂直中轴线为中心进行镜像对换，垂直翻转指的是将图像的上下两部分以图像水平中轴线为中心进行镜像对换，对角翻转指的将图像以图像水平中轴线和垂直中轴线的交点为中心进行镜像对换，也可以看作以图像对角线为中心进行的镜像对换。

OpenCV 除了 warpAffine 函数可以进行图像几何操作，还提供 flip 函数专门做图像翻转操作，其使用格式为：

dst=cv.flip(src, flipCode)

其中，dst 表示翻转后图像，src 表示输入图像，flipCode 表示翻转类型［1 表示水平翻转；0 表示垂直翻转；–1 表示对角翻转（同时水平、垂直翻转）］。

【医学案例 5-6】　将胆囊超声图像分别进行垂直翻转、水平翻转和水平垂直翻转（对角线翻转），将源图像与翻转结果显示在屏幕上。

【参考代码】

```
import cv2 as cv
import matplotlib
import matplotlib.pyplot as plt
matplotlib.rcParams['font.sans-serif']=['SimSun']        # 用宋体显示中文
fileName="gall.jpg"
image=cv.imread(fileName, 1)
flipVImg=cv.flip(image, flipCode=0)        # 垂直翻转
flipHImg=cv.flip(image, flipCode=1)        # 水平翻转
flipVHImg=cv.flip(image, flipCode=–1)        # 水平垂直翻转
# 展示不同翻转处理后的图像
titles=['源图像', '垂直翻转', '水平翻转', '水平垂直翻转']
```

```
imgs=[image[:, :, ::–1], flipVImg[:, :, ::–1], flipHImg[:, :, ::–1], flipVHImg[:, :, ::–1]]
for i in range(4):
    plt.subplot(2, 2, i+1)
    plt.imshow(imgs[i])
    plt.axis('off')
    plt.title(titles[i])
plt.show()
```

【运行结果】

运行结果见图 5-11。

源图像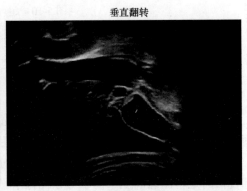
垂直翻转

水平翻转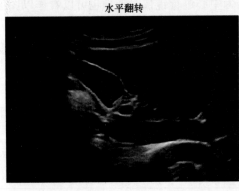
水平垂直翻转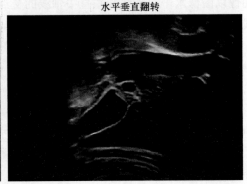

图 5-11　超声图像的翻转

【代码与结果解释】

图像的翻转不会有图像内容的损失。

思考：

1. 以上三个案例使用了 pyplot 输出显示图像，原因何在？

2. 通过案例，分析总结 OpenCV 与 pyplot 在转换图像数据时的方法。

3. 图像 180° 旋转与对角线翻转的结果是一样的吗？

5.2.2　医学图像的仿射变换与透视变换

1. 医学图像的仿射变换

图像的仿射变换是一种二维坐标到二维坐标之间的线性变换，变换前后保持二维图形的"平直性"，即是转换前平行的线，在转换后依然平行。简而言之，图像的仿射变换就是将一个矩形区域变换成平行四边形区域。因此，仿射变换的变换矩阵就可以根据矩形映射到平行四边形的映射关系来确定。OpenCV 提供 getAffineTransform 函数来产生变换矩阵，格式为：

M=cv.getAffineTransform(point1, point2)

其中，参数 point1、point2 分别是矩形三顶点坐标和变换之后的平行四边形三顶点坐标，这三点分别是左上角、右上角及左下角三点。OpenCV 对于仿射变换的操作函数依然是 warpAffine 函数，具体使用情况见医学案例 5-4。

【医学案例 5-7】　现有胆囊超声图像尺寸为宽 w 高 h，其左上角、右上角、左下角三顶点坐标为 [0, 0]、[w, 0]、[0, h]。将该图像进行仿射变换，变换后三顶点坐标为 [0, 0]、[$w \times 2/3$, $h/4$]、[$w/3$, $h \times 3/4$]。编写代码实现这一过程并将源图像与变换结果显示在屏幕上。

【参考代码】

```
import cv2 as cv, matplotlib
import matplotlib.pyplot as plt
import numpy as np
matplotlib.rcParams['font.sans-serif']=['SimSun']        # 用宋体显示中文
fn="gall.jpg"
img=cv.imread(fn, 1)
h, w=img.shape[:2]
# 设置原图矩形三顶点坐标及变换后对应平行四边形三顶点坐标
p1=np.float32([[0, 0], [w, 0], [0, h]])
p2=np.float32([[0, 0], [w*2/3, h/4], [w/3, h*3/4]])
# 由 p1、p2 计算变换矩阵 M
M=cv.getAffineTransform(p1, p2)
res=cv.warpAffine(img, M, (w, h), borderValue=(255, 255, 255))
# 展示仿射变换操作之后不同结果的图像
titles=['源图像', '仿射变换图像']
#opencv 读入图像的三通道顺序为 b, g, r, pyplot 刚好相反
imgs=[img[:, :, ::–1], res[:, :, ::–1]]
for i in range(2):
    plt.subplot(1, 2, i+1)
    plt.imshow(imgs[i])
    plt.axis('off')
    plt.title(titles[i])
plt.show()
```

【运行结果】

运行结果见图 5-12。

源图像　　　　　　　　　　　　　　　　　仿射变换图像

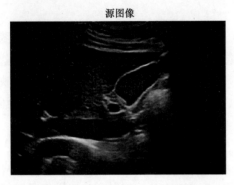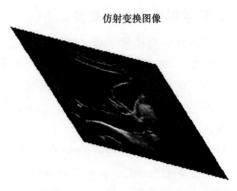

图 5-12　超声图像的仿射变换

【代码与结果解释】

仿射变换的变换矩阵由三个点的映射关系来决定是因为三个点就可以确定平行四边形的位置。

2. 医学图像的透视变换

如果说图像的仿射变换本质是将一个矩形区域变换成平行四边形区域，那么图像的透视变换则是将一个矩形区域变换成任意四边形区域，相应的，透视变换的变换矩阵就可以根据矩形映射到任意四边形的映射关系来确定。OpenCV 提供 getPerspectiveTransform 函数来构造变换矩阵，格式为：

M=cv.getPerspectiveTransform(point1, point2)

其中，参数 point1、point2 分别是矩形四个顶点坐标和变换之后的任意四边形四个顶点坐标。OpenCV 提供了另外一个函数 warpPerspective 操作透视变换，具体使用情况见医学案例 5-5。

【医学案例 5-8】　现有胆囊超声图像尺寸为宽 w 高 h，其左上角、右上角、左下角、右下角四顶点坐标为 $[0, 0]$、$[w, 0]$、$[0, h]$、$[w, h]$。将该图像进行透视变换，变换后四顶点坐标为 $[w/8, h/10]$、$[w\times 7/8, h/9]$、$[w/4, h\times 3/4]$、$[w\times 2/3, h]$。编写代码实现这一过程并将源图像与变换结果显示在屏幕上。

【参考代码】

```
import cv2 as cv, matplotlib
import matplotlib.pyplot as plt
import numpy as np
matplotlib.rcParams['font.sans-serif']=['SimSun']        # 用宋体显示中文
fn="gall.jpg"
img=cv.imread(fn, 1)
h, w=img.shape[:2]
# 设置原图矩形四顶点坐标及变换后对应四边形四顶点坐标
p1=np.float32([[0, 0], [w, 0], [0, h], [w, h]])
```

```
p2=np.float32([[w/8, h/10], [w*7/8, h/9], [w/4, h*3/4], [w*2/3, h]])
# 由 p1、p2 计算变换矩阵 M
M=cv.getPerspectiveTransform(p1, p2)
#warpPerspective 与 warpAffine 的参数基本一致
res=cv.warpPerspective(img, M, (w, h), borderValue=(255, 255, 255))
# 展示透视变换操作之后不同结果的图像
titles=['源图像', '透视变换图像']
#opencv 读入图像的三通道顺序为 b，g，r，pyplot 刚好相反
imgs=[img[:, :, ::–1], res[:, :, ::–1]]
for i in range(2):
    plt.subplot(1, 2, i+1)
    plt.imshow(imgs[i])
    plt.axis('off')
    plt.title(titles[i])
plt.show()
```

【运行结果】

运行结果见图 5-13。

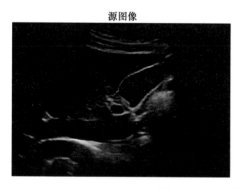
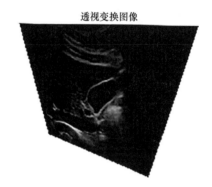

图 5-13　超声图像的透视变换

【代码与结果解释】

透视变换结果是任意四边形，只有确定四边形四个顶点的坐标才能确定四边形的位置，因此变换矩阵由四个点的映射关系来产生。

> 思考:
> 1. 为什么仿射变换的变换矩阵使用三点坐标构造而透视变换使用四点坐标?
> 2. 平移、旋转与仿射变换使用同一个函数 warpAffine，实际上平移和旋转就是一种特殊的仿射变换。请运用一般仿射变换三点构造变换矩阵的方式改写案例中平移、旋转操作的代码。

5.2.3　医学图像的边缘检测

图像的边缘检测也是图像处理常见的基本操作方式，其目的是标识出图像中灰度或亮

度变化明显的点。这些点出现在图像中不同结构区域之间，体现的是图像的结构属性（边缘或轮廓）。所以，边缘检测可以大幅度减少图像的像素数据，剔除不相关信息，保留图像的结构属性，在图像特征提取中起着重要作用。OpenCV 中经常使用 Canny 和 Sobel 算子进行边缘检测，下面用两个案例来解释说明其使用情况。

1. Canny 算子

OpenCV 使用 Canny 算子函数处理边缘检测的格式为：

cannyImg=cv.Canny(src, threshold1, threshold2)

其中，cannyImg 是边缘轮廓图像，src 是输入图像，threshold1 与 threshold2 表示灰度阈值 1 与阈值 2，其含义是低于阈值 1 不是边缘，高于阈值 2 是边缘。

【医学案例 5-9】 将头部 CT 图像进行 Canny 边缘检测，其阈值参数的最小值为 50，最大值为 150，将源图像与边缘检测结果显示在屏幕上。

【参考代码】

```
import cv2 as cv
fn="brain.tif"
# 转化为单通道 8 位的灰度图
img=cv.imread(fn, 0)
# 用高斯滤波处理源图像降噪
blurImg=cv.GaussianBlur(img, (3, 3), 0)
#50 是最小阈值，150 是最大阈值
cannyImg=cv.Canny(blurImg, 50, 150)
cv.namedWindow("canny", 0);        # 可调大小
cv.namedWindow("prime", 0);        # 可调大小
cv.imshow("prime", img)
cv.imshow("canny", cannyImg)
cv.waitKey(0)
cv.destroyAllWindows()
```

【运行结果】

运行结果见图 5-14。

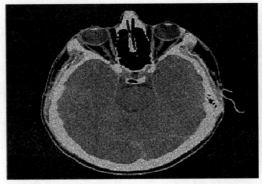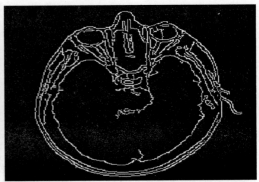

图 5-14　超声图像的 Canny 边缘检测

【代码与结果解释】

在边缘检测之前使用高斯滤波是因为高斯滤波可以平滑图像、降低噪声，从而有效抑制噪声对边缘的影响，即不会将噪声当作边缘。

Canny 算子的最小、最大阈值参数是可以调整的，可通过观察结果来确认最佳的参数值。

2. Sobel 算子

OpenCV 使用 Sobel 算子函数处理边缘检测的格式为：

sobelImg=cv.Sobel(src, depth, dx, dy)

其中，sobelImg 是边缘轮廓图像，src 是输入图像，depth 表示像素点的位深，dx 与 dy 表示对水平方向、垂直方向求导的阶数，其值为 1 表示一阶导数，2 为二阶导数。

【医学案例 5-10】 对头部 CT 图像进行 Sobel 边缘检测，将源图像与边缘检测结果显示在屏幕上。

Sobel 算子边缘检测的实现的过程一般为：①获取八位灰度图像；②水平及垂直方向分别一阶求导且得到 16 位数据；③ 16 位数据转变为 8 位数据；④两个方向的数据合成为图像数据。

【参考代码】

```
import cv2 as cv
fn="brain.tif"
# 转化为单通道 8 位灰度图，及位深为 8
img=cv.imread(fn, 0)
#Sobel 算子得出的导数会有负值，8 位为无符号，所以将 8 位转为有正负号的 16 位，
即位深为 16，常量格式为 cv.CV_16S
x=cv.Sobel(img, cv.CV_16S, 1, 0)   #1，0 表示 x 轴的一阶导数
y=cv.Sobel(img, cv.CV_16S, 0, 1)   #0，1 表示 y 轴的一阶导数
#cv.convertScaleAbs(src[, dst[, alpha[, beta]]])
# 可选参数 alpha 是伸缩系数，beta 是加到结果上的一个值，结果返回 uint 类型的图像
Scale_absX=cv.convertScaleAbs(x)   # 转换为 8 位 x 轴数据，无伸缩
Scale_absY=cv.convertScaleAbs(y)   # 转换为 8 位 y 轴数据，无伸缩
#addWeighted 将 x 轴数据与 y 轴数据合成图像数据，0.5 是权重，0 是附加值
result=cv.addWeighted(Scale_absX, 0.5, Scale_absY, 0.5, 0)
cv.namedWindow("Sobel", 0);      # 可调大小
cv.namedWindow("prime", 0);      # 可调大小
cv.imshow('prime', img)
cv.imshow('Sobel', result)
cv.waitKey(0)
cv.destroyAllWindows()
```

【运行结果】

运行结果见图 5-15。

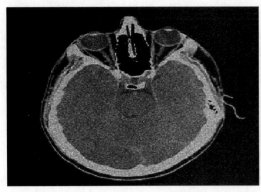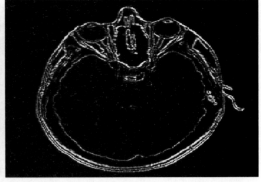

图 5-15　超声图像的 Sobel 边缘检测

【代码与结果解释】

Sobel 算子进行边缘检测的过程是：①获取图像 8 位的数据；②通过 sobel 函数得到图像在水平方向 x 和垂直方向 y 的一阶导数，且该导数数据是 16 位的；③使用 convertScaleAbs 函数将 16 位数据恢复到 8 位；④使用 addWeighted 函数将两个方向的数据合成为结果图像。

5.2.4　医学图像的卷积与滤波

1. 医学图像的卷积

图像卷积简单说就是利用卷积核上所有作用点依次作用于原始像素点及周边点后（即乘起来），线性叠加的运算结果替代该原始像素点。其目的是用于提取某些特征、平滑噪声（模糊）、突出边缘（锐化）。通常卷积核内各数字和为 1 时不会改变图像整体亮度；当为 0 时，通常用于边缘检测，把边缘转为白色，非边缘转化为黑色。卷积核用于锐化、边缘检测或模糊时其卷积核通常采用对称的核，卷积核也有不对称的时候，通常用于产生脊状（ridge）或者浮雕（embossed）等效果。OpenCV 中图像卷积使用 filter2D 函数，其语法和参数说明如下：

dst=cv.filter2D(src, ddepth, kernel[, dst[, anchor[, delta[, borderType]]]])

其中：

ddepth：颜色通道的位深，设置为–1 表示和源图像采用相同的颜色通道的位深。

kernel：卷积核是一个数值矩阵，通常为 3×3，5×5，7×7，9×9，…。

anchor: 锚点，卷积核内的中心点，默认（–1, –1）表示锚点在卷积核的中心。

delta: 可选项，添加到卷积后的结果中。

【医学案例 5-11】　对头部 CT 图像使用卷积操作对其进行锐化、模糊及浮雕处理，其不同处理方式所对应的卷积核分别是：

锐化卷积核：[[–1, –1, –1], [–1, 9, –1], [–1, –1, –1]]

模糊卷积核：np.ones((5, 5), np.float32)/25

浮雕卷积核：[[–2, –1, 0], [–1, 1, 1], [0, 1, 2]]

将源图像与操作后的结果使用 pyplot 显示在屏幕上。

【参考代码】

```
import cv2 as cv
import matplotlib
import matplotlib.pyplot as plt
import numpy as np
matplotlib.rcParams['font.sans-serif']=['SimSun']     # 用宋体显示中文
fn="brain.tif"
img=cv.imread(fn, 1)
kernel3x3h=np.array([[-1, -1, -1], [-1, 9, -1], [-1, -1, -1]])     # 锐化，卷积核
kernelMean=np.ones((5, 5), np.float32)/25     # 模糊，卷积核
kernelRidge=np.array([[-2, -1, 0], [-1, 1, 1], [0, 1, 2]])     # 浮雕，卷积核
sharpImg=cv.filter2D(img, ddepth=-1, kernel=kernel3x3h)     # 锐化效果
meanImg=cv.filter2D(img, -1, kernelMean)     # 模糊效果
ridgeImg=cv.filter2D(img, -1, kernelRidge)     # 浮雕效果
# 展示不同卷积操作之后不同结果的图像
titles=['源图像', '锐化效果', '模糊效果', '浮雕效果']
#OpenCV 读入图像的三通道顺序为 b, g, r, pyplot 刚好相反
imgs=[img[:, :, ::-1], sharpImg[:, :, ::-1], meanImg[:, :, ::-1], ridgeImg[:, :, ::-1]]
for i in range(4):
    plt.subplot(2, 2, i+1)
    plt.imshow(imgs[i])
    plt.axis('off')
    plt.title(titles[i])
plt.show()
```

【运行结果】

运行结果见图 5-16。

【代码与结果解释】

卷积核的矩阵尺寸通常为 3×3，5×5，7×7，9×9，…。在调试过程中卷积核的元素值是可以调整改变的。

源图像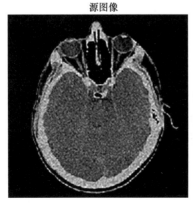
锐化效果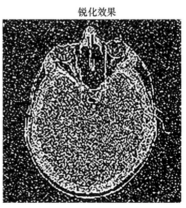

模糊效果　　　　　　　　　　　浮雕效果

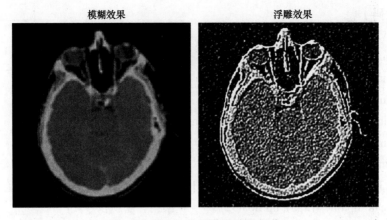

图 5-16　头部 CT 图像的卷积操作

2. 医学图像的滤波

医学图像在生成、存储、传输和处理过程中，可能产生噪声，噪声会干扰图像，影响图像特征的识别和提取，进而影响医生对图像的阅读与判断，增加误诊的概率。滤波的作用就是消除噪声。OpenCV 中主要的滤波处理包括均值滤波、高斯滤波、中值滤波等。

1）均值滤波

均值滤波的作用是平滑图像。把当前点及周围的像素点的平均值代替当前点，其语法格式和参数说明如下：

dst=cv.blur(src, ksize[, dst[, anchor[, borderType]]])

其中：

src：表示源图像。

ksize：表示滤波核的大小及周围像素分布形状，如（3, 3）表示 3×3 形状，（5, 5）表示 5×5 形状等。

anchor：表示在滤波核中的位置，默认值为（–1, –1）表示在中心点，参数可省略。

borderType：表示边界样式。

例：meanImg=cv.blur（sourceImg,（5, 5））　　# 均值滤波

2）高斯滤波

高斯滤波的作用也是平滑图像。用该点像素邻域的加权均值来代替该点的像素值，但邻域像素点权值是随该点与中心点的距离单调增减，使得平滑运算对离滤波核中心较远的像素点影响较小，图像失真较小，其语法格式和参数说明如下：

dst=cv.GaussianBlur(src, ksize, sigmaX[, [, sigmaY[, borderType]]])

其中：

sigmaX，sigmaY：此二参数决定着平滑程度，sigma 越大，高斯滤波器的频带就越宽，平滑程度就越好。通过调节平滑程度参数 sigma，可在图像特征过分模糊（过平滑）与噪声或细纹理所引起的突变量（欠平滑）之间取得折中。

例：gaussianImg=cv.GaussianBlur(sourceImg,(5, 5), 1, 1)　　# 高斯滤波

3）中值滤波

中值滤波的作用是该点像素领域中各点值的中值代替该点的像素值（各颜色通道独立采用相同的方式处理），这样该点如果是孤立的噪声点的话，就被周围像素的中值取代，替换后可能更接近真实值一点。中值滤波对于图像中的边缘信息保护比较好，是经典的平滑噪声的方法，其语法格式和参数说明如下：

dst=cv.medianBlur(src, ksize)

其中，参数 ksize 是大于 1 的奇数，如 3, 5, 7, …。

例：medianImg=cv.medianBlur(sourceImg, 5)　　# 中值滤波

【医学案例 5-12】 对头部 CT 图像使用滤波操作，分别用均值滤波、高斯滤波、中值滤波进行处理，其滤波核的尺寸皆为 5×5。将源图像与不同滤波操作后的结果使用 pyplot 显示输出在屏幕上。

【参考代码】

```
import cv2 as cv
import matplotlib
import matplotlib.pyplot as plt
matplotlib.rcParams['font.sans-serif']=['SimSun']          # 用宋体显示中文
fn="brain.tif"
img=cv.imread(fn，1)
meanImg=cv.blur(img，(5, 5))                               # 均值滤波
gaussianImg=cv.GaussianBlur(img, (5, 5), 1, 1)            # 高斯滤波
medianImg=cv.medianBlur(img, 5)                           # 中值滤波
# 展示不同滤波操作之后不同结果的图像
titles=['源图像', '均值滤波', '高斯滤波', '中值滤波']
#opencv 读入图像的三通道顺序为 b, g, r, pyplot 刚好相反
imgs=[img[:, :, ::–1], meanImg[:, :, ::–1], gaussianImg[:, :, ::–1], medianImg[:, :, ::–1]]
for i in range(4):
    plt.subplot(2, 2, i+1)
    plt.imshow(imgs[i])
    plt.axis('off')
    plt.title(titles[i])
plt.show()
```

【运行结果】

运行结果见图 5-17。

【代码与结果解释】

滤波操作各个函数的参数变化也对应着不同的平滑效果。

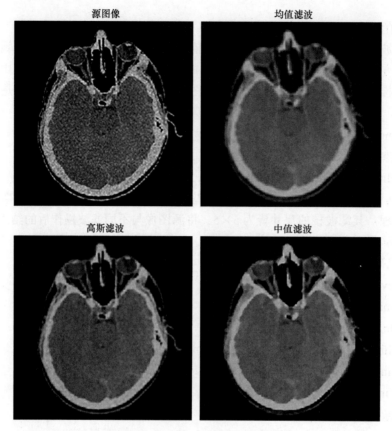

图 5-17　头部 CT 图像的滤波操作

5.3　医学图像增强

图像增强指的是改善图像的视觉效果，将原来不清晰的图像变得清晰；或有目的地强调图像的整体或局部特性，放大图像中不同区域特征之间的差别，从而改善图像质量、丰富信息量，增强图像识别效果。例如，B 超图像在生成的过程中，如果曝光不足或者过度曝光等因素，使图像的亮度未完全分布在亮度范围内，如 8 位亮度的范围是 [0, 255]，图像像素亮度可能只分布在 [50, 100] 这个狭小范围内，视觉上感觉图像偏黑，亮度不足。因此可以采用一些技术手段增强图像，使图像亮度分布范围更宽，图像更清晰。通过增强 CT 图像中正常组织和病灶组织的图像特征可以清楚地对病灶进行识别和定位。这些图像增强手段在医学图像辅助诊断应用中发挥了重要作用，常用的增强方法有直方图均衡化、灰度拉伸、对数变化、指数变换等。

5.3.1　医学图像的灰度线性拉伸

灰度拉伸是一种图像增强算法，它使用线性运算方式将图像像素的灰度值映射到整个灰度级范围 [0, 255] 或指定的灰度空间 [MIN-MAX]，使得像素的亮度对比更加明显，也称对比度拉伸，是一种简单的线性点运算。可以用如下的公式（5-3）来将某个像素的灰度值映射到更大的灰度空间：

$$I(x, y)=(I(x, y)-I_{min})/(max-I_{min})\times(MAX-MIN)+MIN \qquad (5-3)$$

式中，$I(x, y)$ 是指坐标点 (x, y) 的灰度值；I_{min}、I_{max} 是原始图像的最小灰度值和最大灰度值；MIN、MAX 是灰度空间的最小灰度值和最大灰度值，通常是 0 和 255。

【医学案例 5-13】 对头部 CT 图像灰度拉伸增强，将原灰度区间拉伸到 [0, 255] 区间，把源图像与拉伸后的结果使用 pyplot 显示输出在屏幕上。

【参考代码】

```
import cv2 as cv
import matplotlib
import numpy as np
import matplotlib.pyplot as plt
matplotlib.rcParams['font.sans-serif']=['SimSun']        # 用宋体显示中文
fileName="heag.png"
srcImg=cv.imread(fileName, cv.IMREAD_COLOR)
channelImgs=cv.split(srcImg)
# 获得图像尺寸及通道数
w, h, bands=srcImg.shape
# 拉伸后的灰度区间 [MIN, MAX]
MAX=255
MIN=0
# 计算源图像各通道灰度的最小值 Imin 和最大值 Imax；计算拉伸后的灰度值 channelImgs
for i in range(bands):
    Imax=np.max(channelImgs[i])
    Imin=np.min(channelImgs[i])
    channelImgs[i]=(channelImgs[i] – Imin) / (Imax – Imin) * (MAX – MIN) + MIN
# 将拉伸后的各通道 channelImgs 合成图像 picewiseImg
picewiseImg=cv.merge(channelImgs)
plt.subplot(1, 2, 1)
plt.imshow(srcImg)
plt.axis('off')
plt.title('源图像')
plt.subplot(1, 2, 2)
plt.imshow(picewiseImg.astype("uint8"))
plt.axis('off')
plt.title('灰度拉伸')
plt.show()
```

【运行结果】

运行结果见图 5-18。

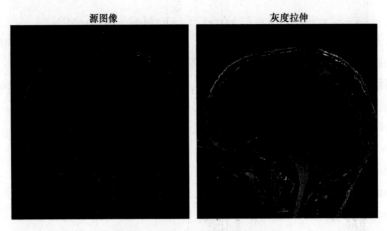

源图像　　　　　　　　　灰度拉伸

图 5-18　头部 CT 图像的灰度拉伸

【代码与结果解释】

灰度拉伸的本质即是将原灰度范围按比例扩展到更大的范围，从而增大对比度，达到增强图像清晰度的目的，图 5-18 很好地反映出拉伸的效果。

5.3.2　医学图像的直方图增强

图像直方图增强技术也称为直方图均衡化，其中图像直方图是对图像的一种统计表达，反映图像中像素点的灰度级出现的统计概率。如果较小范围内的灰度级占比比较大，这样的图像对比度就比较低，视觉效果不清晰。通过图像直方图均衡化将原始图像的直方图变换为均匀分布的形式，从而增加图像灰度的动态范围，达到增强图像对比度的效果。

OpenCV 中使用 calcHist 函数获得图像直方图，其语法格式如下：

cv2.calcHist(images, channels, mask, histSize, ranges)

其中：

image：表示将被计算直方图的图像。

channels：表示颜色通道。

mask：表示掩模图像。如果统计整幅图，那么为 none。

histSize：表示灰度级的个数，调用时需要中括号圈起来，如 [256]。

ranges：像素值的范围，通常 [0, 256]

OpenCV 使用 equalizeHist 函数进行直方图均衡化操作，函数的语法格式如下：

Dst=cv.equalizeHist(grayImage)

其中，参数 grayImage 表示单通道的灰度图像。

【医学案例 5-14】　绘制头部 CT 图像的灰度直方图，然后进行直方图均衡化操作，将源图像、灰度直方图、均衡化结果图像及其灰度直方图使用 pyplot 显示输出在屏幕上。

【参考代码】

```
import cv2 as cv, matplotlib, numpy as np
import matplotlib.pyplot as plt
matplotlib.rcParams['font.sans-serif']=['SimSun']        # 用宋体显示中文
fileName="head.png"
```

```
srcImg=cv.imread(fileName, cv.IMREAD_COLOR)
h, w, bands=srcImg.shape
channelImgs=cv.split(srcImg)        # 拆开颜色通道的图像
for i in range(bands):          # 分别对每个颜色通道的图像进行直方图均衡化
    channelImgs[i]=cv.equalizeHist(channelImgs[i])
equalizeImg=cv.merge(channelImgs)        # 合并颜色通道的图像
colors=('b', 'g', 'r')
xaxis=np.arange(0, 256, 50)
plt.subplots_adjust(wspace=0.4)
plt.subplot(2, 4, 1)
plt.imshow(srcImg)
plt.axis('off')
for i in range(bands):
    hist=cv.calcHist([srcImg], [i], None, [256], [0, 256])
    plt.subplot(2, 4, i+2)
    plt.plot(hist, colors[i], linewidth=1.5)
    plt.xticks(xaxis)
    plt.xlabel("像素灰度值")
    plt.ylabel("像素分布统计值")
plt.subplot(2, 4, 5)
plt.imshow(equalizeImg)
plt.axis('off')
for i in range(bands):
    hist=cv.calcHist([equalizeImg], [i], None, [256], [0, 256])
    plt.subplot(2, 4, i+6)
    plt.plot(hist, colors[i], linewidth=1.5)
    plt.xticks(xaxis)
    plt.xlabel("像素灰度值")
    plt.ylabel("像素分布统计值")
plt.show()
```

【运行结果】

运行结果见图 5-19。

【代码与结果解释】

从图 5-19 中可以看出源图像的灰度分布在一个很窄的范围内，所以图像较暗较模糊；均衡化之后灰度分布到更宽的范围，处理后的图像更清晰更明亮。

另外，与灰度拉伸相比，直方图均衡化会对图像的整体效果产生影响，尤其对太亮或太暗的图像有很好的增强效果。图 5-19 中源图像的清晰度和亮度都得到了增强。

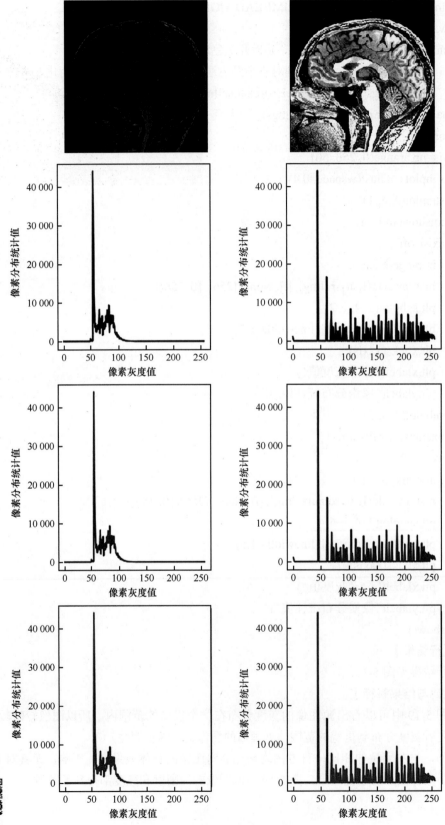

图 5-19 头部 CT 图像的直方图均衡化

5.3.3　医学图像的伽马变换和对数变换

图像的伽马变换（幂律变换）和对数变换属于图像非线性变换的范畴。

1. 医学图像的伽马变换

伽马变换也称幂律变换，主要用于图像的校正，将灰度过高或者灰度过低的图片进行修正，增强对比度。幂指数记为 γ，γ 值以 1 为分界，γ 值越小，对图像低灰度部分的扩展作用就越强；γ 值越大，对图像高灰度部分的扩展作用就越强。通过不同的 γ 值，可以达到增强低灰度或高灰度部分细节的作用。

$$dstImage=sourceImage^{\gamma} \tag{5-4}$$

式（5-4）中，sourceImag 是源图像灰度值，dstImage 是变换后的灰度值。

特别的是伽马变换对于图像对比度偏低，并且整体亮度值偏高（对于相机过曝）情况下的图像增强效果明显。

对于伽马变换，只需调用 numpy 中的 power 函数即可，其语法格式为：

$$dstIm=np.power(sourceImag, \gamma) \tag{5-5}$$

式中，参数 sourceImag 是源图像灰度数据（也可是处理之后的数据），参数 γ 是指数。

【医学案例 5-15】　对胆囊超声图像进行伽马变换，变换采用三种不同的指数 2、1/1.2、0.5，将变换的结果使用 pyplot 显示输出在屏幕上。

【参考代码】

```
import cv2 as cv
import matplotlib
import numpy as np
import matplotlib.pyplot as plt
matplotlib.rcParams['font.sans-serif']=['SimSun']        # 用宋体显示中文
fileName="gall.jpg"
srcImg=cv.imread(fileName, cv.IMREAD_COLOR)
gammaImg1=np.power(srcImg/float(np.max(srcImg)), 2) # 底数是灰度值与最大值的比值
gammaImg2=np.power(srcImg/float(np.max(srcImg)), 1/1.2)
gammaImg3=np.power(srcImg/float(np.max(srcImg)), 0.5)
# 展示不同伽马值的变换图像
titles=['源图像', 'gamma=2', 'gamma=1/1.2', 'gamma=0.5']
imgs=[srcImg, gammaImg1, gammaImg2, gammaImg3]
for i in range(4):
    plt.subplot(2, 2, i+1)
    plt.imshow(imgs[i])
    plt.axis('off')
    plt.title(titles[i])
plt.show()
```

【运行结果】

运行结果见图 5-20。

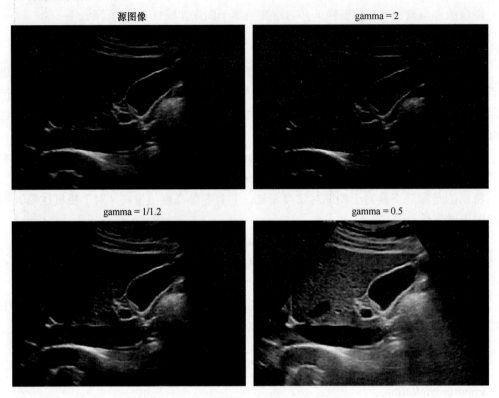

源图像   gamma = 2

gamma = 1/1.2   gamma = 0.5

图 5-20　超声图像三种指数下的伽马校正

【代码与结果解释】

图 5-20 中的变换结果验证了指数的大小（与 1 比较）对伽马变换结果的影响：指数越小，对图像低灰度部分的扩展作用就越强；指数越大，对图像高灰度部分的扩展作用就越强。

2. 医学图像的对数变换

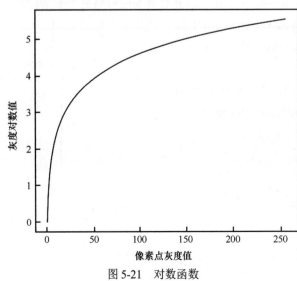

图 5-21　对数函数

对数变换实现了扩展低灰度值而压缩高灰度值的效果，被广泛地应用于频谱图像的显示中。对数变换式（5-5）为：

$$dst = coef \times \log(1 + src) \qquad (5\text{-}6)$$

式中，coef 是尺度比例常数，src 是源图像灰度值，dst 是输出目标灰度。

图 5-21 是当 coef=1 时的 dst 与 src 关系图，可以发现低亮度的图像得到了拉伸增强。

【医学案例 5-16】　对脑部 CT 图像进行对数变换，对数变换的比例参数为 256/np.log(256)，将源图像与变换的结果及对数函数曲线图使用 pyplot 显示输出在屏幕上。

【参考代码】

```
import cv2 as cv
import matplotlib
import numpy as np
import copy
import math
import matplotlib.pyplot as plt
matplotlib.rcParams['font.sans-serif']=['SimSun']        # 用宋体显示中文
fileName="brain.png"
srcImg=cv.imread(fileName, cv.IMREAD_COLOR)
rows, cols, bands=srcImg.shape
coef=256/np.log(256)
dstImg=copy.deepcopy(srcImg)
for b in range(bands):
    for w in range(rows):
        for h in range(cols):
            dstImg[w, h, b]=coef*math.log(1.0+srcImg[w, h, b])
xaxis=np.arange(1, 256, 1)
plt.figure(figsize=(9, 3))
plt.subplot(1, 3, 1)
plt.imshow(srcImg)
plt.axis('off')
plt.subplot(1, 3, 2)
plt.imshow(dstImg)
plt.axis('off')
plt.subplot(1, 3, 3)
plt.plot(xaxis, np.log(xaxis))
plt.show()
```

【运行结果】

运行结果见图 5-22。

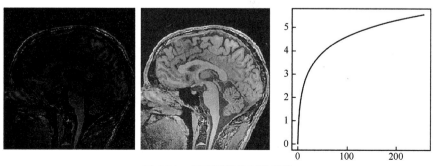

图 5-22　超声图像的对数变换

【代码与结果解释】

对数变换有效增强低灰度值而压缩高灰度值，能够增强图像整体亮度。图 5-22 中的结果也是这样的。

> **思考：** 在伽马变换中幂指数为 1 是什么效果呢？

5.4 医学图像分割与形态学处理

所谓医学图像分割，就是根据医学图像的某种相似性特征（亮度、颜色、纹理、面积、形状、位置、局部特征或频谱特征等）将医学图像分割成有意义区域的过程。区域可以是图像的前景与背景或图像中一些单独的对象。这些区域可以利用一些诸如颜色、边界或邻近相似性等特征进行构建。这样做的目的是简化或改变图像的表示形式，使其更有意义，更易于分析。

如果分割做得好，那么图像分析的所有其他阶段将变得更简单。因此，分割的质量和可靠性决定了图像分析是否成功，但是如何将图像分割成正确的区域是非常有挑战性的问题。分割技术可以是非上下文的（不考虑图像中特征和像素之间的空间关系，只考虑一些全局属性，如颜色或灰度），也可以是上下文的。

通常医学图像分割方法可以划分为三大类：基于阈值的分割方法、基于边缘的分割方法和基于区域的分割方法。

在本章中，我们将讨论使用 OpenCV(cv2) 实现基于阈值的图像分割方法以及图像的腐蚀、膨胀以及开和闭操作。

5.4.1 医学图像的阈值分割

图像阈值分割是利用图像中要提取的目标区域与其背景在灰度特性上的差异，把图像看作具有不同灰度级的两类区域（目标区域和背景区域）的组合，选取一个比较合理的阈值，以确定图像中每个像素点应该属于目标区域还是背景区域，从而产生相应的二值图像的图像分割方法。阈值分割法的特点是：适用于目标与背景灰度有较强对比的情况，重要的是背景或物体的灰度比较单一，而且总可以得到封闭且连通区域的边界。一幅图像包括目标物体、背景还有噪声，要想从多值的数字图像中直接提取出目标物体，常用的方法就是设定一个阈值 T，用 T 将图像的数据分成两部分：大于 T 的像素群和小于 T 的像素群。这是研究灰度变换的最特殊的方法，也称为图像的二值化（binarization）。

1. 简单阈值分割

简单阈值是一种全局性的阈值，只需要设定一个阈值，整个图像都和这个阈值比较，将整幅图像分成非黑即白的二值图像。

语法格式：

retval, dst=cv2.threshold(src, thresh, maxval, type[, dst])

参数说明：

src：参数表示输入图像（多通道，8 位浮点或 32 位浮点）。

thresh：阈值（如果 type 是自动二值化就设置为 0）。

maxval：参数表示与 THRESH_BINARY 和 THRESH_BINARY_INV 阈值类型一起使用设置的最大值。

type：参数表示阈值类型。

阈值类型如下：

cv2.THRESH_BINARY（黑白二值）

cv2.THRESH_BINARY_INV（黑白二值翻转）

cv2.THRESH_TRUNC（得到的图像为多像素值）

cv2.THRESH_TOZERO（当像素高于阈值时像素设置为自己提供的像素值，低于阈值时不作处理）

cv2.THRESH_TOZERO_INV（当像素低于阈值时设置为自己提供的像素值，高于阈值时不作处理）

这个函数返回两个值，第一个值为阈值，第二个就是阈值处理后的图像矩阵。

例如：

retval, dst=cv2.threshold(img2gray, 175, 255, cv2.THRESH_BINARY)

上面代码的作用是，将灰度图 img2gray 中灰度值小于 175 的点置 0，灰度值大于 175 的点置 255。

2. 自动阈值分割函数

在图像阈值化操作中，更关注的是从二值化图像中，分离目标区域和背景区域，但是仅仅通过固定阈值很难达到理想的分割效果。而自适应阈值则是根据像素的邻域块的像素值分布来确定该像素位置上的二值化阈值。这样做的好处是每个像素位置处的二值化阈值不是固定不变的，而是由其周围邻域像素的分布来决定的。亮度较高的图像区域的二值化阈值通常会较高，而亮度较低的图像区域的二值化阈值则会相适应地变小。不同亮度、对比度、纹理的局部图像区域将会拥有相对应的局部二值化阈值。

语法格式：

retval, dst=cv2.adaptiveThreshold(src, dst, maxValue, adaptiveMethod, teresholdType, blocksize, C)

参数说明：

src：源图像，填单通道，单 8 位浮点类型 Mat 即可。

dst：输出图像（与输入图像同样的尺寸和类型）。

maxValue：预设满足条件的最大值。

adaptiveMethod：指定自适应阈值算法。可选择 ADAPTIVE_THRESH_MEAN_C 或 ADAPTIVE_THRESH_GAUSSIAN_C 两种。ADAPTIVE_THRESH_MEAN_C，为局部邻域块的平均值。该算法是先求出块中的均值，再减去常数 C。ADAPTIVE_THRESH_GAUSSIAN_C，为局部邻域块的高斯加权和。该算法是在区域中 (x, y) 周围的像素根据高斯函数按照他们离中心点的距离进行加权计算，再减去常数 C。

teresholdType：指定阈值类型。可选择 THRESH_BINARY 或者 THRESH_BINARY_INV 两种（即二进制阈值或反二进制阈值）。

blocksize：表示邻域块大小，用来计算区域阈值，一般选择为 3、5、7、⋯等奇数。

C：参数 C 表示与算法有关的参数，它是一个从均值或加权均值提取的常数，可以是负数。

3. Otsu's 阈值分割

Otsu's 算法是由日本学者 Otsu 于 1979 年提出的一种对图像进行二值化的高效算法，是一种自适应的阈值确定的方法，又称大津阈值分割法，是最小二乘法意义下的最优分割，计算简单，不受图像亮度和对比度的影响，因此在数字图像处理上得到了广泛的应用。它是按图像的灰度特性，将图像分成背景和前景两部分。因方差是灰度分布均匀性的一种度量，背景和前景之间的类间方差越大，说明构成图像的两部分的差别越大，当部分前景错分为背景或部分背景错分为前景都会导致两部分差别变小。因此，使类间方差最大的分割意味着错分概率最小，它主要用来自动地选择一个阈值，以此来对图片进行分割，更好地区别前景区域和背景区域。阈值的作用是根据设定的值处理图像的灰度值，如灰度大于某个数值像素点保留。通过阈值以及有关算法可以实现从图像中抓取特定的图形，如去除背景等。

语法格式：

retval, dst=cv2.threshold(src, thresh, maxval, cv2.THRESH_OTSU)

参数说明：

src：源图像。

thresh：阈值。

maxval：最大值。

cv2.THRESH_OTSU 是标志位，他们可以和其他参数，如 cv2.THRESH_BINARY 一起使用将 cv2.THRESH_OTSU 写为：cv2.THRESH_OTSU+cv2.THRESH_BINARY。

下面介绍一下单阈值 Otsu's 算法：

设图像包含 L 个灰度级，灰度值为 i 的像素点个数为 N_i，像素总点数为：

$$N = N_0 + N_1 + \cdots + N_{L+1} \tag{5-7}$$

则灰度值为 i 的点的概率为：

$$p_i = \frac{N_i}{N} \tag{5-8}$$

根据期望公式，图像灰度的均值 μ 为：

$$\mu = \sum_{i=0}^{L-1} iP_i \tag{5-9}$$

按图像的灰度特性，使用阈值 T 将图像分成目标 c_0 和背景 c_1 两类，则 $\omega_0(T)$ 和 $\omega_1(T)$ 分别表示阈值为 T 时，c_0 和 c_1 发生的概率，即：

$$\omega_0(T) = \sum_{i=0}^{T} P_i \tag{5-10}$$

$$\omega_1(T) = 1 - \omega_0(T) \tag{5-11}$$

c_0 和 c_1 的均值为：

$$\mu_0(T) = \frac{\sum_{i=0}^{T} iP_i}{\omega_1(T)} \tag{5-12}$$

$$\mu_1(T) = \frac{\mu_T - \sum_{i=0}^{T} iP_i}{\omega_1(T)} \tag{5-13}$$

$\sigma^2(T)$ 表示直方图中阈值为 T 的类间方差，定义为：

$$\sigma^2(T) = \omega_0[\mu_0(T) - \mu_T]^2 + \omega_1(T)[\mu_1(T) - \mu_T]^2 \tag{5-14}$$

最优阈值定义为类间方差最大时对应的 T 值，即：

$$\sigma^2(T^*) = \max_{0 \leqslant T \leqslant L-1} \{\sigma_B^2(T)\} \tag{5-15}$$

【**医学案例 5-17**】　以某儿童医院采集的儿童手腕骨图像用以了解儿童骨龄测试，现采用不同的图像分割方法处理，对比源图像与简单阈值分割、自适应阈值分割以及 Otsu's 阈值分割的结果，把操作后的图像调用 matplotlib 中 pyplot 的 imshow() 函数显示。

【**参考代码**】

```
import cv2 as cv
import matplotlib.pyplot as plt
plt.rcParams['font.family']=['SimSun']        # 用宋体显示中文
fileName="hand.jpg"
srcImg=cv.imread(fileName, cv.IMREAD_COLOR)
grayImg=cv.cvtColor(srcImg, cv.COLOR_BGR2GRAY)
# 简单阈值分割，50 为设定的阈值
threshVal,thresholdImg=cv.threshold(grayImg, 50, 255,
                            cv.THRESH_BINARY)
# 自动阈值分割，邻域块大小一般为奇数此处设为 5，加权值 2
autoThresholdImg=cv.adaptiveThreshold(grayImg, 255,
                            cv.ADAPTIVE_THRESH_MEAN_C,
                            cv.THRESH_BINARY,
                            5,
                            2)
#OTSU 分割
otsuVal, otsuImg=cv.threshold(grayImg, 0, 255,
                            cv.THRESH_OTSU+cv.THRESH_BINARY)
# 展示不同的手骨图像
titles=['源图像', '简单阈值分割', '自动阈值分割', 'OTSU 分割']
imgs=[grayImg, thresholdImg, autoThresholdImg, otsuImg]
plt.gray()
for i in range(4):
```

```
        plt.subplot(2, 2, i+1)
        plt.imshow(imgs[i])
        plt.axis('off')
        plt.title(titles[i])
plt.show()
```

【运行结果】

运行结果见图 5-23。

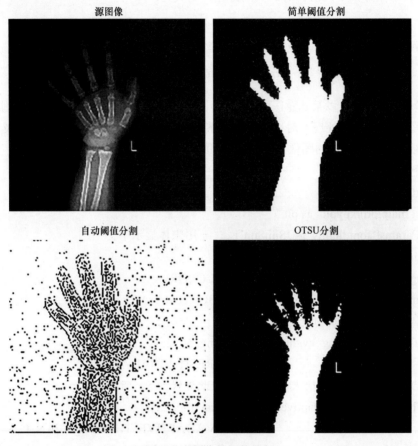

图 5-23　图像的阈值分割

【代码与结果解释】

在图 5-23 中可以看出通过 Otsu's 阈值分割，将目标和背景的方差最大来动态地确定图像的分割阈值很好地将灰度图划分为了二值图像，具有很好的分割效果。

5.4.2　形态学医学图像的膨胀、腐蚀、开运算、闭运算

形态学（morphology）一词通常表示生物学的一个分支，该分支主要研究动植物的形态和结构。而我们图像处理中指的形态学，往往表示的是数学形态学。

数学形态学（mathematical morphology）是一门建立在格论和拓扑学基础之上的图像分析学科，是数学形态学图像处理的基本理论。形态学图像处理的应用可以简化为图像数据，保持它们的基本的形状特性，并取出不相干的结构。形态学方法的基础是集合论。由塞拉

（J. Serra）于 1964 年提出。

在这一节中，我们将讨论形态学图像处理。形态学图像处理是一组与图像中特征的形态或形态相关的非线性操作的集合。

本节讨论二值图像（其中像素表示为 0 或 1，由约定，对象的前景=1 或白色，背景=0 或黑色）形态学运算的方法，使用 OpenCV 库中的形态学图像处理函数，OpenCV 为进行图像的形态学变换提供了快捷、方便的函数。其基本的运算包括：二值腐蚀和膨胀、二值开闭运算、骨架抽取、极限腐蚀、击中击不中变换、形态学梯度、Top-hat 变换、颗粒分析、流域变换、灰值腐蚀和膨胀、灰值开闭运算、灰值形态学梯度等。其中膨胀与腐蚀是最基本的形态学操作

1. 结构元素

形态学中有一个非常重要的概念叫结构元素（structuring elements，SE）。多数情况下，结构元素是一个小的中间带有参考点和实心正方形或者圆盘，其实，我们可以把它视为模板或者掩码，通常比待处理的图像小得多。结构元素中的值可以是 0 或 1。结构元素中数值为 1 的点决定结构元素邻域像素在进行膨胀或腐蚀时是否需要参与计算，结构元素通常拥有一个单独定义出来的参考点，我们称其为锚点。锚点一般定义为结构元的中心（也可以自由定义位置）。如图 5-24 所示是几个不同形状的结构元素，深色区域为锚点。

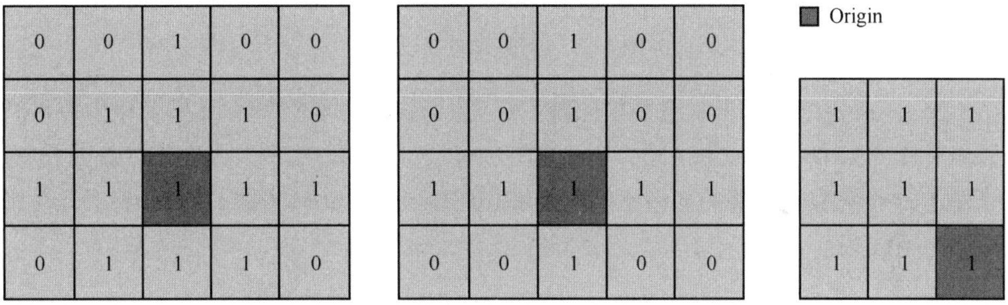

图 5-24　结构元素以及锚点

生成不同形状结构元素的函数为：

kernel=cv2.getStructuringElement(shape, Size)

参数说明：

shape：可以选择如下三种形状之一。

矩形：MORPH_RECT。

交叉形：MORPH_CROSS。

椭圆形：MORPH_ELLIPSE。

size：内核的尺寸。

例如：

kernel=cv2.getStructuringElement(cv2.MORPH_ELLIPSE, (11, 11))

返回椭圆形和内核矩阵为 11×11 的结构元素。

2. 腐蚀

蚀具体算法是：结构元素锚点沿着图像滑动，如果与结构元锚点对应的源图像的所有

像素值都是 1，那么中心元素就保持原来的像素值，否则就变为零。根据卷积核的大小靠近前景的所有像素都会被腐蚀掉（变为 0），这样的结果是前景物体会变小，整幅图像的白色区域会减少。表现出的现象是图像被缩小；但此处的缩小不是指图像的尺寸变小，而是图像中的信息部分（主要是亮度较高的像素）缩小，腐蚀的作用可以缩小前景对象的大小，平滑对象边界，并删除图形和小的对象。

图 5-25 为腐蚀的原理图：

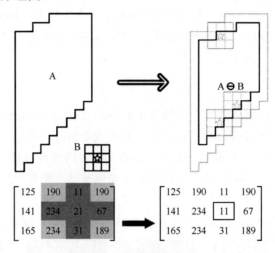

图 5-25　图像的腐蚀原理

图 5-25 中 B 为结构元素，五角星位置 (x, y) 为锚点 O 的位置，x' 和 y' 为结构元值为 1 的像素相对锚点 O 的位置偏移，src 表示原图，dst 表示结果图，一般在调用腐蚀和膨胀函数之前先定义一个 Mat 类型的变量来获得 getStructuringElement 函数的返回值。

腐蚀的公式为：

$$\mathrm{dst}(x, y) = \min_{(x', y.'):\mathrm{element}(x', y') \neq 0} \mathrm{src}(x + x', y + y')$$

（5-16）

语法格式：

dst=cv.erode(src, kernel[, dst[, anchor[, iterations[, borderType[, borderValue]]]]])

参数说明：

使用 erode 函数，一般我们只需要填前面的 3 个参数，后面的 4 个参数都有默认值。

src：输入始图像，通道数不限，depth 必须是 CV_8U，CV_16U，CV_16S，CV_32F 或 CV_64F。

dst：输出图像，size 与 type 与原始图像相同。

kernel：腐蚀操作的内核。若为 NULL 时，表示的是使用参考点位于中心 3×3 的核。一般配合 getStructuringElement 这个参数的使用。

anchor：卷积核的中心点，即锚点，其默认为 (–1, –1) 表示位于 kernel 中心位置。锚点即选取的 kernel 中心位置与进行处理像素重合的点。

iterations：腐蚀操作的次数。

borderType：图像边界模式。

borderValue：边界值，默认值是 BORDER_DEFAULT。

【医学案例 5-18】 对脑部 CT 图像进行腐蚀处理，将源图像腐蚀 3 次，5 次之后的结果图像调用 matplotlib 中 pyplot 的 imshow 函数对比显示。

【参考代码】

```
import cv2 as cv
import matplotlib.pyplot as plt
plt.rcParams['font.family']=['SimSun']          # 用宋体显示中文
fileName="brain.png"
# 生成结构元素定义其形状以及大小
se=cv.getStructuringElement(cv.MORPH_RECT, (5, 5))
srcImg=cv.imread(fileName, cv.IMREAD_COLOR)
grayImg=cv.cvtColor(srcImg, cv.COLOR_BGR2GRAY)
erosionImg1=cv.erode(srcImg, se, iterations=3)
erosionImg2=cv.erode(srcImg, se, iterations=5)
Imagename=["源图像", "腐蚀 3 次", "腐蚀 5 次"]
Image=[grayImg, erosionImg1, erosionImg2]
for i in range(3):
    plt.subplot(1, 3, i+1)
    plt.axis("off")
    plt.title(Imagename[i])
    plt.imshow(Image[i], cmap="gray")
plt.axis('off')
plt.show()
```

【运行结果】

运行结果见图 5-26。

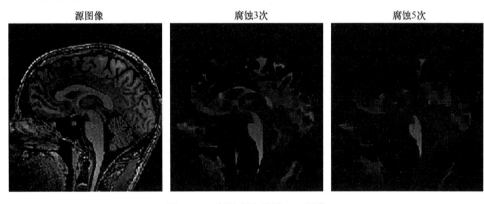

图 5-26 腐蚀多次的脑 CT 图像

【代码与结果解释】

图 5-26 显示腐蚀操作使得图像变暗，信息逐渐减少。

3. 膨胀

膨胀就是求局部最大值的操作，结构元素 B 与图形卷积，即计算 B 覆盖区域的像素点的最大值，并把这个最大值赋值给参考点指定的像素。这样就会使图像中的高亮区域逐渐增长。对输入图像用特定结构元素进行膨胀操作，表现出的现象是图像被放大；此处的放大不是指图像的尺寸变大，而是图像中的信息部分（主要是亮度较高的像素）放大。

膨胀算法：用结构元素对应的矩阵，如 3×3，扫描图像的每一个像素，用结构元素与其覆盖的图像做"或"运算，如果都为 0，结构图像的该像素为 0，否则为 1；结果是图像放大一圈。

如图 5-27 所示，为膨胀操作原理图：

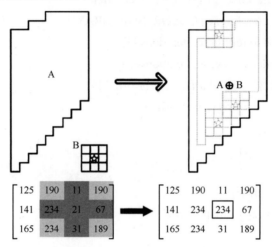

图 5-27 图像的膨胀原理

图像膨胀是腐蚀的逆过程，往往先通过腐蚀使图片线条变窄，然后去除噪声。膨胀对图像高亮部分进行"领域扩张"，效果图拥有比原图更大的高亮区域；从图像直观看来，就是将图像光亮部分放大，黑暗部分缩小。膨胀扩展前景对象的大小，平滑对象边界，并闭合二值图像中的孔和缝隙。

膨胀的公式为：

$$dst(x, y) = \max_{(x', y'):element(x', y') \neq 0} src(x + x', y + y') \tag{5-17}$$

语法格式：

dst=cv.dilate(src, kernel[, dst[, anchor[, iterations[, borderType[, borderValue]]]]])

参数说明：

src：输入图像，即源图像，填 Mat 类的对象即可。图像通道的数量可以是任意的，但图像深度应为 CV_8U，CV_16U，CV_16S，CV_32F 或 CV_64F 其中之一。

dst：即目标图像，需要和源图片有一样的尺寸和类型。

kernel：腐蚀操作的内核。

anchor：锚点，其默认为（–1, –1），表示锚点位于单位（element）的中心，我们一般不用管它。

iterations：int 类型数据迭代使用 erode() 函数的次数，默认值为 1。

borderType：int 类型数据用于推断图像外部像素的某种边界模式。注意它有默认值 BORDER_DEFAULT。

borderValue：当边界为常数时的边界值，有默认值 morphologyDefaultBorderValue()，一般我们不用去管他。需要用到它时，可以看官方文档中的 createMorphologyFilter() 函数得到更详细的解释。

同样地，使用 dilate 函数，一般我们只需要填前面的三个参数，后面的四个参数都有默认值，往往结合 getStructuringElement 一起使用。

【医学案例 5-19】 对比脑 CT 源图像以及膨胀 1 次、5 次之后的结果显示在屏幕上。

【参考代码】

```
import cv2 as cv
import matplotlib
import numpy as np
import matplotlib.pyplot as plt
plt.rcParams['font.sans-serif']=['SimSun']        # 用宋体显示中文
fileName="brain.png"
srcImg=cv.imread(fileName, cv.IMREAD_COLOR)
grayImg=cv.cvtColor(srcImg, cv.COLOR_BGR2GRAY)
# 产生结构元素形状为椭圆
se=cv.getStructuringElement(cv.MORPH_ELLIPSE, (10, 10))
plt.subplot(1, 3, 1)
plt.title("源图像")
# 显示源图像灰度图
plt.imshow(grayImg, cmap="gray")
# 图像的膨胀
plt.axis('off')
plt.subplot(1, 3, 2)
# 图像膨胀 1 次
erosionImg1=cv.dilate(srcImg, se, iterations=1)
plt.title("膨胀 1 次")
plt.imshow(erosionImg1, cmap="gray")
plt.axis('off')
plt.subplot(1, 3, 3)
# 图像膨胀 5 次
erosionImg2=cv.dilate(srcImg, se, iterations=5)
plt.title("膨胀 5 次")
plt.imshow(erosionImg2, cmap="gray")# 以灰度图的形式显示图片
plt.axis('off')
plt.show()
```

【运行结果】

运行结果见图 5-28。

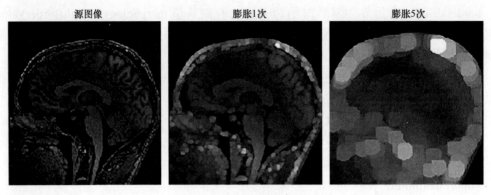

图 5-28　脑 CT 图像的膨胀运算

【代码与结果解释】

图 5-28 显示膨胀操作使得图像变亮，信息逐渐减少。

4. 开运算（opening）和闭运算（closing）

开操作和闭操作是另外两种重要的形态学操作。

先进行腐蚀再进行膨胀就叫作开运算。它适合去除图像有效信息外的白噪点被用来去除噪声。它从二值图像中删除小对象。图像腐蚀后，去除了噪声，但是会压缩图像；对腐蚀过的图像，进行膨胀处理，可以去除噪声（膨胀操作不能去除噪声），并保持原有形状。开操作一般使对象的轮廓变得光滑。断开狭窄的间断和消除细的突出物。

闭运算是另一种形态学运算，可以表示为先膨胀后腐蚀运算的组合，它从二值图像中删除小洞。简而言之，闭操作同样使轮廓线更为光滑，但与开操作相反的是，它通常连接狭窄的间断或者细长的鸿沟，消除小的孔洞，并填补轮廓线中的断裂。

语法格式：

dst=cv.morphologyEx(src, op, kernel[, dst[, anchor[, iterations[, borderType[, borderValue]]]]])

参数说明：

src：传入的图片。

op：形态学操作的方式。

cv.MORPH_OPEN：开运算。

cv.MORPH_CLOSE：闭运算。

cv.MORPH_GRADIENT：形态学梯度。

cv.MORPH_TOPHAT：顶帽运算。

cv.MORPH_BLACKHAT：黑帽运算。

cv.MORPH_ERODE：腐蚀运算。

cv.MORPH_DILATE：膨胀运算。

我们这里只讨论开闭运算。

kernel：用于腐蚀操作的结构元素，如果取值为 Mat()，那么默认使用一个 3×3 的方形结构元素，可以使用 getStructuringElement 来创建结构元素。

　　anchor：锚点，即卷积核的中心点，其默认为（-1，-1），表示位于 kernel 中心位置。锚点即选取的 kernel 中心位置与进行处理像素重合的点。

　　iterations：腐蚀操作被递归执行的次数。

　　borderType：图像边界模式。

　　borderValue：边界值，默认值是 BORDER_DEFAULT。

　　【医学案例 5-20】 以某儿童医院采集的脑部 CT 图像为例，采用不同的形态学处理方法处理，把操作后的图像调用 matplotlib 中 pyplot 的 imshow 函数显示。

　　【参考代码】

```
import cv2 as cv
import matplotlib.pyplot as plt
plt.rcParams['font.sans-serif']=['SimSun']        #用宋体显示中文
fileName="brain.tif"
srcImg=cv.imread(fileName, cv.IMREAD_COLOR)
se=cv.getStructuringElement(cv.MORPH_RECT, (5, 5))# 定义结构元为矩形区域，大小为 5*5
openImg=cv.morphologyEx(srcImg, cv.MORPH_OPEN, se)
closeImg= cv.morphologyEx(srcImg, cv.MORPH_CLOSE, se)
# 展示不同的手骨图像
titles=['源图像', '开运算', '闭运算']
Imgs=[srcImg, openImg, closeImg]
for i in range(3):
    plt.subplot(1, 3, i+1)
    plt.imshow(Imgs[i])
    plt.axis('off')
    plt.title(titles[i])
plt.show()
```

　　【运行结果】

　　运行结果见图 5-29。

源图像　　　　　　　　　　开运算　　　　　　　　　　闭运算

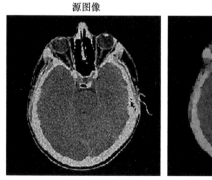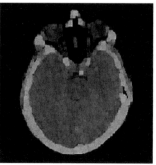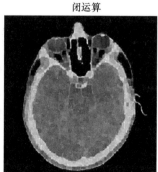

图 5-29　脑部 CT 图像的开闭运算

【代码与结果解释】

图 5-26 运行结果可以看出开运算先腐蚀后膨胀，去除了小的黑点，图像边缘变得圆润了，也就是开运算对图像轮廓进行平滑。而闭运算先膨胀后腐蚀，把中心比较大的块连接为一个整体，填补了图片空白的缝隙。

习　　题

1. 单选题

1）乳腺的钼靶检查，是一种（　　　）

A. 超声检查技术　　　　　　　　　　　　B. OCT 检查技术

C. X 射线检查技术　　　　　　　　　　　D. MRI 检查技术

2）医学影像诊断的原则是（　　　）

A. 先看医学图像的异常表现是否是病灶

B. 辨认图像异常表现是熟悉正常影像学表现的前提

C. "异病同影"和"同病异影"均不能诊断

D. 熟悉正常影像学表现是辨认图像异常表现的前提

3）像素点不具备的属性是（　　　）

A. 像素点的位置属性　　　　　　　　　　B. 像素点的分辨率属性

C. 像素点的颜色亮度属性　　　　　　　　D. 像素点的颜色通道属性

4）在 OpenCV 中打开医学图像文件调用的函数是（　　　）

A. cv.imread()　　　　B. cv.imopen()　　　　C. cv.imwrite()　　　　D. cv.imsave()

5）在 OpenCV 中分离彩色图像颜色通道的函数是（　　　）

A. cv.resize()　　　　B. cv.split()　　　　C. cv.merge()　　　　D. cv.seperate()

6）形态学中膨胀的函数是（　　　）

A. cv.dilate()　　　　B. cv.split()　　　　C. cv.merge()　　　　D. cv.erode()

7）形态学中开、闭运算操作的使用的函数是（　　　）

A. cv.resize()　　　　　　　　　　　　　B. cv.split()

C. cv.morphologyEx()　　　　　　　　　D. cv.MORPH_OPEN()

8）形态学中开、闭运算操作的使用的参数是（　　　）

A. cv.erode()　　　　　　　　　　　　　B. cv.dilate()

C. cv.MORPH_CLOSE()　　　　　　　　　D. cv.MORPH_OPEN ()

9）在腐蚀操作函数的是（　　　）

A. cv.resize()　　　B. cv.dilate()　　　C. cv.erode()　　　D. cv.morphologyEx()

10）开运算的过程是先进行（　　　）再进行（　　　）运算

A. 腐蚀、膨胀　　　B. 膨胀、腐蚀　　　C. 腐蚀、腐蚀　　　D. 膨胀、膨胀

11）闭运算的过程是先进行（　　　）再进行（　　　）运算

A. 腐蚀、膨胀　　　B. 膨胀、腐蚀　　　C. 腐蚀、腐蚀　　　D. 膨胀、膨胀

2. 判断题

1）SPECT 和 PET 是核医学的两种 CT 技术（　　　）

2）MRI 是一种崭新的医学成像技术，采用静磁场和射频磁场对人体组织成像（　　　）

3）像素点应该包括像素尺寸、颜色、色彩、深度、位置等信息（　　　）

4）通常情况下的 X 射线医学图像，高密度的骨组织和钙化灶，其 X 射线医学图像呈现成黑色；中等密度的肌肉、软骨、实质器官、结缔组织和体液等，其 X 射线医学图像呈现成灰色；低密度的脂肪组织、肺和体腔的空隙等，其 X 射线医学图像呈现成白色（　　　）

5）把多个独立颜色通道的医学图像可以合并成彩色图像，可以调用 OpenCV 的合并函数 cv.merge() 组成的彩色图像（　　　）

6）形态学的基本操作包含膨胀、腐蚀、开运算、闭运算（　　　）

7）OpenCV 提供的阈值化方法有简单阈值分割方法、自动阈值分割法、最大类间差法（　　　）

第 6 章　机器学习及医学应用

人工智能（artificial intelligence，AI）在最近 10 年得到了巨大发展，其应用范畴也渗透到各个领域，让人们切实体会到人工智能给人类生活带来了巨大便利。其中，人工智能在医学领域的应用尤为引人关注；智慧医疗的产生有效地缓解了医疗资源紧张等重要的民生问题。疾病自动预测、疾病自动诊断、病灶自动检测等成为智慧医疗的热点问题；而实现上述任务的核心技术与算法为机器学习技术，其中深度学习更是代表了本时代的人工智能技术。本章主要涵盖了线性回归、逻辑回归、朴素贝叶斯分类、SVM 支持向量机、快速（k-means，k 均值）聚类法、深度学习等机器学习中较实用或前沿的算法原理及基于 Python 的实现步骤，并以实际医学问题为例进一步加深对上述算法的理解。

6.1　机器学习介绍

机器学习是人工智能领域一个重要的分支，利用计算机从现有或历史"大数据"划分出一个"训练集"，采用某种"机器学习算法"学习发现训练集数据存在的新规律、新趋势、新特征、新判断和新结果等新知识或新价值，并产生出一种机器学习模型，然后利用产生的机器学习模型，把未知的数据或新的数据输入该机器学习模型中进行判断或预测。在建立机器学习模型过程中，划分出一定比例的数据集验证模型的泛化能力（普适性），这个数据集叫验证集，验证集参与了模型参数的调整和模型过拟合的监测。还有可能划分出测试集来评估模型的泛化能力。即研究如何利用数据（即经验）产生模型的算法，即学习算法（learning algorithm），其基本原理如图 6-1 所示。一般来说，一个学习问题通常利用 N 个样本数据（即训练数据），尝试预测未知数据（即测试数据）的属性。根据训练集合，利用机器学习算法产生模型，可以对未知的数据或新的数据进行判断或预测。例如，乳腺肿瘤良性与恶性的识别可采用机器学习算法完成。首先，利用收集到的乳腺肿瘤病例组成训练集合，其中每个病例（病例可包括多个检测指标作为其特征或属性）为一个样本数据，而该病例的标签则为良性或恶性；然后利用训练集合采用机器学习算法训练产生模型；最后用产生的模型对新输入的病例进行预测或诊断，判断该乳腺肿瘤为良性或恶性。

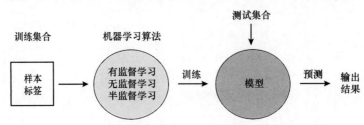

图 6-1　机器学习基本原理

根据样本数据是否拥有标记信息（即标签），学习任务大致可以划分为有监督学习（supervised learning）、无监督学习（unsupervised learning）和半监督学习（semi-supervised learning）。有监督学习即样本数据的标签信息是已知的，该类算法主要包括线性模型、逻辑回归模型、支持向量机、朴素贝叶斯分类、决策树、神经网络等，主要应用于疾病诊断与预测。半监督学习即只有部分样本数据的标签是已知的，其基本思想是利用数据分布上的模型对未标签样本进行标签。而无监督学习即样本数据的标签都是未知的，该类算法最典型的算法为聚类算法。本教材主要关注几种经典的有监督学习与无监督学习算法，如线性回归、逻辑回归、朴素贝叶斯分类、深度卷积神经网络以及快速聚类法，主要采用开源的机器学习算法包 Scikit-learn 实现医学数据的分析。

1. Scikit-learn 简介

Scikit-learn（简称 Sklearn）是基于 Python 编程语言的机器学习库，可在各种环境中重复使用，能够简单高效地完成数据挖掘和数据分析。Scikit-learn 的基本功能主要分为六大部分，主要包括分类、回归、聚类、数据降维、模型选择和数据预处理。实际应用中，机器学习算法的选择常根据领域知识进行。Scikit-learn 官网提供了问题导向的机器学习算法选择指南，可供学习与参考。Scikit-learn 涵盖了丰富的机器学习算法，本章节所涉及的主要相关函数如表 6-1 所示。

Scikit learn 将所有机器学习的模式整合统一起来，模式通用，使用简单。其中分类、回归、聚类或降维步骤大致一致，基本步骤如下：

（1）导入模块。
（2）读入数据。
（3）建立模型。
（4）训练与测试。

表 6-1　常用机器学习函数列表

类别	函数名称	函数功能	所属库
有监督学习	LinearRegression	线性回归	sklearn.linear_model
	LogisticRegression	逻辑回归	sklearn.linear_model
	GaussianNB	朴素贝叶斯分类	sklearn. naive_bayes
	TensorFlow	深度卷积神经网络	TensorFlow
	SVC、NuSVC、LinearSVC	支持向量机	sklearn.svm
无监督学习	k-means	k 均值聚类法	sklearn. cluster

2. Scikit-learn 的安装

Scikit-learn 库依赖函数包 Numpy、SciPy 和 Matplotlib，依赖包的安装方法已在前面章节介绍。Scikit-learn 在 windows 系统下的安装，可以首先运行命令窗口（[WIN+R]，输入 cmd），使用如下命令安装，本教材使用的 Scikit-learn 版本为 0.24.1，读者可根据需求自行选择：

pip install scikit-learn==0.24.1

6.2　线性回归分析

回归分析（regression analysis）是统计学中的主要算法，指利用数据统计原理，对大量统计数据进行数学处理，并确定因变量与自变量的相关关系，建立一个相关性较好的回归方程（函数表达式），并加以外推，用于预测今后的因变量按照回归方程随自变量变化而变化的分析方法。回归分析的预测结果通常是连续变量。回归分析根据因变量和自变量的个数分为一元回归分析和多元回归分析；根据因变量和自变量的函数表达式分为线性回归分析和非线性回归分析。回归分析已被纳入统计机器学习，是估计两种或两种以上变量之间关系的统计过程，属于有监督学习的一种主要方法。具体来说，回归分析利用样本数据，产生拟合方程，从而对未知数据进行预测。

线性回归（linear regression）是回归分析的一种方法，即学习一个线性模型以尽可能准确地预测未知数据的标记。线性回归模型形式简单、易于建模，且具有很好的可解释性。很多非线性模型是在线性模型的基础上引入高维映射得到的。线性回归模型主要对标签为连续值的数据进行分析与拟合，很少用于分类任务。在医学数据分析中也常用于指标的筛选、疾病的预测等。

6.2.1 算法原理及实现步骤

1. 算法原理

1）一元线性回归

一元线性回归的主要任务是从两个相关变量中的一个变量去估计另一个变量，被估计的变量，称为因变量，在机器学习任务中一般称为标签，可设为 y；用于估计因变量的变量，称为自变量，在机器学习任务中一般称为样本，设为 x。回归分析就是要找出一个数学模型 $y=f(x)$，使得从 x 估计 y 可以用一个函数式去计算。当 $y=f(x)$ 的形式是一个直线方程时，称为一元线性回归。这个方程一般可表示为 $y=ax+b$。根据最小二乘法或其他方法，可以从样本数据确定常数项 b 与回归系数 a 的值。a、b 确定后，有一个 x 的观测值，就可得到一个 y 的估计值。回归方程是否可靠，估计的误差有多大，都还应经过显著性检验和误差计算。有无显著的相关关系以及样本的大小等，是影响回归方程可靠性的因素。

回归分析法主要解决的问题：

（1）确定变量之间是否存在相关关系，若存在，则找出数学表达式。

（2）根据一个或几个变量的值，预测或控制另一个或几个变量的值，且要估计这种控制或预测可以达到何种精确度。

2）多元线性回归

将一元线性回归问题进行一般化，即给定数据集 $D=\{(x_1, y_1), (x_2, y_2), \cdots, (x_n, y_n)\}$，其中 $x_i=(x_{i1}, x_{i2}, \cdots, x_{id})$，$d$ 表示 x_i 的属性个数，x_{i2} 即 x_i 的第二个属性；y_i 为 x_i 的标签；n 表示样本集的数量。如医学案例 6-2 所示，共有 442 例糖尿病患者的数据，样本集的数量 n 为 442；每一例糖尿病患者的数据具有 10 个属性值，即 d 为 10；target 值（糖尿病发展进程定量指标）则为每一例数据的标签。

线性回归即学习一个如下的线性模型：

$$f(x_i)=\omega^{\mathrm{T}} x_i+b，使得 f(x_i) \simeq y_i \tag{6-1}$$

线性回归的核心任务即为确定参数 ω 和 b，而其关键在于如何衡量 $f(x_i)$ 和 y_i 之间的误差。回归任务中最常采用均方误差度量其误差，它具有很好的几何意义，即欧式距离（Euclidean distance）。因此线性回归学习的目标即最小化均方误差，即：

$$(\omega^*,\ b^*) = \underset{(\omega,b)}{\arg\min} \sum_{i=1}^{n} (f(x_i) - y_i)^2$$
$$= \underset{(\omega,b)}{\arg\min} \sum_{i=1}^{n} (\omega x_i + b - y_i)^2$$

（6-2）

基于均方误差最小化来进行模型求解的算法为最小二乘法（least square method）。在线性回归中，最小二乘法尝试找到一条直线，使所有样本到直线上的欧式距离之和最小。在实际应用中，求解最小二乘法一般使用梯度下降（gradient descent）策略，而不是直接求解。

2. 线性回归算法的基本实现步骤

与 Scikit-learn 中大部分机器学习的模式一致，对数据进行线性回归分析也主要包括以下几个步骤：

1）导入模块

导入代码需要使用的模块、工具或函数。

```
# 基本工具导入，根据读者任务需求导入
import numpy as np
import pandas as pd
import matplotlib.pyplot as plt
# 导入线性模型中线性回归函数
from sklearn.linear_model import LinearRegression
# 导入模型选择模块里用于切分测试集和训练集的函数
# 自己指定测试集与训练集的数量，则可不导入此模块
from sklearn.model_selection import train_test_split
```

2）建立模型

调用 LinearRegression 函数并设置其参数，其语法格式如下所示：

```
sklearn.linear_model.LinearRegression(*, fit_intercept=True, normalize=False, copy_X=True, n_jobs=None, positive=False)
```

参数的意义如下：

fit_intercept：是否计算该模型的截距。数据类型为 bool 型，默认值为 True。如果使用中心化的数据，可以考虑设置为 False，即不考虑截距。

normalize：是否对数据进行标准化处理。数据类型为 bool 型，默认值为 False。若取值为 True，回归器会通过减去均值并除以相应的二范数标准化输入数据。若取值为 False，则可以将数据标准化放在训练模型之前，通过 sklearn.preprocessing.StandardScaler 来实现；当 fit_intercept 设置为 False 时，这个参数会被自动忽略。

copy_X：是否对输入数据 X 进行复制。数据类型为 bool 型，默认值为 True。若取值为 True，则 X 将会被复制；若取值为 False，数据 X 经过中心化、标准化后，新数据将覆盖原数据 X。

n_jobs：计算时设置的任务个数。取值为 int 或 None，默认值为 None。这一参数对目

标个数＞1（n_targets＞1）且足够大规模的问题才具有加速作用。当取值为–1 则代表使用了所有的处理器。若取值为 None 表示 1（在 joblib.parallel_backend 环境下例外）。

positive：数据类型为 bool 型，默认值为 False。若取值为 True，则系数必须为正数。该参数主要为密集数组设置。

3）训练与测试

调用 clf=fit(x_train, y_train) 函数对模型进行训练。

调用 clf.predict(x_test) 函数对测试集进行预测，对模型精度进行评估。

6.2.2　久坐时间与胆固醇浓度的一元线性回归分析

【医学案例 6-1】　某研究者猜测，45 ～ 65 岁健康男性中，久坐时间较长者，血液中的胆固醇浓度要高一些。因此拟开展一项研究探讨胆固醇浓度与久坐时间是否有关，并希望通过久坐时间预测胆固醇浓度。研究者收集了研究对象每天久坐时间（自变量 time）和胆固醇浓度（因变量 cholesterol）。部分数据如表 6-2 所示。上述研究可通过一元线性回归来拟合久坐时间与胆固醇浓度的线性关系。通过样本数据确定常数项 b 与回归系数 a 的值。对于训练好的模型 cho=a×time+b，输入一个新的久坐时间值，则可预测胆固醇的浓度。

表 6-2　健康男性久坐时间与胆固醇浓度数据样例

久坐时间（min/day）	胆固醇浓度（mmol/L）
202	4.06
222	4.35
244	4.47
195	4.48
206	4.58
221	4.59
168	4.71

【参考代码】

```
# 导入模块
import pandas as pd
from sklearn.model_selection import train_test_split
from sklearn import linear_model
from sklearn.metrics import mean_squared_error，r2_score
import matplotlib.pyplot as plt
import numpy as np

# 加载数据，文件类型为 xls
data=pd.read_excel('time_cholesterol.xls')
# 读取样本（自变量）和标签（因变量）
x=data['time']
```

```
x=np.array(x)
x=x.reshape(–1, 1)
y=data['cholesterol']
y=np.array(y)
y=y.reshape(–1, 1)
```

随机划分训练集和测试集，其中测试集占 30%；可根据数据实际情况进行测试集与训练集的划分，一般来说常见的做法是将 2/3 ～ 4/5 的样本数据用于训练，剩余样本用于测试

#train_test_split 函数将原始数据集划分成测试集和训练集两部分，其中 x 表示说有的样本，y 表示所有样本对应的标签；test_size 表示测试集合所占的比例；random_state：随机数生成器的状态，主要是为了复现结果而设置。更多的参数设置可查看帮助文档。

```
x_train, x_test, y_train, y_test=train_test_split(x, y, test_size=0.3)
# 建立线性模型
regr=linear_model.LinearRegression()
# 利用训练集训练模型
regr.fit(x_train, y_train)
# 测试模型精度
y_pred=regr.predict(x_test)
# 显示线性函数的系数与截距，即前面提到的常数项与截距
print('Coefficients:\n', regr.coef_)
print('Intercept:\n', regr.intercept_)
# 显示均方误差
print('Mean squared error: %.2f'
        % mean_squared_error(y_test, y_pred))
# 显示决定系数，即判断回归方程的拟合程度，1 表示拟合程度最高
print('Coefficient of determination: %.2f'
        % r2_score(y_test, y_pred))

# 绘制训练好的线性回归拟合直线
plt.title('线性回归　久坐时间与胆固醇浓度')
plt.xlabel('久坐时间 (min/day)')
plt.ylabel('胆固醇浓度 (mmol/L)')
plt.scatter(x_test, y_test, color='black')
plt.plot(x_test, y_pred, color='red', linewidth=3)
plt.show()
```

【运行结果】

```
Coefficients:
[0.00657465]
Intercept:
3.56612794
```

Mean squared error:0.10

Coefficient of determination: 0.55

【代码与结果解释】

该实验使用 70% 数据作为训练集合，30% 数据作为测试集合。通过实验结果可知，通过一元线性回归分析得到了系数为 0.0065、截距为 3.566 的线性方程 $y=0.0065x+3.566$ 拟合久坐时间与胆固醇浓度的相关性，训练得到的线性模型如图 6-2 所示。例如，输入久坐时间 452，则预测的胆固醇浓度的值为 6.504，而真实胆固醇浓度为 6.56。

在测试集验证过程中，计算得到的模型拟合的均方误差为 0.10，误差较小，精度较高，说明久坐时间与胆固醇浓度之间存在一定的线性关系；决定系数为 0.55，该值可在一定程度上解释统计模型与数据的"拟合优度"，系数的值介于 0 和 1 之间，越接近 1 说明该模型对数据提供了很好的解释。

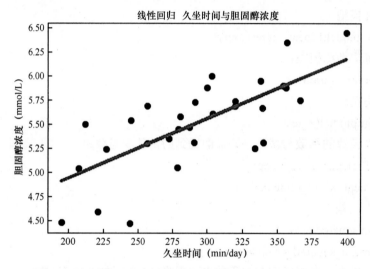

图 6-2　久坐时间与胆固醇浓度一元线性回归模型拟合效果图

6.2.3　糖尿病数据线性回归分析

以 Python 自带的糖尿病数据集为例，该数据集主要包括 442 例糖尿病患者的数据，每个数据具有 10 个属性，分别是 age—年龄、sex—性别、BMI（body mass index）—身体质量指数、BP（average blood pressure）—平均血压、s1（tc，total serum cholesterol）—血清总胆固醇、s2（ldl，low-density lipoproteins）—低密度脂蛋白、s3（hdl，high-density lipoproteins）—高密度脂蛋白、s4（tch，total cholesterol / HDL）—总胆固醇、s5（ltg，impaired glucose tolerance）—糖耐量减低、s6（glu，blood sugar level）—血糖水平。注意，由于不同属性处于不同的量级范围，为了避免出现部分特征主导输出的情况，上述 10 个属性值均被标准化为均值为 0 标准差为 1 的数据。target 为一年以后的病情发展情况。数据示例如图 6-3 所示。

age	sex	bmi	bp	s1	s2	s3	s4	s5	s6	target
0.03808	0.05068	0.061696	0.021872	-0.04422	-0.03482	-0.0434	-0.00259	0.019908	-0.01765	151
-0.0019	-0.04464	-0.05147	-0.02633	-0.00845	-0.01916	0.074412	-0.03949	-0.06833	-0.0922	75
0.0853	0.05068	0.044451	-0.00567	-0.0456	-0.03419	-0.03236	-0.00259	0.002864	-0.02593	141
-0.0891	-0.04464	-0.0116	-0.03666	0.012191	0.024991	-0.03604	0.034309	0.022692	-0.00936	206
0.00538	-0.04464	-0.03638	0.021872	0.003935	0.015596	0.008142	-0.00259	-0.03199	-0.04664	135
-0.0927	-0.04464	-0.0407	-0.01944	-0.06899	-0.07929	0.041277	-0.07639	-0.04118	-0.09635	97
-0.0455	0.05068	-0.04716	-0.016	-0.0401	-0.0248	0.000779	-0.03949	-0.06291	-0.03836	138
0.0635	0.05068	-0.00189	0.06663	0.09062	0.108914	0.022869	0.017703	-0.03582	0.003064	63
0.04171	0.05068	0.061696	-0.0401	-0.01395	0.006202	-0.02867	-0.00259	-0.01496	0.011349	110
-0.0709	-0.04464	0.039062	-0.03321	-0.01258	-0.03451	-0.02499	-0.00259	0.067736	-0.0135	310
-0.0963	-0.04464	-0.08381	0.008101	-0.10339	-0.09056	-0.01395	-0.07639	-0.06291	-0.03421	101
0.02718	0.05068	0.017506	-0.03321	-0.00707	0.045972	-0.06549	0.07121	-0.09643	-0.05907	69
0.01628	-0.04464	-0.02884	-0.00911	-0.00432	-0.00977	0.044958	-0.03949	-0.03075	-0.0425	179
0.00538	0.05068	-0.00189	0.008101	-0.00432	-0.01572	-0.0029	-0.00259	0.038393	-0.0135	185

图 6-3　糖尿病数据示例

【医学案例 6-2】　本实例根据上述糖尿病数据集，只使用糖尿病患者样本数据的单个属性——BMI进行一元线性回归，对 BMI 与一年后糖尿病患者病情发展情况的相关性进行分析。

【参考代码】

```
# 基本工具导入
import matplotlib.pyplot as plt
import pandas as pd
import numpy as np
from sklearn import linear_model
from sklearn.metrics import mean_squared_error, r2_score
from sklearn.preprocessing import StandardScaler
# 加载糖尿病数据；diabetes_x 为样本，diabetes_y 为标签
data=pd.read_csv('Diabetes.csv') # 读取糖尿病数据集
x_columns0=[x for x in data.columns if x not in ['target']]    # 剔除 target 字段
diabetes_x=data[x_columns0]
diabetes_x=np.array(diabetes_x)
diabetes_y=data['target']
# 数据归一化；由于该数据集已对样本属性进行归一化，因此此处只对标签进行归一化；将其归一化为均值为 0，标准差为 1 的数据
diabetes_y=diabetes_y.reshape(-1, 1)
scaler=StandardScaler().fit(diabetes_y)
diabetes_y=scaler.transform(diabetes_y)
# 只使用样本数据的第三个属性，即 bmi；利用切片去除该属性值其索引为 2
diabetes_x=diabetes_x[:, np.newaxis, 2]
# 将样本数据划分为训练集合与测试集合，其中训练集合为 422 例，测试集合为 20 例
diabetes_x_train=diabetes_x[:-20]
diabetes_x_test=diabetes_x[-20:]
# 按照同样的比例，将标签数据划分为训练集合与测试集合
diabetes_y_train=diabetes_y[:-20]
```

```
diabetes_y_test=diabetes_y[-20:]
# 利用训练集合训练线性回归模型
regr=linear_model.LinearRegression()
regr.fit(diabetes_x_train, diabetes_y_train)
# 利用训练好的模型对训练集合进行预测
diabetes_y_pred=regr.predict(diabetes_x_test)
# 显示线性函数的系数与截距
print('Coefficients:\n', regr.coef_)
print('Intercept:\n', regr.intercept_)
# 显示均方误差
print('Mean squared error: %.2f'
        % mean_squared_error(diabetes_y_test, diabetes_y_pred))
# 显示决定系数，即判断回归方程的拟合程度，1 表示拟合程度最高，主要有两种实现
方法
# 方法 1：print('Coefficient of determination:'regr.score(diabetes_x_test, diabetes_y_test))
# 显示决定系数的方法 2
print('Coefficient of determination: %.2f'
        % r2_score(diabetes_y_test, diabetes_y_pred))
# 画出训练好的线性回归拟合直线
plt.rcParams['font.sans-serif']=['SimSun']
plt.rcParams['axes.unicode_minus']=False
plt.title('线性回归 糖尿病预测')
plt.xlabel('身体质量指数')
plt.ylabel('病情发展情况')
plt.scatter(diabetes_x_test, diabetes_y_test, color='black')
plt.plot(diabetes_x_test, diabetes_y_pred, color='blue', linewidth=3)
plt.show()
```

【运行结果】

Coefficients:

[12.1839981]

Intercept:

0.01019895

Mean squared error: 0.43

Coefficient of determination: 0.47

【代码与结果解释】

该实验使用 442 个数据作为训练集合，后 20 个数据作为测试集合。通过实验结果可知，通过一元线性回归分析得到了系数为 12.18、截距为 0.01 的线性方程 $y=12.18x+0.01$ 拟合 BMI 值与 target 的相关性，训练得到的线性模型如图 6-4 所示。例如，输入新的数据 BMI 值为-0.07，则预测的 target 值为-0.8426，而真实的归一化后的 target 值为-1.2354；输入新

的数据的 BMI 值为 0.03906，则预测的 target 值为 0.4858，而真实的归一化后的 target 值为 0.8813。

在测试集验证过程中，计算得到的模型拟合的均方误差为 0.43，误差较大；决定系数为 0.47，该值可在一定程度上解释统计模型与数据的"拟合优度"，系数的值介于 0 和 1，越接近 1 说明该模型对数据提供了很好的解释。而本实验得到的决定系数为 0.47，说明该线性模型与数据的拟合优度较差。另外，数据预处理的方法可能影响模型的精度，读者可通过调整数据预处理的方法提高模型精度。

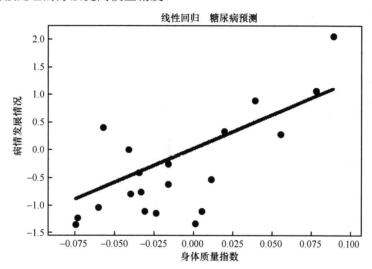

图 6-4　身体质量指数与糖尿病发展情况一元线性回归模型拟合效果图

【医学案例 6-3】　本实例根据上述糖尿病数据集，使用糖尿病患者样本数据的两个属性——BMI 和 ITG 进行二元线性回归，对上述两个属性与一年后糖尿病患者病情发展情况的定量指标的相关性进行分析。

【参考代码】

```
# 基本工具导入
import matplotlib.pyplot as plt
from matplotlib import cm
import numpy as np
from sklearn import linear_model
from sklearn.metrics import mean_squared_error，r2_score
from sklearn.preprocessing import StandardScaler
import pandas as pd
# 加载糖尿病数据；diabetes_x 为样本，diabetes_y 为标签
data=pd.read_csv('Diabetes.csv')   # 读取糖尿病数据集
x_columns0=[x for x in data.columns if x not in ['target']]    # 剔除 target 字段
diabetes_x=data[x_columns0]
diabetes_x=np.array(diabetes_x)
diabetes_y=data['target']
```

数据归一化；由于该数据集已对样本属性进行归一化，因此此处只对标签进行归一化将其归一化为均值为 0，标准差为 1 的数据

```
diabetes_y=diabetes_y.reshape(–1, 1)
scaler=StandardScaler().fit(diabetes_y)
diabetes_y=scaler.transform(diabetes_y)
```

使用样本数据的第三个和第九个属性 (索引下标为 2 和 8)，即 bmi 和 itg

```
diabetes_x1=diabetes_x[:, np.newaxis, 2]
diabetes_x2=diabetes_x[:, np.newaxis, 8]
diabetes_x=np.hstack((diabetes_x1, diabetes_x2 ))
```

将样本数据划分为训练集合与测试集合，其中训练集合为 422 例，测试集合为 20 例

```
diabetes_x_train=diabetes_x[:–20]
diabetes_x_test=diabetes_x[–20:]
```

按照同样的比例，将标签数据划分为训练集合与测试集合

```
diabetes_y_train=diabetes_y[:–20]
diabetes_y_test=diabetes_y[–20:]
```

利用训练集合训练线性回归模型

```
regr=linear_model.LinearRegression()
regr.fit(diabetes_x_train, diabetes_y_train)
```

利用训练好的模型对训练集合进行预测

```
diabetes_y_pred=regr.predict(diabetes_x_test)
```

显示线性函数的系数与截距

```
print('Coefficients:\n', regr.coef_)
print('Intercept:\n', regr.intercept_)
```

显示均方误差

```
print('Mean squared error: %.2f'
        % mean_squared_error(diabetes_y_test, diabetes_y_pred))
```

显示决定系数

```
print('Coefficient of determination: %.2f'
        % r2_score(diabetes_y_test, diabetes_y_pred))
```

画出训练好的二元线性回归拟合平面

```
y1=diabetes_x_test[:, 0]
y2=diabetes_x_test[:, 1]
co= regr.coef_
fig=plt.figure()
ax1=plt.axes(projection='3d')
ax1.set_xlim(–0.1, 0.1)
ax1.set_ylim(–0.1, 0.1)
ax1.set_zlim(–3, +3)
plt.rcParams['font.sans-serif']=['SimSun']
```

```
plt.rcParams['axes.unicode_minus']=False
ax1.set_xlabel('身体质量指数')
ax1.set_ylabel('耐糖量受损')
ax1.set_zlabel('病情发展情况')
# 变换坐标轴方向
ax1.invert_xaxis()
ax1.invert_yaxis()
m1，m2=np.meshgrid(y1, y2)
y3=m1*co[0][0]+m2*co[0][1]+regr.intercept_
# 绘制 3D 图形，rstride 指定行的跨度，cstride 指定列的跨度，cmap 设置颜色映射
ax1.plot_surface(m1, m2, y3, alpha=0.05, rstride=2, cstride=2, cmap=cm.hot)
ax1.scatter3D(diabetes_x_test[:, 0], diabetes_x_test[:, 1], diabetes_y_test, c='k')
plt.show()
```

【运行结果】

Coefficients:

[8.69610863 7.91802403]

Intercept:

0.01055363

Mean squared error: 0.33

Coefficient of determination: 0.59

【代码与结果解释】

该实验使用 442 个数据作为训练集合，后 20 个数据作为测试集合。通过实验结果可知，通过二元线性回归分析得到了线性方程 $y=8.696x_1+7.918x_2+0.01$ 拟合 BMI 值、ITG 值与 target 的相关性，训练得到的线性模型如图 6-5 所示。例如，输入新的数据的 BMI 值为 0.03906，ITG 值为 0.0445，则预测的 target 值为 0.8381，而真实的归一化后的 target 值为 0.8813，精度较好。

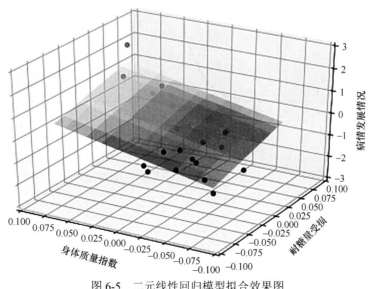

图 6-5　二元线性回归模型拟合效果图

在测试集验证过程中，计算得到的模型拟合的均方误差为 0.33，决定系数为 0.59，与上一个实验结果（单特征）相比，得到的线性回归模型与数据的"拟合优度"有所提高。

6.3 逻辑回归

上一节介绍了如何使用线性回归模型进行回归学习，但若要利用线性模型进行分类任务，则可采用逻辑回归（logistic regression，又称 logit regression）模型，也称为对数概率回归。逻辑回归是线性回归的一种推广。注意：虽然该模型的名字包含"回归"，但实际是一种分类学习算法。逻辑回归实际上预测的是未知数据 x 属于分类 y 的概率 P。

6.3.1 算法原理及实现步骤

1. 算法原理

线性回归模型其标签或因变量 y 为连续值；相较于线性回归模型，逻辑回归模型的标签或因变量则是一个 0/1 的二分类值。这就需要建立一种映射将连续实值转化为 0/1 值。Sigmoid 函数则可以实现上述转换，其中对数概率函数是 Sigmoid 函数最重要的代表，其函数形式如下所示：

$$y = \frac{1}{1+e^{-z}} \tag{6-3}$$

函数图像如图 6-6 所示：

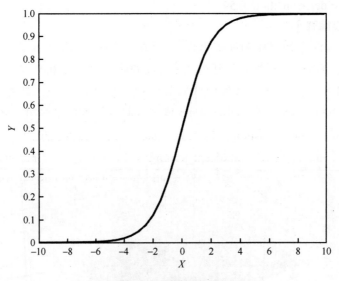

图 6-6 对数概率函数

从图 6-6 中可以看出，对数概率函数可将连续值转换为一个接近 0 或 1 的值，从而完成分类任务。将 $z=\omega^{\mathrm{T}}x+b$ 代入上式，得到：

$$y = \frac{1}{1+e^{-(\omega^{\mathrm{T}}x+b)}} \tag{6-4}$$

逻辑回归的任务即估计 ω 与 b 值，可通过极大似然法（maximum likelihood method）

进行计算，利用经典的数值优化算法如梯度下降法、牛顿法等都可以求其最优解。

逻辑回归一般来说主要解决二分类问题，要想利用逻辑回归实现多个类别的分类，一般采用 OVR（one vs rest）的方法，其主要思想是把一个多分类的问题变成多个二分类的问题。转变的思路就如同方法名称描述的那样，选择其中一个类别为正类（positive），使其他所有类别为负类（negative）。假如糖尿病主要有四种类别：1 型糖尿病、2 型糖尿病、继发性糖尿病和妊娠糖尿病。若利用逻辑回归对这四种类别进行分类，可将其转换为多个二分类问题：1 型糖尿病与其他类别糖尿病（包括 2 型糖尿病、继发性糖尿病和妊娠糖尿病），2 型糖尿病与其他类别糖尿病（包括 1 型糖尿病、继发性糖尿病和妊娠糖尿病），继发性糖尿病与其他类别糖尿病（包括 1 型糖尿病、2 型糖尿病和妊娠糖尿病），妊娠糖尿病与其他类别糖尿病（包括 1 型糖尿病、2 型糖尿病和继发性糖尿病）。因此，采用四个二分类逻辑回归模型则可完成上述四分类问题。

2. 逻辑回归算法的基本实现步骤

利用逻辑回归进行分类任务，主要包括以下几个步骤：

1）导入模块

导入后面代码需要使用的模块、工具或函数。

```
# 基本工具导入，根据读者任务需求导入
import numpy as np
import matplotlib.pyplot as plt
# 导入线性模型中逻辑回归函数
from sklearn.linear_model import LogisticRegression
# 导入模型选择模块里用于切分测试集和训练集的函数
from sklearn.model_selection import train_test_split
```

2）建立模型

调用 LogisticRegression 函数并设置其参数，其语法格式如下所示：

```
sklearn.linear_model.LogisticRegression(penalty='l2', *, dual=False, tol=0.0001, C=1.0,
        fit_intercept=True, intercept_scaling=1, class_weight=None, random_state=None,
        solver='lbfgs', max_iter=100, multi_class='auto', verbose=0, warm_start=False,
        n_jobs=None, l1_ratio=None)
```

参数的意义如下：

penalty：用于指定惩罚项中使用的正则化方法。数据类型为字符串类型，取值为 'l1'、'l2'、'elasticnet' 或 'none'，默认值为 'l2'。'newton-cg'、'sag' 和 'lbfgs' 解释器只支持 L2 正则化。只有 'saga' 解释器可以选择 'elasticnet'。若取值为 'none'，则将不使用正则化方法。

dual：选择目标函数为原始形式还是对偶形式。数据类型为 bool 型，默认值为 False。对偶形式只适用于含有 L2 惩罚项的线性求解器。当样本数量大于每个样本的属性数量时，首选 dual=False。

tol：优化算法停止的条件。数据类型为 float，默认值为 0.0001；当迭代前后的函数差值小于等于 tol 时就停止。

C：正则化系数，表示正则化强度的逆。数据类型为 float，默认值为 1.0。其值越小，正则化越强。

fit_intercept：指定决策函数中是否添加常数项（偏置或截距）。数据类型为 bool，默认值为 True。

intercept_scaling：数据类型为 float，默认值为 1。该参数仅在 solver="liblinear" 且 fit_intercept=True 时使用。在这种情况下 x 变为 [x, self.intercept_scaling]，即实例向量后面附加值为 intercept_scaling 的常数值，形成"合成"特征。

> **注意：** 合成特征权重与所有其他特征一样受 L1/L2 正则化的影响。为了减少正则化对合成特征权重的影响，必须增加 intercept_scaling。

class_weight：用于标示分类模型中各个类的权重，取值为 'dict' 或 'balanced'，默认值为 None。当取值为 'dict' 时，类别权重通过 {class_label: weight} 形式给出。若取值为 'None'，则所有类的权重为 1。若取值为 'balanced'，则各个类的权重通过类标签 y 的值自动调整，其取值与样本数据中相对应的类出现的频率成反比，出现频率可通过 n_samples/(n_classes * np.bincount(y)) 计算得到。请注意，若指定了 sample_weight，这些权重将与 sample_weight（通过 fit 方法传递）相乘。

random_state：随机数生成器的状态。取值可以为 int、RandomState instance 或 None，默认值为 None。若为 int，则 random_state 是随机数生成器使用的种子；若是 RandomState 实例，则 random_state 是随机数生成器；若取值为 None，则随机数生成器是 np.random 使用的 RandomState 实例。当 solver==sag、saga 或 liblinear 时使用。

solver：优化问题使用的算法。字符类型，取值可以为 newton-cg、lbfgs、liblinear、sag、saga，默认值为 lbfgs。liblinear 使用坐标轴下降法来迭代优化损失函数；lbfgs 是拟牛顿法的一种，利用损失函数二阶导数矩阵来迭代优化损失函数，推荐用于较小的数据集；newton-cg 是牛顿法的一种；sag 是随机平均梯度下降，每次迭代仅仅使用一部分的样本来计算梯度，适合于样本数据多的情况。saga 是 sag 的一类变体，它支持非平滑（non-smooth）的 L1 正则项。newton-cg、sag、saga 和 lbfgs 可以处理 L2 正则化或没有惩罚项的情况；liblinear 和 saga 可以处理 L1 惩罚项；saga 支持 elasticnet 惩罚项。不同的 solver 可以支持的惩罚项见图 6-7。

	Solvers				
Penalties	'liblinear'	'lbfgs'	'newton-cg'	'sag'	'saga'
Multinomial + L2 penalty	no	yes	yes	yes	yes
OVR + L2 penalty	yes	yes	yes	yes	yes
Multinomial + L1 penalty	no	no	no	no	yes
OVR + L1 penalty	yes	no	no	no	yes
Elastic-Net	no	no	no	no	yes
No penalty ('none')	no	yes	yes	yes	yes
Behaviors					
Penalize the intercept (bad)	yes	no	no	no	no
Faster for large datasets	no	no	no	yes	yes
Robust to unscaled datasets	yes	yes	yes	no	no

图 6-7 solver 支持的惩罚项类型

对于多分类问题，只有 newton-cg、sag、saga 和 lbfgs 能够处理多项式损失；而 liblinear 受限于一对剩余问题，即用 liblinear 的时候，如果是多分类问题，必须先把一种类别作为类别 1，剩余的所有类别作为类别 0。

max_iter：优化算法的迭代次数。数据类型为 int，默认值为 100。

multi_class：取值为 auto、ovr 或 multinomial。若设置为 ovr，那么在每个类上训练一个二分类问题。若设置为 multinomial，损失函数最小化等价于整个概率分布的多项式损失拟合，即使数据是二分类问题。当 solver=liblinear 时，multinomial 不可用。当设置为 auto 时，如果数据是二分类的或者 solver=liblinear，auto 选择 ovr，否则选择 multinomial。

verbose：控制是否打印训练过程。数据类型为 int，默认值为 0。对于 liblinear 和 lbfgs 解释器，将 verbose 设置为任何正数以表示其显示的详细程度。

warm_start：数据类型为 bool 型，默认值为 False。当设置为 True 时，重用上一次调用的解作为训练的初始化值；否则，擦除以前的解。

n_jobs：表示使用 CPU 的几个核来运行程序。取值为 int 或 None，默认值为 None。若 multi_class=ovr，则在对类进行并行化时使用参数设置的 CPU 核数。无论是否指定了 multi_class，当求解器设置为 liblinear 时，都会忽略此参数。None 表示 1（除非在 joblib.parallel_backend 上下文中）。-1 表示使用了所有的处理器。

l1_ratio：弹性网络混合参数。取值为 float 或 None，默认值为 None，取值范围为 0 ≤ l1_ratio ≤ 1。仅在 penalty=elasticnet 时使用。设置 l1_ratio=0 相当于使用 penalty=l2，而设置 l1_ratio=1 相当于使用 penalty=l1。当 0 < l1_ratio < 1，惩罚项是 L1 和 L2 的组合。

3）训练与测试

调用 clf=fit(x_train, y_train) 函数对模型进行训练。

调用 clf.predict(x_test) 函数对测试集进行预测，对模型精度进行评估。

6.3.2　乳腺肿瘤数据逻辑回归分析

【医学案例 6-4】　以美国 University of Wisconsin Hospitals 收集的乳腺肿瘤开源数据为例，采用逻辑回归的方法对测试集的数据分类预测良性肿瘤和恶性肿瘤，分析预测结果的混淆矩阵。数据共有样本 699 例，良性肿瘤患者 444 例（65%），恶性肿瘤患者 239 例（35%），数据形式见表 6-3。样本的主要属性有肿块厚度（clump thickness）、细胞大小的均匀性（uniformity of cell size）、细胞形状的均匀性（uniformity of cell shape）、边缘黏性（marginal adhesion）、单层上皮细胞的大小（single epithelial cell size）、裸核（bare nuclei）、染色质（bland chromatin）、正常核（normal nucleoli）、有丝分裂（mitoses）；属性值的取值范围均为 1～10。病例主要有两类，标签分别为 2（良性）和 4（恶性）。

表 6-3　乳腺肿瘤数据

样本编号	肿块厚度	细胞大小的均匀性	细胞形状的均匀性	边缘黏性	单层上皮细胞的大小	裸核	染色质	正常核	有丝分裂	类别
1000025	5	1	1	1	2	1	3	1	1	2
1002945	5	4	4	5	7	10	3	2	1	2
1015425	3	1	1	1	2	2	3	1	1	2

续表

样本编号	肿块厚度	细胞大小的均匀性	细胞形状的均匀性	边缘黏性	单层上皮细胞的大小	裸核	染色质	正常核	有丝分裂	类别
1016277	6	8	8	1	3	4	3	7	1	2
1017023	4	1	1	3	2	1	3	1	1	2
1017122	8	10	10	8	7	10	9	7	1	4
1018099	1	1	1	1	2	10	3	1	1	2

【参考代码】

```
# 导入模块
import pandas as pd
import numpy as np
from sklearn.model_selection import train_test_split
from sklearn.linear_model import LogisticRegression
from sklearn.metrics import confusion_matrix
from sklearn.metrics import classification_report    # 准确率及召回率等 Report 模块


# 加载数据
data=pd.read_csv('breastCancerData.csv')    # 读取乳腺肿瘤数据集
target='Class'    #Class 的值 2 是良性，4 是恶性
ID='Sample code number'
print(data['Class'].value_counts())    # 类别计算
x_columns0=[x for x in data.columns if x not in [target, ID]]    # 剔除 target，ID 字段
x=data[x_columns0]
y=data['Class']
# 随机划分训练集和测试集，其中测试集占 30%
x_train, x_test, y_train, y_test=train_test_split(x, y, test_size=0.3, random_state=0)
# 模型训练
logreg=LogisticRegression()
logreg=logreg.fit(x_train, y_train)
y_pred=logreg.predict(x_test)    # 预测
print("测试集的混淆矩阵 \n", confusion_matrix(y_test, y_pred))    # 测试集上的混淆矩阵
y_tpre=logreg.predict(x_train)
print("训练集的混淆矩阵 \n", confusion_matrix(y_train, y_tpre))    # 训练集上的混淆矩阵
print(classification_report(y_test, y_pred))
```

【运行结果】

测试集的混淆矩阵

```
[[126    4]
 [  5   70]]
```

训练集的混淆矩阵

[[309   5]

 [7 157]]

类别	precision	recall	f1-score	support
2	0.96	0.97	0.97	130
4	0.95	0.93	0.94	75
accuracy			0.96	205
macro avg	0.95	0.95	0.95	205
weighted avg	0.96	0.96	0.96	205

【代码与结果解释】

本试验测试集样本数为 205，训练集样本数为 478。由测试集的混淆矩阵可知，良性样本（即类别 2）共 130 例，其中 126 例被正确识别，而 4 例良性样本被错分为恶性，因此其召回率为 0.97，精确率为 0.96，f1-score 为 0.97。恶性样本（即类别 4）共 75 例，其中 70 例被正确识别，而 5 例恶性样本被错分为良性，因此其召回率为 0.95，精确率为 0.93，f1-score 为 0.94。其分类结果精度较高，说明模型较好地拟合了乳腺肿瘤数据。

注意：

（1）由于是随机划分的训练集与测试集，每次运行结果会略有不同。

混淆矩阵也称误差矩阵，是表示精度评价的一种标准格式，用 n 行 n 列的矩阵形式来表示。

（2）混淆矩阵的每一列代表了预测类别，每一列的总数表示预测为该类别的数据的数目；每一行代表了数据的真实归属类别，每一行的数据总数表示该类别的数据实例的数目。如上述测试集的混淆矩阵可写成如下表格的形式：类别 2 共 130 例，其中 126 例被正确分类，4 例被错分为类别 4；类别 4 共 75 例，其中 70 例被正确分类，5 例被错分为类别 2。

真实值	预测值	
	类别2	类别4
类别2	126	4
类别4	5	70

（3）若把正类预测为正类表示为 TP，将负类预测为正类表示为 FP，正类预测为负类表示为 FN，则精确率表示为 TP/（TP+FP），召回率表示为 TP/（TP+FN）；f1-score 是统计学中用来衡量二分类模型精确度的一种指标，表示为 2*（精确率 * 召回率）/（精确率+召回率）。以本实验中测试集的混淆矩阵为例，则其中 TP=126，FP=4，FN=5，可根据公式分别计算精确率、召回率和 f1-score 的值。

真实值	预测值	
	类别2	类别4
类别2	TP	FP
类别4	FN	TN

【医学案例 6-5】 现有乳腺电阻抗图谱数据 106 例（来源于 UCI 开源数据），其中有 9 个属性（指标），见表 6-4；诊断结果有 6 大类，见表 6-5；数据形式见表 6-6。请以逻辑回归算法对数据进行分类，显示结果与诊断结果。

表 6-4 乳腺电阻抗图谱参数

属性	备注	属性描述
I0	Impedivity（ohm）at zero frequency	在 0 频率的阻抗
PA500	phase angle at 500 kHz	500kHz 的相位角
HFS	high-frequency slope of phase angle	高频相位角斜率
DA	impedance distance between spectral ends	光谱两端之间的阻抗距离
AREA	area under spectrum	谱面积
A/DA	area normalized by DA	基于 DA 归一化的谱面积
MAX IP	maximum of the spectrum	最大频谱
DR	distance between I0 and real part of the maximum frequency point	I0 与最大频率点实部的距离
P	length of the spectral curve	光谱曲线的长度

表 6-5 乳腺电阻抗图谱诊断类别

类别	英文全拼	描述	数量
Car	Carcinoma	肿瘤	21
Fad	Fibro-adenoma	纤维瘤	15
Mas	Mastopathy	乳腺病	18
Gla	Glandular	腺状的	16
Con	Connective	结缔组织	14
Adi	Adipose	脂肪	22

表 6-6 乳腺电阻抗图谱数据

Case	Class	I0	PA500	HFS	DA	Area	A/DA	Max IP	DR	P
1	car	524.794	0.187	0.032	228.800	6843.598	29.911	60.205	220.737	556.828
2	car	330.000	0.227	0.265	121.154	3163.239	26.109	69.717	99.085	400.226
3	car	551.879	0.232	0.064	264.805	11888.392	44.895	77.793	253.785	656.769
4	car	380.000	0.241	0.286	137.640	5402.171	39.249	88.758	105.199	493.702
5	car	362.831	0.201	0.244	124.913	3290.462	26.342	69.389	103.867	424.797
6	car	389.873	0.150	0.098	118.626	2475.557	20.869	49.757	107.686	429.386
7	car	290.455	0.144	0.053	74.635	1189.545	15.938	35.703	65.541	330.267
8	car	275.677	0.154	0.188	91.528	1756.235	19.188	39.305	82.659	331.588
9	car	470.000	0.213	0.225	184.590	8185.361	44.343	84.482	164.123	603.316
⋮										
105	car	485.669	0.230	0.134	253.894	8135.968	32.045	64.855	245.471	541.364
106	car	390.000	0.358	0.204	245.686	10055.837	40.930	70.325	236.490	477.548

【参考代码】

```
# 导入模块
import pandas as pd
from sklearn import preprocessing
from sklearn.model_selection import train_test_split
from sklearn.linear_model import LogisticRegression
from sklearn.metrics import confusion_matrix
from sklearn.metrics import classification_report
# 加载乳腺电阻抗图谱数据集
data=pd.read_csv('BreastTissue.csv')
target='Class'
ID='Case'
print(data['Class'].value_counts())    # 类别计算
x_columns0=[x for x in data.columns if x not in [target, ID]] # 剔除 target，ID 字段
xo=data[x_columns0]
#QuantileTransformer 对数据进行标准化处理，将每个属性缩放在同样的范围或分布情
况下；具体使用方法可自行查看 Python 帮助文档
quantile_transformer=preprocessing.QuantileTransformer(random_state=0)
x= quantile_transformer.fit_transform(xo)
y=data['Class']
# 随机划分训练集和测试集，由于本案例每一类的样本较少，若测试集划分的比例较
低，会出现测试集中某一类别缺失的情况，因此本实验设置测试集为 50%
x_train, x_test, y_train, y_test=train_test_split(x, y, test_size=0.5, random_state=0)
# 模型训练
logreg=LogisticRegression(penalty='l1', solver='saga', tol=0.1,
class_weight='balanced', multi_class='ovr')
logreg=logreg.fit(x_train, y_train)
y_pred=logreg.predict(x_test)    # 预测
print("测试集的混淆矩阵 \n", confusion_matrix(y_test, y_pred))    # 测试集上的混淆矩阵
y_tpre=logreg.predict(x_train)
print("训练集的混淆矩阵 \n", confusion_matrix(y_train, y_tpre))    # 训练集上的混淆矩阵
print(classification_report(y_test, y_pred))
```

【运行结果】

```
测试集的混淆矩阵
[[ 8   0   1   0   0   0]
 [ 0  14   0   0   0   0]
 [ 2   0   6   0   0   0]
 [ 0   1   0   4   1   0]
 [ 0   1   0   2   4   0]
```

[0 2 0 2 3 2]]
训练集的混淆矩阵
[[11 1 1 0 0 0]
 [0 7 0 0 0 0]
 [0 0 6 0 0 0]
 [0 1 0 5 3 0]
 [0 0 0 1 8 0]
 [0 3 2 2 2 0]]

类别	precision	recall	f1-score	support
adi	0.80	0.89	0.84	9
car	0.78	1.00	0.88	14
con	0.86	0.75	0.80	8
fad	0.50	0.67	0.57	6
gla	0.50	0.57	0.53	7
mas	1.00	0.22	0.36	9
accuracy			0.72	53
macro avg	0.74	0.68	0.66	53
weighted avg	0.76	0.72	0.69	53

【代码与结果解释】

本实验测试集样本数与训练集样本数均为53。由实验结果可知，类别fad与类别gla的识别精确率较低；mas类别的召回率较低；相比较而言，类别adi、car和con的识别效果较好。该任务为6分类任务，而样本数较少，因此其识别精度较低。

6.4 朴素贝叶斯分类

朴素贝叶斯分类是一种十分简单的分类算法，它的核心思想就是：求解某样本在此特征组合情况下属于各个类别的概率，哪个类别对应的概率最大，就猜测属于该类别。

6.4.1 算法原理及实现步骤

1. 算法原理

贝叶斯分类是通过事件的先验概率，利用贝叶斯公式计算其后验概率，即某数据项属于某一类的概率，其核心思想是选择具有最大后验概率的类作为该数据项所属的类。贝叶斯分类方法简单、分类准确率高、速度快。

设每个数据样本用一个 n 维特征向量来描述 n 个属性的值，即：$X=\{x_1, x_2, \cdots, x_n\}$；假定有 m 个类，分别用 $C_1, C_2, \cdots, C_m$ 表示。给定一个未知的数据样本 X（即没有类标号），预测 X 属于哪一类。

其方法是分别计算 $P(C_1|X), P(C_1|X), P(C_2|X), P(C_3|X), \cdots, P(C_m|X)$ 的概率值，选择这组概率中最大值，最大值对应的 C_i 类就是 X 被划分的类，即：

$$P(C_i|X)=\max\{\,P(C_1|X),\,P(C_1|X),\,P(C_2|X),\,P(C_3|X),\,\cdots,\,P(C_m|X)\,\}\qquad(6\text{-}5)$$

然后根据贝叶斯公式：

$$P(C_i/X)=\frac{P(X|C_i)P(C_i)}{P(X)}\qquad(6\text{-}6)$$

其中：

$$P(X\,|\,C_i)=\prod_{j=1}^{n}P(x_j\,|\,C_i)\quad(i=1,2,\cdots,m)\qquad(6\text{-}7)$$

而公式（6-7）中先验概率 $P(x_1|C_i)$，$P(x_2|C_i)$，$\cdots$，$P(x_n|C_i)$ 可以从训练集数据统计求得。

$$P(X_j|C_i)=\text{训练集类别 } C_i \text{ 中出现属性 } X_j \text{ 的个数／训练集类别 } C_i \text{ 的总数}\qquad(6\text{-}8)$$

公式（6-6）中 $P(C_i)$ 是先验概率，通过训练集数据的统计可以分别计算出 $P(C_1)$，$P(C_2)$，$\cdots$，$P(C_m)$。

$$P(C_i)=\text{训练集类别 } C_i \text{ 个数／训练集的总数}\qquad(6\text{-}9)$$

公式（6-6）中 $P(X)$ 也是先验概率，也作标准化常量，在分母中是固定的，算法中可以忽略不计算，只算分子。

$$P(X)=\text{constant}\qquad(6\text{-}10)$$

$P(X|C_i)$ 是已知 C_i 发生后 X 的条件概率，可以用公式（6-7）分别计算出每个具体的 $P(X|C_1)$，$P(X|C_2)$，$\cdots$，$P(X|C_m)$，该公式叫做似然函数。

$P(C_i|X)$ 是已知 X 发生后 C_i 的条件概率，是需要求得的值，叫做后验概率。可以通过公式（6-6）分别计算出 $P(C_1|X)$，$P(C_2|X)$，$\cdots$，$P(C_m|X)$。最后选择后验概率的最大值 $\max\{P(C_1|X),\,P(C_2|X),\,\cdots,\,P(C_m|X)\}$，其对应 C_i 就是分类的结果。

根据此方法，对一个未知类别的样本 X，可以先分别计算出 X 属于每一个类别 C_i 的概率，然后选择其中概率最大的类别作为其类别。

朴素贝叶斯分类成立的前提是各属性之间互相独立。当数据集满足这种独立性假设时，分类的准确度较高，否则可能较低。

2. 实现步骤

在 Scikit-learn 中，一共有 3 个朴素贝叶斯分类算法。分别是 GaussianNB，MultinomialNB 和 BernoulliNB。其中，GaussianNB 就是先验为高斯分布的朴素贝叶斯分类，MultinomialNB 就是先验为多项式分布的朴素贝叶斯分类，而 BernoulliNB 就是先验为伯努利分布的朴素贝叶斯分类。

这三个类适用的分类场景各不相同，一般来说，如果样本特征的分布大部分是连续值，使用 GaussianNB 会比较好。如果样本特征的值分布大部分是多元离散值，使用 MultinomialNB 比较合适。而如果样本特征是二元离散值或者很稀疏的多元离散值，应该使用 BernoulliNB。

与 Scikit-learn 中大部分机器学习的模式一致，对数据进行分类可以调用 Scikit-learn 中的 tree 模块中的 GaussianNB 或 MultinomialNB 或 BernoulliNB、fit 和 predict 三个组合函数来实现分类树，主要包括以下几个步骤：

（1）加载训练集和测试集数据

Train_x=loadData（文件或数据集）

Train_y=loadData（标签数据文件或数据集）

Test_x=loadData（文件或数据集）

Test_y=loadData（标签数据文件或数据集）

如加载 csv 文中的数据，可以采用形如 train_x=pd.read_csv（'breastCancerTrain.csv'）格式读入。数据集也可以整体加载，然后通过 sklearn.model_selection 中的 train_test_split 函数 7∶3 随机划分训练集和测试集。

（2）调用 GaussianNB 或 MultinomialNB 或 BernoulliNB 函数设置分类器参数。

（3）训练模型：调用 clf=fit(x_train, y_train) 函数对模型进行训练。

（4）预测验证集分类结果：根据训练模型，对测试集进行预测分类，可以调用 y_pred=predict(x_test) 函数，函数返回值为分类结果值。

（5）显示分类结果：分类结果的效果常用混淆矩阵来表示，可以调用 confusion_matrix (y_test, y_pred)) 实现，其参数分别是测试集真实值与预测结果。

6.4.2　乳腺肿瘤数据朴素贝叶斯分类

【医学案例 6-6】　采用与医学案例 6-4 相同的数据，采用朴素贝叶斯分类。

乳腺肿瘤数据各属性信息如下：① Clump Thickness: 1–10; ② Uniformity of Cell Size: 1–10; ③ Uniformity of Cell Shape: 1–10; ④ Marginal Adhesion: 1–10; ⑤ Single Epithelial Cell Size: 1–10; ⑥ Bare Nuclei: 1–10; ⑦ Bland Chromatin: 1–10; ⑧ Normal Nucleoli: 1–10; ⑨ Mitoses: 1–10; ⑩ Class: (2 for benign，4 for malignant)

数据各属性的分布都是连续值，所以选择 GaussianNB 函数。

【参考代码】

```
# 基本工具导入
import pandas as pd
# 导入分类模型中 GaussianNB 函数
from sklearn.naive_bayes import GaussianNB
# 导入划分训练集和测试集函数
from sklearn.model_selection import train_test_split
# 导入混淆矩阵模块
from sklearn.metrics import confusion_matrix
# 导入准确率及召回率等 Report 模块
from sklearn.metrics import classification_report
# 读取乳腺肿瘤数据集
data=pd.read_csv('breastCancerData.csv')
#Class 的值 2 是良性，4 是恶性
target='Class'
ID='code number'
# 类别计算
```

```
data['Class'].value_counts()
x_columns0=[]
for x in data.columns:
    if x not in [target, ID]:
        x_columns0.append(x)    # 剔除 target，ID 字段
x=data[x_columns0]
y=data['Class']
# 随机分为训练集和测试集，其中测试集占 30%
x_train, x_test, y_train, y_test=train_test_split（x, y, test_size=0.3, random_state=42）
# 引入 GaussianNB 模块
GNBclf=GaussianNB()
# 模型训练
Model_train=GNBclf.fit(x_train, y_train)
# 预测
y_pred=GNBclf.predict(x_test)
# 测试集上的混淆矩阵
print("测试集的混淆矩阵 \n", confusion_matrix(y_test, y_pred))
y_tpre=GNBclf.predict(x_train)
# 训练集上的混淆矩阵
print("训练集的混淆矩阵 \n:, confusion_matrix(y_train, y_tpre))
# 输出
print(classification_report(y_test, y_pred))
```

【运行结果】

测试集的混淆矩阵

```
[[126    1]
 [ 21   57]]
```

训练集的混淆矩阵

```
[[313    4]
 [ 58   103]]
```

	precision	recall	f1-score	support
2	0.86	0.99	0.92	127
4	0.98	0.73	0.84	78
avg/total	0.90	0.89	0.89	205

【代码与结果解释】

测试集共有 205 个样本，分类正确比例为 0.9。其中良性肿瘤者为 127 例，分类正确比例为 0.86，恶性肿瘤患者为 78 例，分类正确比例为 0.98。

6.5 支持向量机

支持向量机（support vector machines，SVM）是一种建立在统计学习理论（statistical learning theory，SLT）和结构风险最小化（structural risk minimization）原理基础上的机器学习方法，其学习效率高、性能好、泛化能力强，有扎实的数学理论支撑，在模式识别、时间序列分析等众多领域得到广泛应用。支持向量机的基本模型是定义在特征空间中的线性分类器，其学习策略是间隔最大化。通过引入核方法使其成为非线性分类器，等价于在高维特征空间中学习线性支持向量机。

在基本模型的基础上，可构建更复杂的支持向量机模型，分为线性可分支持向量机、线性（软间隔）支持向量机、非线性支持向量机等类型。适用于高维特征空间的分类问题，即使数据维度比样本数量大的情况下依然可能有效。本教材仅针对分类问题介绍支持向量机。

6.5.1 算法原理及实现步骤

1. 算法原理

支持向量机的基本数学模型形式简单，从线性可分的最优分类线（面）发展而来，利用高维特征空间的超平面（hyperplane）对样本进行分类。以二维空间的分类问题为例，理想情况下的最优分类线不仅能正确分隔所有正、负训练样本，并且能使分类间隔最大，以达到更好地泛化能力。在训练数据线性可分的条件下，支持向量机的最优解存在且是唯一的，最优分离超平面由支持向量决定（图6-8）。

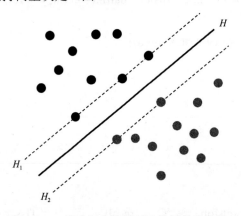

图6-8 二维空间中线性可分的最优分类线

一个超平面可定义为

$$w^T x + b = 0 \tag{6-11}$$

式中，w 是与输入特征向量 x 维度相同的实数向量，b 是一个实数。标准的线性支持向量机模型将线性决策边界两边的样本分别标记为 1 和 –1（注意不是 1 和 0）。对于新输入的样本，分类决策函数定义为

$$y_i = \text{sign}(w^T x_i + b) = \begin{cases} 1, & w^T x_i + b > 0 \\ -1, & w^T x_i + b < 0 \end{cases} \tag{6-12}$$

式中，sign(x) 表示数学符号函数，其输入 x 大于 0 返回 1，输入 x 小于 0 时返回 –1。在不影响决策函数输出的情况下，不妨使用一个正的常数对公式（6-12）中的参数 w 和 b 进行按比例调整，对决策边界进行归一化，使得 $w^Tx+b=\pm1$ 作为决策边界（如图 6-8 中的 H_1 和 H_2）。考虑 $y\in\{1,-1\}$ 并使分类正确且具备分类间隔，可将问题进一步转化为满足以下约束

$$y_i(w^Tx_i+b)-1\geqslant0 \tag{6-13}$$

式中，$i=1,\cdots,N$。此时分类间隔等于 $\dfrac{2}{\|w\|}$，为实现分类间隔最大则要使 $\|w\|$ 最小。满足条件公式（6-13）并且使 $\|w\|$ 最小的分类面即为最优分类面。

将距离最大化的间隔决策边界最近点的集合称为支持向量。例如，图 6-8 中，H_1 和 H_2 上的训练样本被称为支持向量。支持向量机的决策函数仅取决于支持向量，即训练集的子集，这一特点使得支持向量机能高效利用内存，并且适用于样本少、数据维度高的情况。

上述标准的支持向量机学习算法问题可转化为有约束的最优化问题求解。在实际问题中，无法保证所有的样本是线性可分的，即允许样本在分类边界错误的一边，因此需要放宽原始的约束条件，综合考虑使分类错误的样本最少和分类间隔最大，得到广义最优分类面。为解决非线性问题，在支持向量机中引入核函数，将数据转换到新的特征空间中进行分类，常用的核函数有高斯函数、多项式函数等。本教材中仅介绍支持向量机的基本模型和思想，具体算法及改进方法请读者参考相关阅读材料。

2. 支持向量机的基本实现步骤

在 sklearn 中，与支持向量机相关的模块包含 SVC、NuSVC 和 LinearSVC 三类。其中，SVC 基于 libsvm 实现，不适用于大规模的数据，当样本数量多时推荐使用拟合效率更高的 LinearSVC 或 SGDClassifier（使用随机梯度下降算法训练的线性分类器）。NuSVC 与 SVC 是类似的，主要差别是参数设置稍有不同并且对应的数学公式有差异，更多详细信息请查考官方文档。LinearSVC 只支持线性核函数，因此不接受设置 kernel 等参数。

利用 sklearn 中的支持向量机进行分类，主要步骤和其他分类算法一致，含以下步骤：

1）导入支持向量机模块，根据实际需求使用 SVC、NuSVC 或 LinearSVC 模型

```
from sklearn.svm import SVC
from sklearn.svm import NuSVC
from sklearn.svm import LinearSVC
```

2）建立模型

支持向量机模型支持的输入训练数据格式和其他分类器一致，以形式为 [n_samples, n_features] 的数组作为训练样本，以形式为 [n_samples] 的数组作为类别标签，其中标签为字符串或者整数均可。

如调用 SVC 模型并设置相关参数，其语法格式如下：

SVC(*, C=1.0, kernel='rbf', degree=3, gamma='scale', coef0=0.0, shrinking=True, probability=False, tol=0.001, cache_size=200, class_weight=None, verbose=False, max_iter=–1, decision_function_shape='ovr', break_ties=False, random_state=None)

相关参数简介如下：

C：正则化系数，用于防止过拟合。只能设置为正数，正则化强度与 C 的值成反比。正则项为 L2 范数的平方。

kernel：指定核函数的类型，可设置为 'linear' 'poly' 'rbf' 'sigmoid' 这几种常用的核函数，或提供计算好的核矩阵，或提供一个可调用的对象用于计算核矩阵。默认设置为 'rbf' 函数。

degree：仅当核函数设置为 'poly' 的时候有效，用于指定多项式核函数的最高次项的次数，默认设置为 3。

gamma：用于 'rbf' 'poly' 'sigmoid' 核函数的系数，可设置为 'scale' 'auto' 或设置为浮点数，默认设置为 'scale'。

如果设置为 'scale'，gamma 值的计算方式为 1/(n_features * X.var())。

如果设置为 'auto'，gamma 值的计算方式为 1/n_features。

coef0：核函数中的参数，对 'poly' 和 'sigmoid' 核函数有效。

shrinking：是否使用 shrinking 启发式方法，该参数为布尔型，默认设置为 True。

probability：是否启用概率估计，默认设置为 False。如果需要使用，则应该在调用 fit 方法之前设置。支持向量机并不直接支持输出预测的概率，内部通过 5 折交叉验证来估计，因此对应的 predict_proba 方法输出的结果与 predict 有可能出现不一致的情况。

tol：优化算法的停止条件。应设置为浮点数，默认值为 0.0001，表示当迭代前后的优化目标函数值变化小于等于 tol 时就停止。

cache_size：核缓存大小，默认为 200MB。

class_weight：类别的权重，以字典数据结构设置或设置为 'balanced'。默认值是 None，表示所有类别的权重都设置为 1。若设置为 'balanced'，则各个类的权重通过类标签 y 的值自动调整，其取值与样本数据中对应的类出现的频率成反比，出现频率可通过 n_samples / (n_classes * np.bincount(y)) 计算。

verbose：是否打印详细信息，该参数布尔型，默认设置为 False。

max_iter：优化算法的迭代次数，默认设置为 –1，即没有限制。

decision_function_shape：用于支持多元分类，不适用于二分类问题。可设置为 'ovo' 或 'ovr'，分别表示 "one-vs-one" 和 "one-vs-rest" 的多类别策略。默认及推荐的设置为 'ovr'。

break_ties：布尔型，默认设置为 False。如果设置为 True，分类类别数量大于 2，且采用的多类别策略为 'ovr'，则当分类概率相同时根据决策函数的置信度返回预测结果。启用后会增大运算量，降低执行效率。

random_state：控制伪随机数的生成，应设置为 int 类型，默认为 None。如需要复现完全一致的实验结果，应指定该参数。

调用 NuSVC 的大部分参数与 SVC 类似，可参考上述介绍或查阅官方文档，也可参考本教材配套的实验教材。

如调用 LinearSVC 模型并设置相关参数，其语法格式如下：

LinearSVC(penalty='L2', loss='squared_hinge', *, dual=True, tol=0.0001, C=1.0, multi_class='ovr', fit_intercept=True, intercept_scaling=1, class_weight=None, verbose=0, random_ state=None, max_iter=1000)

相关参数意义如下：

penalty：指定使用的惩罚项，可以设置为'L1'或'L2'。其中默认使用的是 L2 正则项，如使用 L1 正则项会使 coef_ 向量变得稀疏。

loss：指定损失函数，可设置为'hinge'或'squared_hinge'。标准的支持向量机模型采用 hinge 损失函数，但这里的默认设置是'squared_hinge'。需要注意的是，不支持 L1 惩罚项和 hinge 损失函数的组合。

dual：选择是否通过对偶问题求解。当样本数量大于特征数量的时候，推荐设置为 False，默认为 True。

tol：优化算法的停止条件。应设置为浮点数，默认值为 0.0001，表示当迭代前后的优化目标函数值变化小于等于 tol 时就停止。

C：正则化系数，用于防止过拟合。必须为正数，正则化强度与 C 的值成反比。

multi_class：指定支持多元分类的策略，可设置为'ovr'或'crammer_singer'，默认为'ovr'。其中，'ovr'表示采用"one-vs-rest"的方式训练分类器，而"crammer_singer"优化所有类别上的联合目标。设置为"crammer_singer"时会忽略 penalty、loss 和 dual 几个参数的设置。

fit_intercept：是否计算模型的偏置项（截距）。数据类型为 bool，默认值为 True。

intercept_scaling：数据类型为 float，默认值为 1。该参数在 fit_intercept 设置为 True 时使用，在这种情况下将 x 表示为 [x, self.intercept_scaling]，即在实例向量后面附加值为 intercept_scaling 的常数值，形成合成特征。注意合成特征权重与其他所有特征一样受 L1/L2 正则化的影响。为减少正则化对合成特征权重的影响，必须增大 intercept_scaling。

class_weight：类别的权重，以字典数据结构设置或设置为'balanced'。默认值是 None，表示所有类别的权重都设置为 1。若设置为'balanced'，则各个类的权重通过类标签 y 的值自动调整，其取值与样本数据中相对应的类出现的频率成反比，出现频率可通过 n_samples/(n_classes * np.bincount(y)) 计算。

verbose：与另外两种支持向量机模型不同，这里该参数设置为整型以表示显示信息的详细程度，默认值为 0。注意此项设置与 liblinear 进程的运行环境有关，在多进程时有可能无法正常工作。

random_state：控制伪随机数的生成。如果 dual 设置为 True，用于随机化对偶坐标下降算法的数据。如需要复现完全一致的实验结果，应指定该参数。如果 dual 设置为 False，LinearSVC 的底层实现不是随机的，该参数将被忽略。

3）训练和测试

与其他分类模型一致，调用 clf.fit(x_train, y_train) 方法对模型进行训练；调用 clf. predict（x_test）方法对测试集进行预测。

6.5.2　采用支持向量机的医学案例

【医学案例 6-7】 以 UCI 数据提供的心脏病数据集（Heart Disease Data Set）为例，该数据集包含采集自不同地点（Cleveland，Hungary，Switzerland 和 the VA Long Beach）的四个数据库，数据的主要创建者为：① Hungarian Institute of Cardiology. Budapest: Andras

Janosi, M.D. ② University Hospital, Zurich, Switzerland: William Steinbrunn, M.D. ③ University Hospital, Basel, Switzerland: Matthias Pfisterer, M.D. ④ V.A. Medical Center, Long Beach and Cleveland Clinic Foundation: Robert Detrano, M.D., Ph.D. 该数据的贡献者为 David W. Aha。

采集的原始数据包含 76 个属性，但基于该数据集的研究工作均使用其中的 14 个属性，见表 6-7。

表 6-7 心脏病数据集属性

属性	英文描述	中文描述
age	Age	年龄
sex	Sex	性别
cp	chest pain type	胸痛类型
trestbps	resting blood pressure	静息血压
chol	serum cholestoral	血清胆固醇
fbs	fasting blood sugar	空腹血糖
restecg	resting electrocardiographic results	静息心电图
thalach	duration of exercise test in minutes	运动测试持续时间
exang	exercise induced angina	运行诱发哮喘
oldpeak	ST depression induced by exercise relative to rest	运动诱发的 ST 段改变
slope	the slope of the peak exercise ST segment	运动 ST 段峰值的斜率
ca	number of major vessels（0–3）colored by flourosopy	血流镜显示主要血管数（0–3）
thal	3=normal; 6=fixed defect; 7=reversable defect	用 3、6、7 分别表示正常、固定缺陷和可逆转缺陷
num	diagnosis of heart disease（angiographic disease status）	基于血管照影的心脏病诊断分级（作为分类的标签使用）

以样本最多并经过预处理的 Cleveland 数据集为例（文件名为 processed.cleveland.data 的数据文件），导入的数据如图 6-9 所示，原始文件中不包含标题栏，因此列名以序号展示。

```
     0    1    2     3      4    5    6      7    8    9    10   11   12  13
0  63.0  1.0  1.0  145.0  233.0  1.0  2.0  150.0  0.0  2.3  3.0  0.0  6.0   0
1  67.0  1.0  4.0  160.0  286.0  0.0  2.0  108.0  1.0  1.5  2.0  3.0  3.0   1
2  67.0  1.0  4.0  120.0  229.0  0.0  2.0  129.0  1.0  2.6  2.0  2.0  7.0   1
3  37.0  1.0  3.0  130.0  250.0  0.0  0.0  187.0  0.0  3.5  3.0  0.0  3.0   0
4  41.0  0.0  2.0  130.0  204.0  0.0  2.0  172.0  0.0  1.4  1.0  0.0  3.0   0
```

图 6-9 心脏病数据示例

【参考代码】
```
# 导入模块
import pandas as pd
from sklearn.model_selection import train_test_split
from sklearn.svm import SVC
from sklearn.metrics import confusion_matrix
from sklearn.metrics import classification_report
from sklearn.impute import SimpleImputer
```

```
# 加载数据；读取 csv 文件，其中不含标题栏
df=pd.read_csv('processed.cleveland.csv', header=None)
# 前 13 列为特征
X=df.iloc[:, 0:13]
# 数据中有少量缺失值用"？"表示，采用频数最高的值进行缺失值填补
imp=SimpleImputer(missing_values='?', strategy='most_frequent')
X=imp.fit_transform(X)
# 最后一列为标签
Y=df.iloc[:, -1]
# 标签中 0 表示正常患者，1～4 表示不同心脏病诊断，这个案例中以二分类问题处理，
将 1～4 均标记为 1
Y.replace(to_replace=[1, 2, 3, 4], value=1, inplace=True)
# 随机划分训练集和测试集，其中测试集占 30%；并设置随机数生成器的状态。更多
的参数设置可查看帮助文档
x_train, x_test, y_train, y_test=train_test_split(X, Y, test_size=0.3, random_state=0）

# 模型训练
# 使用 SVC 建立支持向量机模型，采用线性核函数
svm_model=SVC(kernel='linear')
svm_model=svm_model.fit(x_train, y_train)

# 用训练集进行预测，观察模型拟合情况
y_tpre=svm_model.predict(x_train)
print("训练集的混淆矩阵 \n", confusion_matrix(y_train, y_tpre))    # 训练集上的混淆矩阵
print(classification_report(y_train, y_tpre))

# 评估测试结果
y_pred=svm_model.predict(x_test)
print("测试集的混淆矩阵 \n", confusion_matrix(y_test, y_pred))    # 测试集上的混淆矩阵
print(classification_report(y_test, y_pred))
```

【运行结果】

训练集的混淆矩阵

[[106 11]
 [19 76]]

类别	precision	recall	f1-score	support
0	0.85	0.91	0.88	117
1	0.87	0.80	0.84	95
accuracy			0.86	212
macro avg	0.86	0.85	0.86	212
weighted avg	0.86	0.86	0.86	212

测试集的混淆矩阵

[[42 5]

[14 30]]

类别	precision	recall	f1-score	support
0	0.75	0.89	0.82	47
1	0.86	0.68	0.76	44
accuracy			0.79	91
macro avg	0.80	0.79	0.79	91
weighted avg	0.80	0.79	0.79	91

【代码与结果解释】

数据集中样本共 303 例，划分后训练集和测试集中的样本数量分别为 212 和 91。实验中对数据集进行了简单的预处理，替换缺失值并对标签进行了转换。实验评估了模型在训练集和测试集上的预测能力，在训练集上的准确率为 0.86，在测试集上的准确率为 0.79。实验结果表明基于这些属性构建的分类模型对于疾病诊断和预测有参考价值和提示作用，但同时该问题具有一定的挑战性，从准确率的角度有进一步提升的空间。

上述实验中，指定了采用线性核函数构建模型，这种在训练模型之前设置值的参数被称为超参数。最优的参数设置有助于提高模型的预测能力，超参数优化的基本方法是网格搜索，以下示例展示了如何采用这种方法选择最佳核函数，也可用于优化其他超参数。

【医学案例 6-8】 采用与医学案例 6-7 相同的数据，选择最适合的核函数构建支持向量机模型。

【参考代码】

```
# 导入模块
import pandas as pd
from sklearn.model_selection import train_test_split
from sklearn.svm import SVC
from sklearn.metrics import confusion_matrix
from sklearn.metrics import classification_report
from sklearn.model_selection import GridSearchCV
from sklearn.impute import SimpleImputer


# 加载数据；读取 csv 文件，其中不含标题栏
df=pd.read_csv('processed.cleveland.csv', header=None)
# 前 13 列为特征
X=df.iloc[:, 0:13]   #Feature set
# 数据中有少量缺失值用"？"表示，采用频数最高的值进行缺失值填补
imp=SimpleImputer(missing_values='?', strategy='most_frequent')
X=imp.fit_transform(X)
Y=df.iloc[:, -1]   #label Set
```

标签中 0 表示正常患者，1～4 表示不同心脏病诊断，这个案例中以二分类问题处理，将 1～4 均标记为 1

Y.replace(to_replace=[1, 2, 3, 4], value=1, inplace=True)

随机划分训练集和测试集，其中测试集占 30%；并设置随机数生成器的状态。更多的参数设置可查看帮助文档

x_train, x_test, y_train, y_test=train_test_split(X, Y, test_size=0.3, random_state=0)

枚举或指定参数设置范围

param_grid={'kernel': ['linear', 'rbf', 'sigmoid', 'poly']}

通过交叉验证评估参数设置 (组合) 情况

grid=GridSearchCV(SVC(), param_grid, refit=True, verbose=3)

训练模型

grid.fit(x_train, y_train)

输出最佳超参数

print(grid.best_params_)

输出最佳模型设置

print(grid.best_estimator_)

评估测试结果

grid_predictions=grid.predict(x_test)

print("测试集的混淆矩阵 \n", confusion_matrix(y_test, grid_predictions))　# 测试集上的混淆矩阵

print(classification_report(y_test, grid_predictions))

【运行结果】

Fitting 5 folds for each of 4 candidates，totalling 20 fits

[CV 1/5] END ....kernel=linear;，score=0.767 total time=　　0.1s

[CV 2/5] END ....kernel=linear;，score=0.884 total time=　　0.0s

[CV 3/5] END ....kernel=linear;，score=0.857 total time=　　0.0s

[CV 4/5] END ....kernel=linear;，score=0.810 total time=　　0.1s

[CV 5/5] END ....kernel=linear;，score=0.857 total time=　　0.0s

[CV 1/5] END ....kernel=rbf;，score=0.651 total time=　　0.0s

……

[CV 5/5] END ....kernel=poly;，score=0.595 total time=　　0.0s

{'kernel': 'linear'}

SVC（kernel='linear'）

测试集的混淆矩阵

[[42　5]

[14 30]]

类别	precision	recall	f1-score	support
0	0.75	0.89	0.82	47
1	0.86	0.68	0.76	44
accuracy			0.79	91
macro avg	0.80	0.79	0.79	91
weighted avg	0.80	0.79	0.79	91

【代码与结果解释】

实验结果表明，在这个案例中线性核函数的预测结果最佳，选择的依据是通过交叉验证来对比不同核函数在训练集上的预测性能。因此最终预测结果与之前的实验完全一致。

在实际应用中，构建最佳的预测模型需要根据数据特点选择合适的算法，同时需要优化超参数的设置，以达到更好的预测效果。以支持向量机为例，需要考虑核函数的选择，惩罚项的设置等因素，可以使用网格搜索等方式寻找最佳的参数设置。在本教材配套的实验教材中，介绍了更多的实例，感兴趣的读者可以阅读更多关于最优化问题求解、超参数优化等领域的相关文献。

6.6　k-means 聚类法

聚类分析是一种重要的人类行为，在数据挖掘领域也是一种重要的技术分析手段。聚类就是将物理或抽象对象的集合分组成为由类似的对象组成的多个类的过程。由聚类所生成的簇是一组数据对象的集合，这些对象与同一簇中的对象彼此相似，与其他簇中的对象相异。聚类分析是数据挖掘技术的重要组成部分，既可以自成体系，用于揭示现实事物的分布模式，又可以作为其他数据挖掘技术的工具，在医学数据中的应用是最近开始受到学术界关注的重要研究方向之一。聚类与分类最大的区别在于，聚类过程为无监督学习过程，即待处理数据对象没有任何先验知识，而分类过程为有监督学习过程，即存在有先验知识的训练数据集。

当前聚类分析技术在医学领域的应用主要包括临床治疗中的疗效探索验证、疾病的分型识别。k-means 聚类法是最为经典的基于划分的聚类方法，是十大经典数据挖掘算法之一。

6.6.1　算法原理及实现步骤

1. 算法原理

假设数据集 D 包含 n 个欧氏空间中的对象。划分方法把 D 中的对象分配到 k 个簇 C_1, C_2, $\cdots$, C_k 中，使得对于 $1 \leqslant i$, $j \leqslant k$, $C_i \in D$ 且 $C_i \cap C_j = \varnothing$。使得数据集中所有对象与所属簇的质心的均方差 E 最小。

$$E = \frac{\sum_{i=1}^{k} \sum_{o \in C_i} d(o, P_i)^2}{k} \qquad (6\text{-}14)$$

式中，C_i 为第 i 个簇，o 为簇 C_i 中的对象，P_i 为簇 C_i 的质心，是簇 C_i 中所有对象的平均，$d(\ )$ 表示距离

$$P_i = \frac{1}{|C_i|} \sum_{o \in C_i} o \tag{6-15}$$

式中，$|C_i|$ 是簇 C_i 中的对象个数。

k-means 聚类法是无监督学习的聚类算法。其主要思想是选择 k 个点作为初始聚类中心，将每个对象分配到最近的中心形成 k 个簇，重新计算每个簇的中心，重复以上迭代步骤，直到簇不再变化或达到指定迭代次数为止。尽可能让簇内的对象紧密地连接在一起，而让簇间的距离尽可能的大。k-means 每次计算质心，第一次是随机产生质心，第二次开始，是根据第一次分类后，每类的平均值作为质心，所以叫 k-means 聚类法。k-means 聚类法的基本过程如下。

输入：聚类个数 k，以及包含 n 个数据对象的数据集。

输出：满足均方差最小标准的 k 个聚类。

处理流程：

（1）从 n 个数据对象中任意选择 k 个对象作为初始聚类中心。

（2）循环（3）到（4）直到每个聚类不再发生变化为止。

（3）根据每个聚类的均值，计算每个对象与这些质心的距离；并根据最小距离重新对相应对象进行划分。

（4）重新计算每个（有变化）聚类的均值。

k-means 聚类法一般都采用均方差作为标准测度函数。聚类具有以下特点：各聚类本身尽可能的紧凑，而各聚类之间尽可能的分开。

k-means 聚类法的优缺点：

优点：原理易懂、易于实现；当簇间的区别较明显时，聚类效果较好。

缺点：当样本集规模大时，收敛速度会变慢；对孤立点数据敏感，少量噪声就会对平均值造成较大影响；k 的取值十分关键，对不同数据集，k 选择没有参考性，需要大量实验。

2. 实现步骤

与 Scikit-learn 中大部分机器学习的模式一致，对数据进行 k-means 聚类法也主要包括以下几个步骤：

1）导入模块

导入后面代码需要使用的模块、工具或函数。

```
# 基本工具导入，根据读者任务需求导入
import numpy as np
import pandas as pd
# 导入聚类模型中 k-means 函数
from sklearn.cluster import kmeans
```

k-means 聚类法在 scikit-learn 中可调用下面 k-means 函数实现，其语法格式：

```
sklearn.cluster.kmeans(n_clusters=8, init='k-means++', n_init=10,
```

max_iter=300, tol=0.0001, precompute_distances='auto', verbose=0,

random_state=None, copy_x=True, n_jobs=1, algorithm='auto')

参数的意义：

n_clusters：簇的个数。

Init：初始簇中心的获取方法。

n_init：用不同的质心初始化值运行算法的次数，默认次数为 10，返回最好的结果。

max_iter：最大迭代次数。

Tol：容忍度，即 k-means 运行准则收敛的条件。

precompute_distances：是否需要提前计算距离，这个参数会在空间和时间之间做权衡。

Verbose：冗长模式。

random_state：随机生成簇中心的状态条件。

copy_x：对是否修改数据的一个标记。

n_jobs：并行设置。

2）读入数据

一般利用 pd.read_csv, pd.read_excel 等函数读入数据进行聚类。

6.6.2 乳腺肿瘤数据 k-means 聚类分析

【医学案例 6-9】 以医学案例 6-5 中的数据为例采用 k-means 聚类法进行数据分析。

过程：①加载位于当前目录的乳腺组织的电阻抗图谱数据，删除诊断结果列和病例编号列；②对数据进行 k-means 聚类分析；③显示聚类结果。

【参考代码】

```
# 基本工具导入
import numpy as np
import pandas as pd
# 导入聚类函数
from sklearn.cluster import kmeans
# 设置簇的个数
centers=6
# 读取乳腺电阻抗图谱数据集
data=pd.read_csv('BreastTissue.csv')
x_columns0=[]
# 剔除 Class，Case 字段
for x in data.columns:
    if x not in ['Class', 'Case']:
        x_columns0.append(x)
# 聚类用数据集
x=data[x_columns0]
# 设置聚类参数
km=kmeans(n_clusters=centers, init='random', random_state=28)
```

```
# 构建聚类模型
km=km.fit(x)
# 聚类模型的预测
y_pre=km.predict(x)
df=pd.DataFrame(x)
df['kmeans']=y_pre
df['realClass']=data['Class']
# 输出
print(df)
print("所有的中心点聚类中心坐标:")
print(km.cluster_centers_)
```

【运行结果】

	I0	PA500	HFS	···	P	kmeans	realClass
0	524.794072	0.187448	0.032114	···	556.828334	3	car
1	330.000000	0.226893	0.265290	···	400.225776	4	car
2	551.879287	0.232478	0.063530	···	656.769449	0	car
3	380.000000	0.240855	0.286234	···	493.701813	3	car
4	362.831266	0.200713	0.244346	···	424.796503	4	car
···	···	···	···	···	···	···	···
101	2000.000000	0.106989	0.105418	···	2088.648870	5	adi
102	2600.000000	0.200538	0.208043	···	2664.583623	2	adi
103	1600.000000	0.071908	−0.066323	···	1475.371534	0	adi
104	2300.000000	0.045029	0.136834	···	2480.592151	3	adi
105	2600.000000	0.069988	0.048869	···	2545.419744	5	adi

【代码与结果解释】

第 1 列为序号，第 2 列至第 10 列为 9 个参数（指标），第 10 列为每个病例聚类后的所属簇，第 11 列为每个病例实际的类别。

[106 rows x 11 columns]

所有的中心点聚类中心坐标:

[[1.38445756e+03　1.35319008e−01　9.55987519e−02　3.65742712e+02　1.25071076e+04
4.11617028e+01　1.18817205e+02　3.35670956e+02　1.39154523e+03]

[2.81232475e+02　1.05652352e−01　8.63559789e−02　6.12332026e+01　5.59650379e+02
9.09339151e+00　2.64195918e+01　5.19355760e+01　2.95020747e+02]

[2.60000000e+03　2.00538331e−01　2.08043247e−01　1.06344143e+03　1.74480476e+05
1.64071543e+02　4.18687286e+02　9.77552367e+02　2.66458362e+03]

[9.52734036e+02 1.53123553e−01 1.79148351e−01 2.37055840e+02 6.49929009e+03
3.01078983e+01 9.02406601e+01   2.09718531e+02 1.01414160e+03]

[8.71757106e+02 1.25405193e−01 9.46834634e−02 1.89229695e+02 2.95707889e+03
1.95942278e+01 6.37777461e+01   1.74353122e+02 8.59788781e+02]

[2.36854859e+03 8.76404617e−02 2.23102945e−01 5.41156106e+02 3.40086985e+04
6.40381695e+01 2.82841139e+02   4.22204354e+02 2.51199800e+03]]

乳腺组织的电阻抗图谱数据被聚为 6 簇，每簇的中心点聚类中心坐标是 9 维，由乳腺组织的电阻抗图谱数据的 9 个参数（指标）决定。

6.7 深度学习算法

深度学习起源于人工神经网络，最近几年取得了突破性进展，其本质是由多个隐藏层构成的具有深层结构的人工神经网络，它是一种实现人工智能的强大技术，已经在图像处理、自然语言处理、语音处理、智慧医学和无人驾驶等领域取得了大量成功的应用，许多优秀的模型正在不断涌现，对学术界和工业界产生了重要而深远的影响。相比较于传统的机器学习算法，深度学习可以逐级表示越来越抽象的模式或数据分布，通过端到端和参数共享等训练策略提升模型学习效果，从而对真实世界中的事件做出决策和预测。深度学习应用最为成功的代表和领域是图像处理，因此本节将介绍一些常见的深度学习框架，并演示如何通过 TensorFlow 框架实现基于深度学习的胸部 CT 图像 COVID-19 检测模型。

6.7.1 卷积神经网络

卷积神经网络（convolutional neural network，CNN）是深度学习发展史上最具代表性的模型，它的提出受到视觉系统的神经机制启发，最为成功的应用领域是图像处理和语音识别，甚至在一些特定任务中的表现比人类更加出色，是第一个解决商业应用的深度学习模型，目前仍然处于深度学习商业应用的前沿。卷积神经网络通常由一个或多个卷积层、激活层、池化层和全连接层构成，网络的卷积层数越多，学习能力也就越强。

1. 卷积层

卷积层的名字来源于卷积运算，卷积运算的数学模型如下：

$$y = \sum w_{i,j} \times x_{i,j} + b \tag{6-16}$$

式中，w 表示卷积核中坐标（i, j）处的权值，x 为图像中对应位置的像素的灰度值，b 表示偏置。卷积层的内部包含多个卷积核，可以自动从输入数据提取复杂的特征。卷积层是构建卷积神经网络的核心层，它可以根据目标函数完成边缘检测和目标识别等任务。传统的特征提取比较依赖人的先验知识，如提取图像的何种特征、如何提取特征等，而卷积层则可以根据任务的实际需要，自动提取隐藏在图像中的特征和数据分布模式，整个过程不需要人工干预。最常见的是二维卷积层，其单个卷积核的运算过程如图 6-10 所示，可以看出卷积层运算的本质是卷积核中的权重和图像中的像素相乘，然后将所有乘积的和作为输出。卷积核的权重是可学习的，最佳的权重一般需要使用大量的训练得到。

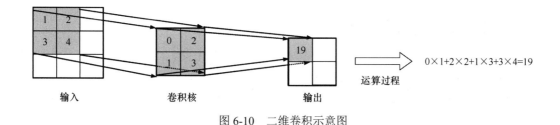

图 6-10 二维卷积示意图

2. 激活层

激活层主要负责对卷积层提取的特征进行一定的数学变换，从而增加卷积神经网络的学习和拟合能力，使网络在理论上可以拟合任意复杂的函数，它对于各种深度学习模型的学习、理解非常复杂的非线性函数来说具有十分重要的作用。在深度学习中，激活层一般和卷积层成对出现，常见的激活函数有 S 型激活函数（Sigmoid）、双正切激活函数（Than）和线性修正单元（ReLU）等十多种。每个激活函数都有自己的优缺点，目前尚无相关的定论指导如何选择合适的激活函数，在实践过程中需要结合实际情况，线性修正单元是使用最广泛的一种激活函数。

3. 池化层

在提取网络的特征之后，就可以对特征进行整合和分类等操作，理论上来讲可以将所有特征作为分类器的输入，但这样做会面临着巨大的计算压力，此时可以使用池化层。池化是卷积神经网络中的一个重要操作，它可以认为是一种特征降采样操作。在池化操作过程中，需要选取一定大小的区域（滑动窗口），然后选取一个像素代表该区域的整体特征，若使用的是像素的平均值，则称为平均池化，如果使用像素的最大值，则称为最大值池化，如图 6-11 所示。池化层的主要作用有两点：一是减小数据维度的大小，降低网络在训练和推理时所需要的计算量和内存；二是浓缩特征，去除冗余信息，提取主要特征，降低卷积层对位置的过度敏感性，提升网络的容错能力。

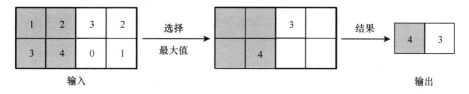

图 6-11 池化窗口为 2×2 的最大池化操作示意图

4. 全连接层

全连接层是一个线性层，每一个结点都与上一层的所有结点相连，从而把所有的特征综合起来，并将其映射到样本的标记空间，实现分类。全连接层的应用范围非常广泛，通常出现在深度卷积神经网络的最后几层，用于对卷积层提取的特征做加权和，从而实现数据的分类或者回归。

此外，卷积神经网络还可能使用批归一化层（batch normalization，BN）、失活层（Dropout）和展开层（Flatten）等，用于提升网络的学习能力和泛化性。卷积神经网络的设计和搭建如同搭积木，灵活使用不同的层可以构造功能和性能不同的深度学习网络结构。

6.7.2　深度学习框架

在深度学习的早期发展阶段，人们需要具备 C++ 和 CUDA 的专业知识才能实现深度学习算法。然而，随着深度学习的快速发展和 Python 语言的普及，部分高校、研究结构和 Google 等科技公司开源了不同类型的深度学习框架，如 Caffe、TensorFlow、Pytorch、Theano、MXNet 和 Keras 等，这些框架提供了丰富的函数接口，大大降低了深度学习的开发与研究门槛，使得人们可以利用这些框架快速构建和使用深度学习算法。虽然存在许多不同类型的深度学习框架，但它们的特点、流行程度和易用性却各不相同。

Caffe 是第一个主流级的支持多种类型的开源深度学习框架，它最初由加州大学伯克利分校的贾扬清博士在 2013 年发布，其核心语言是 C++，同时支持命令行、Python 和 Matlab 接口，具有使用简单、代码直观易于扩展的特点，同时还有十分成熟的社区和模型，对于深度学习初学者比较友好。然而，Caffe 需要大量的依赖包支持，安装比较困难，支持数据类型有限，并且架构不够灵活，定义新的层时对使用者的编程能力有较高的要求。Caffe2 则是贾扬清和他的团队在 2017 年发布的一款全新的开源深度学习框架，它具有轻量化、模块化和可扩展的优点，可以认为是对 Caffe 更细粒度的重构，能够灵活地在不同机器进行分布式训练。

TensorFlow 是由 Google 发布的使用数据流图进行数值计算的开源深度学习框架，它具有快速、灵活并适合产品级大规模应用等特点，使用者可以方便地使用人工智能来解决图像处理、自然语言等领域的挑战。Tensorflow1.x 版本采用的是静态图机制，代码运行效率高，便于优化，但程序不够简洁，而 TensorFlow2.0 采用了动态图机制，并且整合、清理了重复的接口，具有简单、强大和拓展性强的特点，降低了使用门槛，在学术界和工业界具有广泛的应用。

Pytorch 是 Torch 的 Python 版本，它是由 Facebook 开源的深度学习网络框架，用于专门针对 GPU 加速的深度学习框架。Pytorch 大量使用了 Python 的概念，例如，类、结构和条件循环，用户可以通过面向对象的方式构建深度学习模型，无缝地使用 Numpy，将张量放在 GPU 中加速计算，框架自动求导和求微分。与大多数采用静态计算图的框架不同，Pytorch 的计算图是动态的，可根据计算需要实时改变计算图，便于修改网络，具有实用性、简单的特点，越来越多的研究者开始使用 Pytorch 深度学习框架。

Theano 是一个相对比较早的深度学习框架，主要由蒙特利尔大学的蒙特利尔学习算法研究所开发，在学术界有较大的影响力。Theano 可以认为是一个 Python 库，它通过 Numpy 实现相关计算，其代码能够在 CPU 或者 GPU 架构上高效运行，它对于后来出现的深度学习框架的设计有较大的影响。然而，Theano 缺少底层的接口，导致调试、重构和维护比较困难，编译时间比较长，从 2017 年开始已经停止更新。

Keras 是一个用 Python 编写的用于快速构建深度学习原型的高级库，旨在快速设计神经网络，支持 TensorFlow、CNTK 和 Theano 在 CPU 和 GPU 上无缝地运行。Keras 对常用的深度学习操作进行了封装，具有高度模块化的特点，可扩展性强，对于用户比较友好，便于简单而快速的设计网络模型，非常适合初学者。Keras 虽然比较容易学习，但由于被高度的封装，在调用底层操作时会比较困难，灵活性比较差，而且效率低，不适合作为最终的生产工具。

　　MXNet 是一个灵活的深度学习开源软件框架，它支持多种编程语言（包括 C++、Python、Java、Julia、Matlab、JavaScript、Go、R、Scala、Perl 和 Wolfram），允许混合符号编程和命令式编程，具有高度的灵活性、可扩展性，用户可以快速的训练和部署深度学习模型。MXNet 的支持者比较多，但由于迭代更新过快，很多文档长时间没有来得及更新，导致初学者学习比较困难，目前使用者并不是很多。

　　飞桨（PaddlePaddle）是由百度公司开发的开源深度学习框架，它是深度学习的集群（深度学习核心框架、基础模型库、端到端开发套件、工具组件和服务平台等），同时支持动态图和静态图，兼顾灵活性和高性能，拥有全面的官方支持的工业级应用模型，涵盖自然语言处理、计算机视觉和推荐引擎等多个领域，并且开放了多个领先的预训练模型。然而，飞桨的社区活跃度比较低，学习难度比较大。

6.7.3　常见深度学习框架的安装与使用

　　目前，在学习过程中经常见到的深度学习框架是 TensorFlow 和 Pytorch，安装 TensorFlow 和 Pytorch 最简单的方式是通过 pip 工具安装，也可以选择使用源代码安装等方式。由于深度学习框架的 CPU 和 GPU 软件包一般是分开的，因此在安装前需要确定计算机所具备的硬件环境。如果需要使用 NVIDIA GPU 图形加速深度学习模型的训练与测试，那么需要先安装和显卡对应的显卡驱动、CUDA 并行计算框架，以及 cuDNN 深度神经网络加速库，它们提供了深度学习网络底层的功能和基元库，通过并行的方式大幅优化了标准例程（如用于前向传播和反向传播的卷积层、池化层、归一化层和激活层）的实施，具体的安装方法和最佳的软件版本匹配信息可参考 NVIDIA 官方网站提供的最新信息。如果使用 CPU 作为计算工具，则不需要安装 CUDA 等软件。此外，在安装深度学习框架前，还需要确定计算机所安装的 Python 的版本，版本不同可能会出现安装、运行错误等兼容性问题，在 Windows 系统的 cmd 命令行模式窗口或者 Linux、MAC 系统的终端中输入代码：

python-V

　　可以查询 Python 的版本号。推荐使用工具 Anaconda 搭建开发环境，该软件便于 Python 环境的管理与切换，而且集成了常用的机器学习和数据科学工具库。下面介绍常见的 TensorFlow 和 Pytorch 框架的安装和使用。

1. TensorFlow 的安装与使用

　　具体的 TensorFlow 安装细节和对于软、硬件环境的要求可以参考其官方网站。以 CPU 安装为例，通过 pip 安装 TensorFlow 的命令为

pip install tensorflow

　　此外，也可以通过指定版本号来安装，如

pip install tensorflow==1.14.0

　　或者通过指定源文件安装：

pip install --upgrade https://storage.googleapis.com/tensorflow/mac/cpu/tensorflow-1.14.0-py3-none-any.whl

　　在使用 TensorFlow 时需要首先导入模块，一般按习惯缩写为 tf，其方式如下：

import tensorflow as tf

可执行以下代码验证 TensorFlow 深度学习框架开发环境是否成功安装：

```
import tensorflow as tf
hello=tf.constant('Hello, World!')
sess=tf.Session()
print(sess.run(hello))
```

Tensorflow1.x 版本采用了静态图机制，创建的变量，如 m=tf.constant([[1., 1.]])，会被添加到 TensorFlow 的默认图中，而对变量的操作，如 assign() 和 add() 等，是用图描述的表达式的一部分，它们并不会立即执行赋值，而是在调用 run() 的时候才真正执行。

创建会话，启动默认图：

```
sess=tf.Session()
```

这里需要注意的是程序可能会报错"AttributeError: module 'tensorflow' has no attribute 'Session'"，这其实不是安装错误，而是因为在 Tensorflow 2.0 版本中运行了该命令，而 Tensorflow 2.0 移除了 Session 模块，若是出现这种情况可以运行如下命令：

```
tf.compat.v1.Session()
```

Session 对象可以显式调用 close 关闭：

```
sess.close()
```

也可以使用"with"代码块，在代码执行完成后自动关闭。

```
with tf.Session() as sess:
    result=sess.run(…)
```

2. Pytorch 的安装与使用

相比较于其他的深度学习框架，Pytorch 的安装较为方便，可以通过其官方网站查询相关的安装方法。通过 pip 安装基于 Python 程序语言的 CPU 版 Pytorch1.10 稳定版的命令查询方法，如图 6-12 所示。

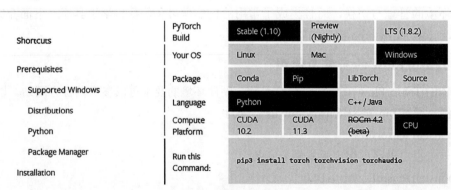

图 6-12　Pytorch 的安装命令

所使用的命令为

```
pip3 install torch torchvision torchaudio
```

可以通过其官方网站查询其他版本的 Pytorch 安装方法。安装完成后，可以通过 Jupyder notebook、Spyder 和 PyCharm 等工具使用 Pytorch 深度学习框架，其导入方式为

```
import torch
import torch as nn
from torchvision.transforms import Compose
```

若无报错信息，则表明已成功安装 Pytorch。由于 Pytorch 使用动态图计算，张量运算与搭建网络同时进行，因此更加灵活、直观，是目前学术界使用比较多的深度学习框架。

6.7.4　医学案例

【**医学案例 6-10**】　新型冠状病毒感染（COVID-19）常见的症状包括发热、咳嗽、疲劳、呼吸急促、味觉或嗅觉丧失，大多数患者出现明显症状，81% 出现轻度至中度症状（最多为轻度肺炎），而 14% 出现严重症状（呼吸困难、缺氧或影像学上超过 50% 的肺部受累），5% 出现危急症状（呼吸衰竭、休克或多重器官衰竭），胸部 CT 检查有助于诊断基于症状和风险因素被高度怀疑感染的疑似感染者。早期 COVID-19 患者的肺部会呈现出多发小斑片影及间质改变，以肺外带明显，随着病情的发展，COVID-19 患者双肺可能出现多发毛玻璃状病变、浸润影，严重的患者则可能会进一步发展为次节叶或大叶性肺实变影像表现，胸腔积液少见，而部分患者可能在逆转录聚合酶链反应测试阴性的情状下，胸部 CT 上出现早期典型的肺实变。因此，可以通过观察胸部 CT 检查辅助诊断和筛查 COVID-19 患者的病情。

目前，基于计算机辅助诊断的 COVID-19 患者 CT 影像分析引起了广泛的关注。由于深度学习具有强大的学习能力，能够自动提取图像特征，不依赖人工设计的特征提取方法，能够发掘隐藏在图像中的数据分布模式。因此，本节以基于深度卷积神经网络和胸部 CT 成像的 COVID-19 检测为案例，简要介绍深度学习在医学图像处理中的应用。本案例采用的是 Kaggle 公布的胸部 CT 图像数据集，主要目的是实现 COVID-19 和正常肺部影像的识别。在数据集中"1"表示 CT 图像采集自 COVID-19 患者，"0"表示 CT 图像中无任何患病信息。

基于深度卷积神经网络的 COVID-19 和正常肺部 CT 影像识别可以简单地分为以下四个步骤：

（1）数据预处理：主要包括去均值、图像尺寸等归一化操作。

（2）加载数据：读取图像和对应的标签，划分训练集和测试集。

（3）定义网络结构：主要定义卷积层、池化层、全连接层和设计网络结构。

（4）模型的训练与测试：主要定义损失函数，选择合适的优化、训练和测试模型精度。

1. 数据预处理

由于 CT 图像的尺寸等参数各不相同，因此需要统一对训练集和测试集中的图像进行一定的预处理操作，主要包括图像进行随机剪切、以 0.5 的概率对图像进行随机水平反转、重置图像分辨率、像数值标准化处理等操作，此外还可以在这个过程中对数据集进行扩充。部分实现的代码如下：

```
# 训练集预处理
train_data_transforms=transforms.Compose([
    transforms.RandomResizedCrop(224),    # 随机长宽比裁剪为 224*224
```

```
        transforms.RandomHorizontalFlip(),    # 依概率 p=0.5 水平翻转
        transforms.ToTensor(),    # 转化为张量并归一化至 [0-1]
        ## 图像标准化处理
        transforms.Normalize([0.485, 0.456, 0.406], [0.229, 0.224, 0.225])
])
# 对验证集的预处理
val_data_transforms=transforms.Compose([
        transforms.Resize(256),    # 重置图像分辨率
        transforms.CenterCrop(224),    # 依据给定的 size 从中心裁剪
        transforms.ToTensor(),    # 转化为张量并归一化至 [0-1]
        ## 图像标准化处理
        transforms.Normalize([0.485, 0.456, 0.406], [0.229, 0.224, 0.225])
])
```

2. 加载数据

图像的训练集和测试集分别存储在"train"文件夹和"test"文件夹，而每个文件夹中分别包含名为"0"和"1"的文件夹，这里的"0"和"1"表述对应图像的标签，分别表示无任何患病信息和患有 COVID-19。部分实现的代码如下：

```
# 训练集所在文件夹
image_path=os.getcwd()
train_data_dir=image_path + '/dataset/6-6-2/train'
## 指定训练集所在路径
train_data=ImageFolder(train_data_dir, transform=train_data_transforms)
train_data_loader=Data.DataLoader(train_data,
                        #mini batch 的尺寸
                        batch_size=32,
                        # 是否打乱数据顺序
                        shuffle=True,
                        num_workers=1)
# 测试集所在文件夹
val_data_dir=image_path + '/dataset/6-6-2/test'
## 测试集所在路径
val_data=ImageFolder(val_data_dir, transform=val_data_transforms)
val_data_loader=Data.DataLoader(val_data,
                        #mini batch 的尺寸
                        batch_size=32,
                        # 是否打乱数据顺序
                        shuffle=True,
                        num_workers=1)
```

3. 定义网络结构

由于图像是二维数据，因此需要使用二维卷积层构建卷积神经网络，二维卷积层的定义如下：

```
conv=nn.Conv2d(in_channels=32,      # 输入数据的维度
    out_channels=64,      # 输出数据的维度
    kernel_size=3,     # 卷积核的大小
    stride=1,     # 步长
    dilation=1,     # 空洞系数
    groups=1,      # 分组
    padding=1,      # 补零，具体值是需要计算的，padding=(stride-1)/2
    bias=True      # 偏置
    )
```

其中，conv 为定义的卷积层的名字，在定义卷积层的过程中需要指定卷积层的输入数据、卷积核数量（64）和大小（3），以及采用的激活函数。

池化层的定义如下：

```
poolling=torch.nn.MaxPool2d(kernel_size=2,
    stride=1,     # 步长
    padding=1,     # 补零
    dilation=1     # 空洞系数
    )
```

其中，MaxPool2d 表示使用的是二维极大值池化操作，kernel_size、stride、padding 和 dilation 输入分别是上述名为 conv0 的卷积层的输出、池化窗口大小和步长。

为了提升卷积神经网络的性能，在实际使用时通常需要交替和重复使用多个卷积层和池化层，从而提取图像的层次特征，最终通过全连接层对特征进行分析，本节所使用的网络是 VGG16，网络定义方式如下：

```
# 导入 vgg16 网络
vgg16=models.vgg16()
## 获取 vgg16 的特征提取层
vgg16_f=vgg16.features
# 将 vgg16 的特征提取层参数冻结，不对其进行更新
for param in vgg16_f.parameters():
    param.requires_grad_(False)
# 使用 vgg16 的特征提取层＋新的全连接层组成新的网络
class MyVggModel(nn.Module):
    def __init__(self):
        super(MyVggModel, self).__init__()
        ## 预训练的 vgg16 的特征提取层
        self.vgg16_f=vgg16_f
```

```
## 添加新的全连接层
self.classifier=nn.Sequential(
    nn.Linear(25088, 512),
    nn.ReLU(),
    # 使用 Dropout 防止过拟合
    nn.Dropout(p=0.5),
    nn.Linear(512, 256),
    nn.ReLU(),
    nn.Dropout(p=0.5),
    # 将其调整为二分类网络
    nn.Linear(256, 2),
    nn.Softmax(dim=1),
    )
## 定义网络的向前传播路径
def forward(self, x):
    x=self.vgg16_f(x)
    x=x.view(x.size(0), -1)
    output=self.classifier(x)
    return output
```

4. 模型的训练与测试

由于卷积神经网络属于监督式机器学习算法,因此在训练过程中需要定义损失函数,将其作为神经网络训练优化目标。分类问题最常用损失函数的是交叉熵,Pytorch 中的交叉熵损失函数的调用方式是 nn.CrossEntropyLoss。此外,还需要定义优化卷积神经网络参数的优化方法,这里采用 Adam 优化方法优化卷积神经网络的参数。此外,还可以根据需要选择是否进行 CPU 加速模型训练。优化器的设置如下:

```
# 如果 GPU 可用, 就将选择 cuda:0 进行加速训练, 否则就选用 CPU 进行训练
device=torch.device("cuda:0" if torch.cuda.is_available() else "cpu")
# 加载网络
MyVgg=MyVggModel()
MyVgg=MyVgg.to(device)
# 学习率
learning_rate=0.001
# 优化函数
optimizer=torch.optim.Adam(MyVgg.parameters(), lr=learning_rate)
# 损失函数
loss_func=nn.CrossEntropyLoss()
```

为了便于测试模型,在训练过程中需要保存模型的训练状态,定义保存和载入模型的操作为

```
save_model_states={'epoch': epoch+1,
                    'state_dict': MyVgg.state_dict(),
                    'optimizer': optimizer.state_dict(),
                    'train_loss': train_loss,
                    'train_acc': train_acc,
                    'learning_rate': learning_rate
                    }
    torch.save(save_model_states, image_path+"/save_model/"+'epoch_'+str(epoch
+1)+'.pth')
```

在训练过程中，通过前向传播计算预测结果与真实结果之间的差异，通过不断缩小差异优化模型的参数，产生模型预测结果的函数为 torch.argmax()。此外，为了观察模型的训练状态，需要在训练过程中不断输出模型的损失、最佳精度、标记能够实现最佳检测精度的模型的名称，模型的训练与测试实现函数为

```
def train():
    best_acc=0.0
    best_epoch_name=''
    for epoch in range(50):
        train_loss_epoch=0
        val_loss_epoch=0
        train_corrects=0
        val_corrects=0
        ## 对训练数据的迭代器进行迭代计算
        MyVgg.train()
        for step, (b_x, b_y) in enumerate(train_data_loader):
            b_x=b_x.to(device)
            b_y=b_y.to(device)
            output=MyVgg(b_x)     #CNN 在训练 batch 上的输出
            loss=loss_func(output, b_y)   # 交叉熵损失函数
            pre_lab=torch.argmax(output, 1)
            optimizer.zero_grad()    # 每个迭代步的梯度初始化为 0
            loss.backward()    # 损失的后向传播，计算梯度
            optimizer.step()    # 使用梯度进行优化
            train_loss_epoch += loss.item() * b_x.size(0)
            train_corrects += torch.sum(pre_lab== b_y.data)
        ## 计算一个 epoch 的损失和精度
        train_loss=train_loss_epoch / len(train_data.targets)
        train_acc=train_corrects.double() / len(train_data.targets)
        ## 只用于保存网络的参数
        print('Saving the' + str(epoch+1) + '-th epoch model state............')
```

```
            save_model_states={'epoch': epoch + 1,
                               'state_dict': MyVgg.state_dict(),
                               'optimizer': optimizer.state_dict(),
                               'train_loss': train_loss,
                               'train_acc': train_acc,
                               'learning_rate': learning_rate
                               }
        torch.save(save_model_states, image_path + "/save_model/" + 'epoch_' + str(epoch + 1) +
'.pth')
            ## 计算在验证集上的表现
            MyVgg.eval()
            print('Evaluating the model......')
            for step, (val_x, val_y) in enumerate(val_data_loader):
                val_x=val_x.to(device)
                val_y=val_y.to(device)
                output=MyVgg(val_x)
                loss=loss_func(output, val_y)
                pre_lab=torch.argmax(output, 1)
                val_loss_epoch += loss.item() * val_x.size(0)
                val_corrects += torch.sum(pre_lab== val_y.data)
            ## 计算一个 epoch 的损失和精度
            val_loss=val_loss_epoch / len(val_data.targets)
            val_acc=val_corrects.double() / len(val_data.targets)
            print('The val_loss: %.3f \t The val_acc: %.3f' % (val_loss, val_acc.cpu().numpy()))
            ## 求最好结果 acc
            if val_acc.cpu().numpy() > best_acc:
                best_acc=val_acc.cpu().numpy()
                best_epoch_name='epoch_' + str(epoch + 1) + '.pth'
                print('The best acc: %3.4f' % best_acc)
                print('The best moedl:' + best_epoch_name)
            else:
                print('The best acc: %3.4f' % best_acc)
                print('The best moedl:' + best_epoch_name)
```

5. 代码实例

在本节的示例中，除了使用 Pytorch 和 Python3.6，还用到了图像数据读取的 PIL、矩阵运算库 NumPy 和 sklearn 机器学习库。本节实验所使用的数据集包含 200 幅训练正常图像和 200 幅 COVID-19 患者图像，按照 4 : 1 的方式将其划分为训练集和测试集。基于上述关键步骤实现卷积神经网络的完整代码如下。

【参考代码】

```
## 导入所需要的模块
import torch
import torch.nn as nn
import torch.utils.data as Data
from torchvision import models
from torchvision import transforms
from torchvision.datasets import ImageFolder
import os, sys

# 加载模型
vgg16=models.vgg16()
## 获取 vgg16 的特征提取层
vgg16_f=vgg16.features
# 将 vgg16 的特征提取层参数冻结，不对其进行更新
for param in vgg16_f.parameters():
    param.requires_grad_(False)
## 使用 vgg16 的特征提取层＋新的全连接层组成新的网络
class MyVggModel(nn.Module):
    def __init__(self):
        super(MyVggModel, self).__init__()
        ## 预训练的 vgg16 的特征提取层
        self.vgg16_f=vgg16_f
        ## 添加新的全连接层
        self.classifier=nn.Sequential(
            nn.Linear(25088, 512),
            nn.ReLU(),
            # 使用 Dropout 防止过拟合
            nn.Dropout(p=0.5),
            nn.Linear(512, 256),
            nn.ReLU(),
            nn.Dropout(p=0.5),
            # 将其调整为二分类网络
            nn.Linear(256, 2),
            nn.Softmax(dim=1),
        )
        ## 定义网络的向前传播路径
    def forward(self, x):
        x=self.vgg16_f(x)
```

```
        x=x.view(x.size(0), −1)
        output=self.classifier(x)
        return output
### 数据准备
## 对训练集的预处理
train_data_transforms=transforms.Compose([
    transforms.RandomResizedCrop(224),     # 随机长宽比裁剪为 224*224
    transforms.RandomHorizontalFlip(),     # 依概率 p=0.5 水平翻转
    transforms.ToTensor(),    # 转化为张量并归一化至 [0-1]
    ## 图像标准化处理
    transforms.Normalize([0.485, 0.456, 0.406], [0.229, 0.224, 0.225])
])

## 对验证集的预处理
val_data_transforms=transforms.Compose([
    transforms.Resize(256),    # 重置图像分辨率
    transforms.CenterCrop(224),    # 依据给定的 size 从中心裁剪
    transforms.ToTensor(),    # 转化为张量并归一化至 [0-1]
    ## 图像标准化处理
    transforms.Normalize([0.485, 0.456, 0.406], [0.229, 0.224, 0.225])
])
# 训练集所在文件夹
image_path=os.getcwd()
train_data_dir=image_path + '/6-6/6-6-2/train'
## 指定训练集所在路径
train_data=ImageFolder(train_data_dir, transform=train_data_transforms)
train_data_loader=Data.DataLoader(train_data,
                            #mini batch 的尺寸
                            batch_size=32,
                            # 是否打乱数据顺序
                            shuffle=True,
                            num_workers=1)
# 测试集所在文件夹
val_data_dir=image_path + '/6-6/6-6-2/test'
## 测试集所在路径
val_data=ImageFolder(val_data_dir, transform=val_data_transforms)
val_data_loader=Data.DataLoader(val_data,
                            #mini batch 的尺寸
                            batch_size=32,
```

```
                                        # 是否打乱数据顺序
                                        shuffle=True,
                                        num_workers=1)
### 模型的训练过程
# 定义优化器
## 导入网络
# 如果 GPU 可用，就将选择 cuda:0 进行加速训练，否则就选用 CPU 进行训练
device=torch.device("cuda:0" if torch.cuda.is_available() else "cpu")
# 加载网络
MyVgg=MyVggModel()
MyVgg=MyVgg.to(device)
learning_rate=0.001
optimizer=torch.optim.Adam(MyVgg.parameters(), lr=learning_rate)
loss_func=nn.CrossEntropyLoss()    # 损失函数
def train():
    best_acc=0.0
    best_epoch_name="
    for epoch in range(50):
        train_loss_epoch=0
        val_loss_epoch=0
        train_corrects=0
        val_corrects=0
        ## 对训练数据的迭代器进行迭代计算
        MyVgg.train()
        for step, (b_x, b_y) in enumerate(train_data_loader):
            b_x=b_x.to(device)
            b_y=b_y.to(device)
            output=MyVgg(b_x)    #CNN 在训练 batch 上的输出
            loss=loss_func(output, b_y)   # 交叉熵损失函数
            pre_lab=torch.argmax(output, 1)
            optimizer.zero_grad()  # 每个迭代步的梯度初始化为 0
            loss.backward()   # 损失的后向传播 , 计算梯度
            optimizer.step()   # 使用梯度进行优化
            train_loss_epoch += loss.item() * b_x.size(0)
            train_corrects += torch.sum(pre_lab== b_y.data)
        ## 计算一个 epoch 的损失和精度
        train_loss=train_loss_epoch / len(train_data.targets)
        train_acc=train_corrects.double() / len(train_data.targets)
        ## 只用于保存网络的参数
```

```python
        print('Saving the' + str(epoch+1) + '-th epoch model state......')
        save_model_states={'epoch': epoch + 1,
                           'state_dict': MyVgg.state_dict(),
                           'optimizer': optimizer.state_dict(),
                           'train_loss': train_loss,
                           'train_acc': train_acc,
                           'learning_rate': learning_rate
                           }
        torch.save(save_model_states, image_path + "/save_model/" + 'epoch_' + str(epoch + 1)
+ '.pth')
        ## 计算在验证集上的表现
        MyVgg.eval()
        print('Evaluating the model......')
        for step, (val_x, val_y) in enumerate(val_data_loader):
            val_x=val_x.to(device)
            val_y=val_y.to(device)
            output=MyVgg(val_x)
            loss=loss_func(output, val_y)
            pre_lab=torch.argmax(output, 1)
            val_loss_epoch += loss.item() * val_x.size(0)
            val_corrects += torch.sum(pre_lab== val_y.data)
        ## 计算一个 epoch 的损失和精度
        val_loss=val_loss_epoch / len(val_data.targets)
        val_acc=val_corrects.double() / len(val_data.targets)
        print('The val_loss: %.3f \t The val_acc: %.3f' % (val_loss, val_acc.cpu().numpy()))
        ## 求最好结果 acc
        if val_acc.cpu().numpy() > best_acc:
            best_acc=val_acc.cpu().numpy()
            best_epoch_name='epoch_' + str(epoch + 1) + '.pth'
            print('The best acc: %3.4f' % best_acc)
            print('The best model:' + best_epoch_name)
        else:
            print('The best acc: %3.4f' % best_acc)
            print('The best model:' + best_epoch_name)
# 主函数
if __name__ == "__main__":
    train()
```

【运行结果】

Saving the 50-th epoch model state............

Evaluating the model......

The val_loss: 0.348   The val_acc: 0.975

The best acc: 0.9750

The best model: epoch_50.pth

【代码与结果解释】

程序运行后会输出对于每张图像的检测结果，将实际标签与预测标签进行对比即可验证深度卷积神经网络的有效性。本节示例所实现的 COVID-19 和正常胸部 CT 图像的检测精度为 97.50%。

本节示例的主要目的是演示基于 Pytorch 的深度卷积神经网络 COVID-19 自动检测模型的定义、训练和测试方法，在此过程中对模型和数据都进行了简化，以保证网络的训练效率和在普通计算机平台上的可操作性。在实际的研究和应用中，可以采用更加复杂和成熟的卷积神经网络结构，如 DenseNet 和 ResNet 等，能够实现更好的精度。

习　　题

1. 单选题

1）下列不属于有监督学习算法的是（　　　）

A. 线性回归

B. 逻辑回归

C. 朴素贝叶斯分类

D. k 均值聚类

2）函数 LinearRegression 与函数 LogisticRegression 分别属于（　　　）模块

A. sklearn.linear_model 、sklearn.linear_model

B. sklearn.linear_model 、sklearn.logistic_model

C. sklearn.linear_model 、sklearn.nonlinear_model

D. sklearn.nonlinear_model 、sklearn.linear_model

3）下列关于线性回归与逻辑回归的说法错误的是（　　　）

A. 逻辑回归是线性回归的一种推广

B. 线性回归可分为一元线性回归与多元线性回归

C. 线性回归模型与逻辑回归的标签一般都为连续值

D. 线性回归多用于估计两种或两种以上变量之间的统计关系，而逻辑回归主要用于分类任务

4）若利用某机器学习模型对测试集进行分类，得到如下所示的混淆矩阵，则下列说法错误的是（　　　）

A. 该训练集包含类别为 0 的样本 95 例，类别为 1 的样本 105 例

B. 该模型在测试集上的精确率为 90%

C. 该模型在测试集上的召回率为 94.74%

D. 测试集中类别 1 中的样本有 95 例被正确分类

		预测值	
		类别 0	类别 1
真实值	类别 0	90	10
	类别 1	5	95

5）下列关于机器学习说法错误的是（　　　）

A. 机器学习通常利用训练数据学习模型，并预测未知数据（即测试数据）的属性

B. Scikit-learn 将所有机器学习的模式整合统一起来，其使用的基本步骤主要为：导入模块、导入数据、建立模型、模型训练与测试

C. 在使用机器学习进行数据分析之前，对数据进行归一化等预处理会影响机器学习模型的精度

D. 机器学习按照样本数据是否拥有标签分为有监督学习、无监督学习、半监督学习

6）Sklearn 库中可用于建立支持向量机的模块不包含（　　　）

A. SVC
B. NuSVC
C. LinearSVC
D. Libsvm

7）SVC 或 NuSVC 支持的核函数不包含（　　　）

A. rbf
B. exponential
C. poly
D. sigmoid

8）线性支持向量机与一般线性分类器的主要区别是（　　　）

A. 是否确保间隔最大化
B. 计算复杂度低
C. 模型收敛快
D. 可解释性强

9）贝叶斯分类是一类分类算法的总称，这类算法均以（　　　）为基础

A. 贝叶斯定理
B. 高斯定理
C. 神经网络
D. 决策树

10）GaussianNB 就是先验为（　　　）的朴素贝叶斯分类为基础

A. 随机分布
B. 高斯分布
C. 多项式分布
D. 伯努利分布

11）MultinomialNB 就是先验为（　　　）的朴素贝叶斯分类

A. 随机分布
B. 高斯分布
C. 多项式分布
D. 伯努利分布

12）k-means 聚类法是一种简单的迭代型聚类算法，采用（　　　）作为相似性指标

A. 相关性
B. 信息增益
C. 熵
D. 距离

13）当不知道数据所带标签时，可以使用哪种技术促使带同类标签的数据与带其他标签的数据相分离（　　　）

A. 分类
B. 聚类
C. 关联规则分析
D. 主成分分析

14）深度学习网络由有许多卷积层按照一定的结构组合而成，一个卷积层（　　　）

A. 只有一个输入和多个输出
B. 有多个输入和一个输出

C. 有多个输入和多个输出　　　　　　　　　D. 以上都正确

15）什么情况下神经网络模型被称为深度学习模型（　　　）

A. 加入更多层，使神经网络的深度增加　　　B. 有维度更高的数据

C. 将卷积层作为基本单元　　　　　　　　　D. 由多个神经元构成

16）下列哪一项在神经网络中引入了非线性（　　　）

A. 优化算法　　　　　　　　　　　　　　　B. 激活层

C. 卷积层　　　　　　　　　　　　　　　　D. 池化层

17）什么是影响神经网络深度选择的主要因素（　　　）

A. 神经网络的类型　　　　　　　　　　　　B. 输入数据

C. 服务器　　　　　　　　　　　　　　　　D. 学习率

18）下面哪种技术可以自动提取图像特征，同时能够完成分类任务（　　　）

A. 支持向量机　　　　　　　　　　　　　　B. 朴素贝叶斯分类

C. 卷积神经网络　　　　　　　　　　　　　D. 线性回归

2. 判断题

1）线性回归模型主要对标签为离散值的数据进行分析，因此主要用于分类任务（　　　）

2）半监督学习即只有部分样本数据的标签是已知的，其基本思想是利用数据分布上的模型对未标签样本进行标签（　　　）

3）sklearn 为 Python 自带的标准库，因此使用时不需要导入模块（　　　）

4）使用逻辑回归不能解决多分类任务（　　　）

5）混淆矩阵每一列代表了数据的真实归属类别，每一列的数据总数表示该类别的数据实例的数目（　　　）

6）支持向量机的决策函数完全由支持向量决定（　　　）

7）LinearSVC 只支持线性核函数（　　　）

8）支持向量机只适用于线性可分的分类问题（　　　）

9）如果样本特征的分布大部分是连续值，使用 GaussianNB 会比较好（　　　）

10）如果样本特征的分布大部分是多元离散值，使用 MultinomialNB 比较合适（　　　）

11）聚类分析可以看作是一种无监督学习的分类（　　　）

12）k 均值是一种产生划分聚类的基于密度的聚类法，簇的个数由算法自动地确定（　　　）

13）在聚类分析当中，簇内的相似性越大，簇间的差别越大，聚类的效果就越差（　　　）

14）训练深度学习模型时，对输入进行旋转、平移等预处理，可以提高模型的泛化能力（　　　）

15）深度学习模型只能对特征张量分类，而特征提取只能由其他算法提取（　　　）

16）深度学习网络的深度一般指网络隐藏层的数量（　　　）

17）机器学习中选择的模型越复杂越好（　　　）

18）深度学习模型在训练过程中损失函数越大，表明效果越好（　　　）

3. 简答题

1）试述真正例（TP）、假正例（FP）、假反例（FF）、真反例（TF）、精确率以及召回率。

2）简述机器学习的基本原理。

3）为什么支持向量机要引入核函数？

4）k 均值聚类法的优点和缺点分别是什么？

5）什么是贝叶斯分类？

6）什么样的数据集不适合深度学习？

7）损失函数在深度学习模型训练过程中起什么样的作用？